W0310913

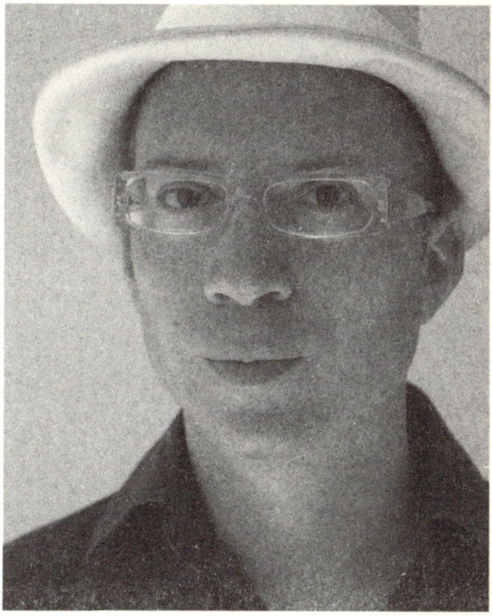

Eric Baumann wurde 1970 in Luzern geboren. Er studierte in Bern, Amsterdam und Lissabon. Mit zwölf Jahren gründete er ein Magazin über Popmusik. Seit 2002 arbeitete er als Wirtschaftsjournalist für den Schweizer *Tages-Anzeiger*. Eric Baumann wohnte in Zürich. Im August 2009 konnte ihm selbst sein unerschütterlicher Optimismus nicht mehr weiterhelfen – nach mehr als vier Jahren erlag er schließlich seiner Krankheit.

Eric Baumann

Einen Sommer noch

Mein Leben mit der Diagnose Hirntumor

BASTEI LÜBBE TASCHENBUCH

BASTEI LÜBBE TASCHENBUCH
Band 61679

1. Auflage: April 2011

Vollständige Taschenbuchausgabe
der im Gustav Lübbe Verlag erschienenen Harcoverausgabe

Bastei Lübbe Taschenbuch und Guatav Lübbe Verlag
in der Bastei Lübbe GmbH & Co. KG

Lektorat: Elmar Klupsch, Stuttgart und Daniela Schuld
Titelbild: © Alice Koenig, Zürich
Umschlaggestaltung: Gisela Kullowatz
Autorenfoto: © Alice König; Zürich
Satz: Siebel Druck & Grafik, Lindlar
Gesetzt aus der Rotis Serif
Druck und Verarbeitung: GGP Media GmbH, Pößneck
Printed in Germany
ISBN 978-3-404-61679-4

Für meine Mutter,
in liebevoller Erinnerung

»I know that one day
I must die – I'm alive«
CAETANO VELOSO

INHALT

PROLOG

Der Sommer ist da. Dabei hat der April eben erst begonnen. Fünfundzwanzig Grad. Ich sitze draußen in einem Park. Früher habe ich solche Nachmittage in einem stickigen Redaktionsbüro verbracht, als Journalist hinter einem Artikel brütend. Jetzt bestelle ich im Café eine Apfelschorle. Nehme einen Schluck, rücke den Sonnenschirm zurecht. Ein schönes Leben.

Mir gegenüber sitzt eine Frau. Ein farbiges Tuch ist um ihren Kopf gewickelt. Offenbar sind ihr die Haare ausgefallen. Ich kenne das: Chemotherapie, Bestrahlung. Diagnose Krebs. Darum bin ich hier – und nicht im Büro.

Es traf mich mitten im Leben. An meinem vierunddreißigsten Geburtstag katapultierte mich ein medizinischer Befund aus der Laufbahn, gab mir eine eng begrenzte Überlebensfrist.

Ursprüngliche Prognosen habe ich hinter mir gelassen, die mir gewährte Frist dauert länger. Aber das hat seinen Preis. Ich schlucke eine Menge Medikamente, muss mich damit abfinden, dass mein Leben nie mehr so unbeschwert sein wird, wie es einst war.

Ein schlechtes Leben? Keineswegs. Ich bin glücklich, noch hier zu sein.

Ein normales Leben? Für mich schon, ich habe mich daran gewöhnt.

Manchmal treffe ich Bekannte.

»Geht's dir gut?«

»Ja, danke. Und dir?«

Ich hätte mehr zu erzählen als zwei, drei Floskeln. Dafür

reichen aber ein paar Minuten nicht. Es würde länger dauern als der ganze Nachmittag.

Ich genieße das Wetter. Schaue auf den Park. Ein schönes Leben? Ein schönes Leben. Ich freue mich über die geschenkte Zeit und schreibe Zeile um Zeile eine Geschichte. Es ist meine Geschichte.

1. NOTFALLSTATION

Auf dem Röntgenbild sehe ich mein Geburtsdatum: 30-12-1970. Darunter das Datum der Aufnahme: 30-12-2004. Zürcher Universitätsspital, Notstation, kurz nach Mitternacht.

Eine Salzlösung fließt in meine Vene. Noch vor ein paar Minuten war ich überzeugt, es könne sich um nichts Schlimmes handeln. Sah mich schon mit Freunden draußen auf meinen Geburtstag anstoßen. Bei den Tests war alles in Ordnung: Puls, Blutdruck, Reflexe. Nur diese Kopfschmerzen. Und das Zickzackmuster, wo Linien gerade sein sollten.

Dann sah ich die Ärzte auf mich zukommen. Vier Ärzte. Weiße Kittel, düstere Mienen.

»Da ist ein Schatten in Ihrem Kopf«, sagte einer von ihnen und deutete auf die Aufnahme. Ich traute meinen Augen nicht. Das ist mein Kopf? Auf der Folie sah ich einen Schädel, die Augenhöhlen, Gewebe – und mittendrin einen hässlichen Fleck. »Das könnte eine Infektion sein«, sagte der Arzt. »Vielleicht Tuberkulose. Oder aber ein Hirntumor.«

Meine Freundin Alice drückte mir vor Schreck ganz fest die Hand.

Ich will aus diesem Albtraum erwachen. Aber ich bin schon wach.

2. BETTENSTATION

Vier Tage vor der Operation

Eine Pflegerin macht Licht im Patientenzimmer. Es ist sechs Uhr, draußen ist es noch stockfinster. Ich reibe mir die Augen. Mein Zimmergenosse, ein älterer Herr, sitzt bereits am Tisch und streicht sich reichlich Butter auf ein Brötchen. Mit seinem Geschnarche hat er mir den ohnehin kurzen Schlaf geraubt. Nun posaunt er fröhlich: »Frühstück ist der Höhepunkt des Tages!« Der Mann weiß offenbar, wovon er spricht: »Ich bin nicht zum ersten Mal im Krankenhaus.« Wenn er lacht, vertiefen sich die Falten in seinem Gesicht. Ungefragt erzählt mir der Spitalveteran von seinen Hirnschlägen und mehreren Schädeloperationen in den vergangenen Jahrzehnten. »Machen Sie sich mal keine Sorgen, junger Mann, Sie sind hier in guten Händen.«

Sein Redefluss hält nicht inne. Am liebsten möchte ich mich verkriechen. Ich bin froh, als ich von einem Angestellten abgeholt werde. Gestern war ich noch auf eigene Faust mit Bus und Tram zum Unispital gekommen, hatte mich kerngesund geglaubt. Jetzt werde ich im Rollstuhl durch den Gebäudekomplex gekarrt und muss eine ganze Reihe von Tests über mich ergehen lassen.

Was am Vorabend auf der Notfallstation genau passiert ist, weiß ich nur aus den Erinnerungen anderer Leute. Das mit den vier Ärzten hatte mich so erschreckt, dass mein Gedächtnis die Ereignisse in den hintersten Winkel des Gehirns verbannt hat. Noch immer aber sehe ich vor mir, wie ich im Bett durch ein unterirdisches Tunnelsystem in den Nordturm des Krankenhauses geschoben werde. Mit dem Lift hoch in den Patiententrakt der neurochirurgischen Klinik, Frauenklinikstraße 10, vierzehnter Stock. Im Aufenthaltsraum heulen Alice und ich im Chor.

Ärzte haben mir mehrere Mittel verabreicht. Ich bin beduselt, fühle mich ausgeliefert wie eine Maus, die von einem fetten Kater in die Ecke gedrängt wird. Was kommt auf mich zu? Werde ich das überleben? Bleibt Alice bei mir? Wie geht meine Familie damit um? Wie reagieren meine Freunde? Wer benachrichtigt die Redaktion? Wie lange werde ich im Spital bleiben? Wer kümmert sich um meine Wohnung? Und wird mir der Kopf geöffnet? Gedanken fliegen vorbei. Ich sehe mich mit einem dicken Verband um den Kopf, stelle mir einen Grabstein mit meinem Namen vor. Ich habe Angst.

Die Tests holen mich auf den festen Boden zurück. Ein Spezialist misst die elektrischen Ströme in meinem Gehirn. Das soll zeigen, ob ich epilepsiegefährdet bin. Laut der ersten Resultate scheint das nicht der Fall zu sein. »Sind Sie Linkshänder?«, will der Spezialist wissen.

Ich bin Rechtshänder. Am Vorabend hatte man mich das Gleiche gefragt. Bei Linkshändern liegt das Sprachzentrum normalerweise in der rechten Gehirnhälfte. Bei Rechtshändern ist es umgekehrt. Das bedeutet also, die Geschwulst auf der linken Seite drängt bei mir genau in den Teil des Gehirns, der die verbale Ausdrucksfähigkeit kontrolliert. Die Fachleute sind erstaunt, dass man mir das beim Sprechen noch nicht anmerkt.

Für eine Magnetresonanztomografie werde ich in die enge Röhre einer großen Maschine geschoben: MRI heißt das im Spitaljargon, die Abkürzung von Magnetic Resonance Imaging.

Das Gerät schneidet meinen Kopf virtuell in Scheiben und rechnet sie zu Negativaufnahmen um. Eine Kontrastmittelinjektion macht verdächtiges Gewebe sichtbar.

Ein Assistenzarzt zeigt mir die Bilder. Er wirkt desinteressiert, sein Blick ist frustriert und müde. Was ich zu sehen bekomme, schnürt mir die Kehle zu: Der Schatten ist viel deutlicher zu sehen als auf der Computertomografie von gestern Abend. Er dominiert den linken Schläfenlappen des Gehirns. Um ihn herum hat sich eine enorme Schwellung gebildet. Sie will mein Gehirn vor dem Eindringling schützen. Der Platz im Kopf ist aber begrenzt, die Hirnmasse wird zur Seite gedrängt, eingequetscht.

In der Mitte des Gehirns verläuft eine Linie. Normalerweise ist sie gerade, meine aber hat derzeit eine Delle. »Midline-Shift nach rechts«, heißt es im Spitalbericht. »Eindeutig Hirntumor«, meint der Assistenzarzt. Also doch! Bestimmt wussten die Mediziner in der Notfallstation gestern Abend bereits, dass es sich nicht um eine Entzündung handelt. Vermutlich wollten sie mir die Diagnose »bösartiger Hirntumor« noch nicht als einzig mögliche Erklärung zumuten.

»Der Tumor«, so der Arzt, »hat einen Durchmesser von etwa vier Zentimetern und zerfranst in verschiedene Richtungen.« Vier Zentimeter? Das ist etwa die Größe eines Pingpongballs! Und zerfranst klingt nicht gut. »Harmlos ist er definitiv nicht«, bestätigt der Assistenzarzt teilnahmslos. »Er muss weg. Wir haben bereits einen Termin für Sie gefunden, die Operation findet nächsten Montagmorgen statt, am dritten Januar.« In vier Tagen komme ich unters Messer!

Hirntumore werden von der Weltgesundheitsorganisation (WHO) in Kategorien eingeteilt, wie ich jetzt erfahre. I und II sind gutartig, III und IV bösartig. Wucherungen aller Grade beanspruchen Platz im Kopf. »Gutartig« ist also ein verharmlosendes Wort, denn selbst in so einem Fall kann ein Tumor zum Tod führen, wenn er zu groß wird.

Tumore höheren Grades wachsen sogar ins Gehirn hinein, verästeln sich, zerstören Zellen und setzen damit früher oder später lebenswichtige Funktionen außer Gefecht. In diesem Fall gelten Hirntumore auch als Krebserkrankung. Gradmäßig geht es nur nach oben. Ein maligner Tumor – Mediziner-Slang für »bösartig« – kann sich nicht zu einem gutartigen zurückentwickeln.

»Genau wissen wir es erst nach der Operation. Vermutlich handelt es sich um Grad III«, ergänzt der Assistenzarzt. Bestimmt schlimm genug. Ich kann also nur noch hoffen, dass es keine Nummer vier ist. Sagt der Arzt die Wahrheit, oder ist die Art, wie er seine Einschätzung formuliert, selbst bei ihm ein Akt der Barmherzigkeit?

»Wie lange habe ich denn noch zu leben?«

»Das kann ich Ihnen nicht sagen. Wir wissen noch nicht genug.«

»Bin ich dem Tod geweiht?«

»Nun, Sie müssen davon ausgehen, dass wir Sie nicht heilen können. Aber wir werden Ihnen eine zusätzliche beschwerdefreie Zeit ermöglichen.«

Noch so ein Faustschlag. Das kann doch nicht sein. Ich, sterben? Heute ist mein Geburtstag! Mir geht das alles viel zu schnell. Wie soll ich als Vierunddreißigjähriger von einer Stunde auf die nächste einen Plan für den Umgang mit der eigenen Vergänglichkeit bereithalten? Dass mir in meinem Alter schon der Tod blühen könnte, damit habe ich mich noch nie auseinandergesetzt.

Ich fand es immer tragisch, wenn ich von Leuten hörte, die von einer solchen Krankheit befallen worden waren. Gleichzeitig wähnte ich mich aber so gesund, dass ich überzeugt war, mir würde ein solches Schicksal erspart bleiben. Obwohl es angesichts meiner Familiengeschichte auf der Hand lag, mit dem Schlimmsten zu rechnen.

In den Siebzigerjahren untersuchte ein Arzt ein auffälliges Muttermal meines Vaters. Befund: bösartiger Hautkrebs, ein Melanom. Ich erinnere mich, wie ich vor unserem Haus stand, als meine Mutter mir und meinem Bruder mitteilte: »Papa hat Krebs.« Als achtjähriger Knirps verstand ich noch nicht recht, was das bedeutete. Der nächste Satz machte dann alles klar: »Vielleicht muss er sterben.«

Chirurgen schnitten meinem Vater die Verfärbung aus der Schulter heraus. Er hatte danach etwas Mühe, den Arm kreisen zu lassen, aber der Eingriff war erfolgreich. Wir dachten, der Schrecken sei vorbei. Jahre später kam er aber zurück. Der nächste Arzt diagnostizierte Lymphknotenkrebs. Mein Vater hat auch das überlebt: Er ist heute über siebzig Jahre alt und gesundheitlich in bester Verfassung.

Weniger Glück hatte meine Mutter. Sie starb Ende 2002 – zweiundsechzigjährig – an Bauchspeicheldrüsenkrebs. Auch meine beiden Großväter sind an Krebs gestorben. Wenn mich jemand auf diese Häufung hinwies, antwortete ich stets, das seien alles unterschiedliche Krebsarten gewesen. Das habe für mich nichts zu bedeuten. Ich hatte es stets verdrängt. Hat mich nun mein Erbe eingeholt?

Jedenfalls gibt es keinen Zweifel, dass sich in mir eine Geschwulst ausdehnt. Meine eigenen Zellen lehnen sich gegen mich auf. Und das ausgerechnet in meinem Gehirn, im Zentrum meiner Persönlichkeit. Wer weiß, vielleicht wäre es leichter zu ertragen, wenn es um einen anderen Körperteil ginge. Nieren- oder Leberkrebs muss furchtbar sein, betroffen sind aber

Organe, die im schlimmsten Fall teilweise entfernt respektive ausgetauscht werden könnten. Ohne meine linke Hand, ohne meinen rechten Hoden wäre ich immer noch ich selbst. Vermutlich kommt einem in jedem Fall der befallene Bereich als zentral vor. Aber zentraler als mein Kopf kann doch gar nichts sein. Von da aus wird alles gesteuert. Transplantation undenkbar.

Auf dem Handydisplay sehe ich Dutzende verpasster Anrufe und SMS-Nachrichten. »Was ist los??? Wie geht es dir???«, schreiben Freunde und Bekannte. Die Nachricht von meiner Einlieferung ins Krankenhaus hat sich wie ein Lauffeuer verbreitet. Natürlich freut mich die Anteilnahme. Es ist schön zu wissen, dass ich den Leuten in meinem Umfeld nicht egal bin. Bald schalte ich mein Mobiltelefon aber aus. Die Fragen werden mir zu anstrengend. Alice wird zur Kommunikationszentrale, teilt allen mit, was passiert ist.

Und sie lässt im Restaurant anrufen, wo heute für mein Geburtstagsessen ein Tisch für zwölf Personen reserviert ist. Ich staune, dass sie in dieser Verzweiflung die Kraft für solche Schritte hat. Auch mein Vater kommt im Spital vorbei. Er gibt die Nachrichten über meinen Zustand anschließend an die Verwandten weiter.

Stefan, mein Vorgesetzter in der Redaktion, schreibt eine E-Mail an das Team: »In den letzten Wochen hat Eric Baumann oft sehr starkes Kopfweh verspürt. Er ging deswegen zur Untersuchung ins Unispital und wurde von den Ärzten gleich dortbehalten. Eric muss sich in den nächsten Tagen einer Hirnoperation unterziehen.«

Ich bin so froh, dass meine Freundin bei mir ist. Sie bleibt so lange wie möglich, wartet diesen und jeden weiteren Abend im Spitalzimmer, bis ich eingeschlafen bin. Das Personal besteht freundlicherweise nicht auf den Regeln für Besuchszeiten. Der wortreiche Herr neben mir ist bereits wieder entlassen worden, ich bin der einzige Patient in diesem Zimmer. Wäre das Bett nicht so schmal und meine Bewegungsfreiheit nicht durch den Tropf eingeschränkt, würde Alice gleich hier übernachten. Stattdessen fährt sie mit dem Velo nach Hause. Im Krankenhaus gibt sie sich gefasst, will mich mit ihrer Trauer nicht noch mehr belasten. Auf dem Heimweg lässt sie die Tränen fließen. Das erzählt sie mir allerdings erst viel später.

Dabei steckt sie selbst in einer äußerst schwierigen Situation. Klar, ich muss mich auf das Schlimmste einstellen, muss alles über mich ergehen lassen. Möglicherweise bin ich jedoch bald nicht mehr hier. Wenn ich tot bin, brauche ich mir aber keine Sorgen mehr zu machen. Für Alice beginnt dann hingegen der nächste Teil des Albtraums: die Beerdigung und das plötzliche Alleinsein.

Sie selbst wird in dieser Situation kaum gefragt, wie es ihr geht. Alle erkundigen sich bei ihr nach meinem Befinden, ihr eigenes interessiert nicht. Dass sie in dieser Zeit zu mir hält, wird einfach vorausgesetzt. Dabei sind wir erst seit ein paar Monaten zusammen.

Drei Tage vor der Operation

Ich wache auf, allein. Es ist der letzte Tag des Jahres. Erneut werde ich im Rollstuhl zu Tests gefahren. Ich könnte gut zu Fuß gehen. Das Infusionsgehänge wäre dabei allerdings lästig, ich müsste es vor mir herschieben. Deshalb nehme ich hin, dass ich durch die Gänge chauffiert werde. Für diesen Zweck gibt es im Krankenhaus eine Art Taxidienst: Stets taucht eine andere Person auf, um mich von einem Ort zum anderen zu bringen.

Der Abholdienst funktioniert nicht immer reibungslos. Manchmal bleibe ich mehr als eine halbe Stunde in einem Flur stehen, bis der für mich abdelegierte Schiebkutscher kommt. Irgendwann verliere ich in diesen Momenten die Geduld, würde am liebsten aus dem Rollstuhl steigen und meinen Transport selbst übernehmen.

Im Wartesaal der Augenklinik fixiere ich eine Türlinie, schaue, ob sie mir gerade vorkommt. Mir gegenüber sitzt ein junger Mann. Er starrt mich unverhohlen an. Mir kommt er bekannt vor. Woher bloß? Anscheinend weiß er, wer ich bin. Sagt trotzdem nichts. Bestimmt fragt er sich, warum nur sitzt der Kerl mit einer Kanüle im Arm in einem Rollstuhl. Äußerlich sieht man mir noch nichts an. Ich habe keine Lust, mit dem bekannten Unbekannten darüber zu sprechen. Schaue konzentriert auf die Tür, als hätte ich ihn nicht bemerkt, und decke abwechselnd das rechte, dann das linke Auge zu, überprüfe mich selbst.

Vorgestern hatte ich Zickzacklinien im linken Sichtfeld wahrgenommen, aber sie sind bereits deutlich weniger ausgeprägt. Die Schmerzen im Kopf sind vollständig verschwunden. Der Grund ist simpel: Man hat mir Kortison verabreicht, ein entzündungshemmendes Medikament. Es ahmt ein körpereigenes Stresshormon nach, schwächt aber gleichzeitig das Immunsystem. Unter meiner Schädeldecke hat es vorerst für Platz gesorgt. Die Schwellung in meinem Kopf hat sich reduziert.

Der Krebs wächst jedoch schnell, die Zeit tickt. Ich muss möglichst bald operiert werden. Dass das überhaupt geht, ist nicht selbstverständlich. Wenn die gefährlichen Zellen an einer inneren Stelle des Gehirns wuchern, sind Eingriffe schwierig. Mein Tumor drängt zwar an den Schädelrand, sein Zentrum liegt aber einige Zentimeter davon entfernt im Kopf.

Ein wenig Ablenkung von den trüben Gedanken an die bevorstehende Operation finde ich später im elektrischen Antrieb des Patientenbetts. Ich lasse mich hoch- und runterfahren, winkle den Kopfteil an, um eine möglichst gute Sicht zu haben. Mein Bett steht am Fenster. Die Aussicht über Zürich ist fantastisch. Sie geht über die ganze Stadt und den See, so, als säße ich in einem Adlerhorst. Die neurochirurgische Patientenstation befindet sich in einer der obersten Etagen des Spitaltrakts. Der Betonbau ist massiv und selbst von fern kaum zu übersehen. Dennoch ist er mir zuvor nie aufgefallen.

Freunde haben mir Zeitungen und Zeitschriften mitgebracht. Ich nehme sie nicht einmal in die Hand. Normalerweise stürze ich mich auf jegliche Presseerzeugnisse und bin ein absoluter Newsjunkie. In dieser Situation mag ich aber keine Artikel lesen. Was soll ich mich ums Weltgeschehen kümmern? Für mich ist das nicht mehr relevant, perlt an mir ab. Der Fernseher über dem Bett zeigt den Tsunami in Südostasien. In der Notfallaufnahme habe ich Touristen gesehen, die aus den thailändischen Katastrophengebieten evakuiert worden waren. Sie trugen noch Sandalen. Jetzt kommen mir diese Bilder wieder in den Sinn. Schnell schalte ich um. Hilflos. Ich mag das nicht sehen. Meine eigene Flutwelle reicht mir aus.

Später werde ich erfahren, dass ein Bekannter von mir in den Ferien an einem thailändischen Strand sein Leben verloren hat. Er wurde vom Tsunami überrascht. Ich habe ihn als Leiter eines Sprachkurses für Redakteure erlebt. Durch die Erinnerung an ihn nimmt das Drama für mich konkrete Gestalt an. Ich sinniere darüber, ob es besser ist, plötzlich zu sterben oder zu wissen, dass man eine Krankheit hat, die einen bald ins Grab bringen könnte. Der eine Fall erspart die hinausgezögerte Agonie und das Damoklesschwert über dem Haupt, der andere gibt Gelegenheit, Dinge zu regeln und sich von den Liebsten zu verabschieden. Besucher sagen mir schon jetzt zum Trost, man wisse ja nie, könne auch einfach so von einer Straßenbahn überfahren werden. Das hilft wenig. Bei einer Krebsdiagnose ist die Wahrscheinlichkeit, bald zu sterben, doch um einiges größer.

Freunde kommen am Abend ins Spital. Die Stimmung ist gedämpft, trotzdem wird eine Flasche Prosecco geköpft und herumgereicht. Die meisten verabschieden sich irgendwann vor Mitternacht: »Wir gehen auf eine Silvesterparty.« Meine Freundin und ihr Mitbewohner bleiben noch bei mir. Wenige Minuten später ruft jemand an: »Schaut mal aus dem Fenster!« Hundert Meter weiter unten, vor der ETH, der Eidgenössischen Technischen Hochschule, winken ein paar Menschen hoch. Meine Freunde. Jemand zündet eine Rakete – ein kleines Feuerwerk zum neuen Jahr, exklusiv für mich. Ich winke zurück, bis mir die Kanüle aus dem Arm zu rutschen droht.

Während des offiziellen Feuerwerks der Stadt, eine Viertelstunde später, spiegeln sich die in den Himmel steigenden Lichter im See wider. Ein tolles Spektakel, die Perspektive vom Patientenzimmer aus ist optimal. Aber ich schlafe beinahe ein.

Zwei Tage vor der Operation

Zum ersten Mal treffe ich den Chirurgen, der mich unters Messer nehmen wird: Professor Yonekawa, Direktor der neurochirurgischen Klinik. Seit Anfang der Neunzigerjahre arbeitet der Japaner in der Schweiz. Zu diesem Zeitpunkt ist er fünfundsechzig Jahre alt und steht kurz vor der Pensionierung. Sein Ruf bringt immer noch Patienten aus der halben Welt nach Zürich. Kein Wunder, dass er als Rentner seinen weißen Kittel nicht an den Nagel hängen will, sondern vorhat, in der Schweiz zu bleiben und in einer anderen Klinik weiterzuarbeiten.

Professor Yonekawa ist eher klein, eine feine Brille umrahmt sein sauber rasiertes Gesicht. Das Alter merkt man ihm nicht an. Die Haare sind zwar grau, Falten hat er jedoch kaum. Der Händedruck ist fest, er wirkt während des Gesprächs sehr konzentriert. Sein Deutsch ist nicht immer leicht zu verstehen, da der japanische Akzent durchschlägt. Ich bin jedoch ganz Ohr.

»Während der Operation werden Sie wach bleiben.«

Also doch. Am Vortag hatte ich in einer anderen Besprechung gehört, dass ich für die OP nicht narkotisiert werde. Damals hatte ich gedacht, etwas falsch zu verstehen.

»Ist das Ihr Ernst? Wie soll ich das aushalten?«

»Keine Sorge. Die Schädeldecke wird lokal betäubt, die Gehirnmasse an sich ist ohnehin unempfindlich.«

Mir kommt Anthony Hopkins in den Sinn, wie er als Hannibal Lecter den Schädel eines noch lebenden Menschen öffnet, ein paar Stücke Gehirn entfernt, sie in einer Pfanne brät und dem Opfer anbietet. Dieses macht sich genüsslich darüber her, merkt nichts.

Der Chirurg holt mich von diesen Gedanken zurück: »Es ist ganz wichtig, dass Sie uns dabei helfen, die richtigen Zellen zu entfernen. Wenn nicht klar ist, ob Gewebe Teil des Tumors ist, wird man Ihnen an dieser Stelle schwache Stromstöße versetzen und gleichzeitig Fragen stellen.«

»Fragen!?«

»Man wird Ihnen beispielsweise Bilder zeigen, von einem Tisch, einem Stuhl. Und Sie müssen sagen, was Sie darauf sehen. Wenn Sie nicht antworten oder falsch oder spät, haben wir eine Stelle gefunden, die für Ihre Ausdrucksfähigkeit wichtig ist. So kann man verhindern, zu viel herauszuschneiden. Der Tumor wächst ja ins Sprachzentrum.«

Unheimlich. Die Vorstellung, operiert zu werden, ist erschreckend genug. Dass ich bei Bewusstsein erleben muss, wie mein Schädel geöffnet wird, ist mir jedoch eine Nummer zu groß. Allerdings gibt es kaum Alternativen. Eine Vollnarkose wäre nicht anzuraten. Aller Furcht zum Trotz dient es ja meinem eigenen Wohl, Zeuge des Eingriffs zu sein. Ich kann in einer entscheidenden Phase selbst etwas zum Gelingen beitragen.

Ein Tag vor der Operation

Mir wird ein mehrseitiger Vertrag überreicht, der detailliert alle Risiken der Operation auflistet. Damit will sich die Klinik offenbar vor späteren Klagen schützen. Ich mag ihn nicht genau lesen. Dass ich morgen Vormittag im OP-Saal sterben kann, weiß ich. Also Unterschrift und weg damit.

Die Haare darf ich nach dem Eingriff drei Wochen lang nicht waschen, um die Wunde zu schonen. Mit einer Glatze würde das leichter fallen. Ich frage eine Krankenschwester:

»Kann ich die Haare abrasieren?«

»Undenkbar! Mit der Klinge könnten Sie die Kopfhaut verletzen und sich ausgerechnet vor der OP eine Infektion einfangen.«

»Könnten mir die Arzthelfer vor der Operation den ganzen Kopf rasieren statt nur eine Schneise?«

»Wie stellen Sie sich das vor? Die haben keine Zeit für solche Späße. Sie sind hier nicht beim Frisör!«

Ihr Kollege von der Nachtschicht – einer der wenigen Männer auf der Station – ist verständnisvoll und extrem nett. Er organisiert trotz der Warnung einen Apparat. Meine Freundin rasiert mir auf dem Spitalbett den Schädel kahl. Dann machen wir das letzte Foto von mir – ohne Narbe. Panik steht mir ins Gesicht geschrieben.

Der Pfleger erzählt noch einige üble Anekdoten aus dem OP-Saal. Das macht er normalerweise bestimmt nicht, aber ich verstehe mich sehr gut mit ihm. Er begegnet mir auf gleicher Augenhöhe, bringt mich zum Lachen und schafft eine Atmosphäre, als wäre ich auf der Seite des Personals, nicht auf der der Patienten.

Alice bleibt noch eine Weile bei mir. Wir sind zu zweit im Zimmer, verriegeln die Tür und machen es uns auf dem Bett so gemütlich wie möglich. Sex hatte für mich noch nie so etwas Verzweifeltes. Später nehme ich zum ersten Mal in meinem Leben ein Schlafmittel ein. Beim Wegdösen kommt mir eine Szene aus dem vergangenen Jahr in den Sinn: Es war ein Frühlingstag, ich saß im Büro. Wie harmlos meine Odyssee doch begonnen hatte.

3. INTERESSANTES ANGEBOT

Neun Monate vor der Operation

Ich lege den Hörer auf. Vor mir liegt ein Haufen mit vollgekritzeltem Notizpapier. Die Ernte aus diesem und anderen Telefongesprächen. Für die morgige Ausgabe schreibe ich einen Artikel über die Musikindustrie und ihren verzweifelten Kampf gegen sinkende Umsätze.

Seit fünf Jahren arbeite ich als Journalist bei der Zürcher Tageszeitung *Tages-Anzeiger* – mit einjähriger Unterbrechung, die mich unter anderem zu einem Internetportal geführt hatte. Seit zwei Jahren bin ich Wirtschaftsredakteur.

Meine Liebe zum Journalismus ist eine alte Geschichte. Das Anbändeln begann früh: etwa mit sieben Jahren, als ich mit meinem drei Jahre älteren Bruder Dominik anfing, auf Malblättern krakelige Titelseiten erfundener Magazine zu zeichnen. Mein Vater war Ingenieur und sehr interessiert am Weltgeschehen. Er hatte so viele Zeitungen und Zeitschriften abonniert, dass es unser Stubentisch in Sachen Presseerzeugnisse beinahe mit einem Redaktionsbüro hätte aufnehmen können. Wir quengelten zwar, wenn wir bei den Radionachrichten während des Mittagessens still sein oder beim Bündeln und Schnüren der Altpapierberge helfen mussten, aber je älter wir wurden, desto mehr wussten wir die Medienpräsenz im Familienhaus zu schätzen.

Schon bald begann ich, kleine, selbst erfundene Geschichten zu schreiben. Parallel dazu wuchs die Faszination für Popmusik. Mit zehn klebte ich Magazinausschnitte meiner damaligen

Lieblingsgruppe Kiss zusammen und verteilte die Kopien an andere Musikfans in der Schule.

1983 – mit zwölf – gründete ich mit Dominik eine Musikzeitschrift: *News & Infos*. Der Fokus lag zuerst auf den Stars der Hitparade und entwickelte sich immer mehr zu den damals aufstrebenden New-Wave-Bands hin. Unsere Freizeit verbrachten wir damit, jeden Monat eine neue Nummer zusammenzustellen. Über Helfer gelangte das Magazin in die Städte der Deutschschweiz, wo wir es in Plattenläden verkauften. Unser Heft wirkte so professionell, dass kaum jemand dahinter so junge Macher vermutete.

Das war eine attraktive Geschichte für die anderen Medien. Unter anderem traten wir im Schweizer Fernsehen in der Vorabendshow *Karussell* auf, wo man uns als frühreife, aber ernst zu nehmende Verleger porträtierte. Die Sendung verhalf uns zu einem steilen Abonnentenzuwachs. Gute Kontakte zu den Machern im Fernsehstudio ermöglichten es von da an, bei Musiksendungen hinter den Kulissen Bands wie Spliff, Extrabreit, Talk Talk und Depeche Mode für unser Magazin zu interviewen. Selbst Nina Hagen nahm sich Zeit für uns. Dabei hatte ich sogar den Stimmbruch noch vor mir.

1985, nach fünfundzwanzig Ausgaben, mussten wir trotz einer Auflage von fast tausend Exemplaren aufhören. Von buchhalterischen Regeln hatten wir keine Ahnung, Verkaufserlöse und Abonnementsgebühren steckten wir vollständig in die jeweils nächste Ausgabe. Irgendwann war das Geld alle. Zudem hatten unsere Schulleistungen deutlich nachgelassen. Statt Prüfungen vorzubereiten, beschäftigten wir uns lieber mit unserem Steckenpferd. Nach dem Aus kam ich bald in die Pubertät. Musik bedeutete mir immer noch viel, aber Mädchen waren plötzlich wichtiger.

Jahre später – ich studierte in Bern Volkswirtschaft und Medienwissenschaften – nahm ich meine einstige Leidenschaft wieder auf, schrieb für eine Lokalzeitung vor allem über Musikkonzerte und neue CDs. Dem Journalismus blieb ich also treu. Dass ich nach dem Studium im Wirtschaftsteil einer Zeitung landete, war kein Zufall. Das Interesse an Musik blieb aber erhalten. Kein Wunder, dass ich mich auf Geschichten über die Musikbranche spezialisiert habe – die ideale Kombination aus Themen, die für mich spannend sind.

Ich habe mich allerdings auch einmal auf eine Korrespondentenstelle in Tokio beworben. In Japan war ich noch nie, Südostasien kannte ich dagegen bereits von mehreren Reisen. Länder wie Vietnam, Kambodscha und Laos waren mir dabei ans Herz gewachsen, und ich hatte Lust bekommen, mehr von diesem Kontinent zu sehen. Mein Interesse, mich auf etwas Neues einzulassen, war größer als die Furcht vor der Einsamkeit in der Ferne.

Die Stelle erhielt ich nicht. Ein Arbeitskollege gab mir damals aber zu verstehen, dass das beim *Tages-Anzeiger* ein übliches Prozedere sei: »Beim ersten Rennen um einen Korrespondentenjob wird man kaum berücksichtigt. Dafür ist man bei einer zweiten Gelegenheit in einer guten Ausgangslage.«

Diese zweite Gelegenheit tritt schneller ein als erwartet. Mein Chef klopft an die Bürotür.

»Hast du kurz Zeit?«

»Klar, komm rein.«

Stefan schließt die Tür hinter sich und kommt direkt zum Punkt.

»Bald wird ein Posten frei, der dich interessieren könnte. Es geht um die Korrespondentenstelle in London.«

»Hm. Allein für Wirtschaft?«

»Vorerst ja. Aber politische Berichterstattung kommt voraussichtlich später dazu.«

Fürs Erste ist lediglich eine Teilzeitstelle garantiert. Allerdings müsste ich praktisch jeden Tag zur Verfügung stehen, auf Abruf sozusagen. Trotzdem würde ich weniger verdienen als bisher. Das Gehalt ist alles andere als fürstlich. Dabei weiß ich, wie teuer das Leben in London ist. Zudem sitze ich in meiner Position in Zürich fest im Sattel. Die bequemere Lösung wäre also hierzubleiben. Aber letztendlich überwiegt das Interesse, etwas anderes zu erleben. Eine Woche später teile ich Stefan mit: »Ich will den Job in London.«

Sechs Monate vor der Operation

Im Juni fliege ich für ein paar Tage nach England. Vorrekognoszieren. Zum ersten Mal setze ich mich konkret damit auseinander, dass die britische Hauptstadt bald zu meiner Wahlheimat wird. Ich komme bei Angus unter, einem alten Freund. Er ist Engländer und vor allem Londoner. Früher habe ich mit ihm die Bars und Clubs der Metropole abgeklappert, jetzt ist er verheiratet und wird bald Vater. Sein Haus liegt in einem sehr ruhigen Viertel südwestlich des Zentrums.

Angus ist eine große Hilfe, weiß, auf was man bei der Wohnungssuche achten muss und mit welchem Ticket man im öffentlichen Verkehr am besten fährt. Aber er hat keine Lust mehr, mit mir ins Nachtleben einzutauchen.

Diese Aufgabe übernimmt Diana. Sie ist Fotografin und lotet in ihrer Arbeit gerne Tabugrenzen aus. Ich kenne sie aus Zürich. Mittlerweile lebt sie in London, arbeitet für internationale Magazine. Am Nachmittag führt sie mich nach Hampstead Heath, einem großen Park im Norden Londons. Dort kommen wir an einem der wenigen Freibäder der Stadt vorbei: dem Bathing Pond, einem mit einer dunklen Brühe gefüllten Teich. Die Anzahl der Leute, die sich gleichzeitig im Tümpel tummeln dürfen, ist begrenzt und wird streng kontrolliert. Bei warmem Wetter bildet sich vor dem Eingang eine lange Schlange.

In Zürich ist der Sommer ein spezielles Vergnügen. Zu den angenehmsten Seiten der Saison zählen die Badis, die Badeanstalten am See und am Fluss. Das Wasser ist sauber genug, um unbesorgt reinzuhüpfen. Und abends mutieren einige der Badis zu Bars, Discos oder sogar Freilichtkinos.

Angesichts des Bathing Ponds und des erbsenzählerischen Zugangssystems kommen mir Zweifel, ob es die richtige Entscheidung ist, die Lebensqualität in Zürich gegen diejenige Londons einzutauschen.

Dann zeigt mir Diana am Abend ihr Viertel im Osten der Stadt: Shoreditch. Die Straßen sind mit Nachtlokalen übersät. Aktivitätszentrum ist der Hoxton Square, ein Stück Wiese, das mich an die Bäckeranlage, einen Park in Zürich, erinnert: Leute liegen auf dem Rasen, trinken ein Bier oder rauchen einen Joint. Und gucken in die Luft. Sie sehen alle aus, als würden sie eine Kunstschule besuchen oder in einem Musikstudio arbeiten. Schülerinnen und Schüler einer nahen Zirkusschule bieten auf der Wiese ihre erlernten Kunststücke dar und hoffen auf einen Gratisdrink oder sonst einen Obolus. Das Viertel ist farbig, es gefällt mir. Hier will ich eine Wohnung finden.

Eigentlich kenne ich die Gegend von früher. 1990 ging ich nach dem Schulabschluss für drei Monate nach London. Es wäre nahe liegend gewesen, bei dieser Gelegenheit Englischunterricht zu nehmen. Mit Fremdsprachen hatte ich im Gegensatz zu Mathematik und Physik allerdings nie Probleme. Sie fielen mir leicht. Deshalb besuchte ich stattdessen einen dreimonatigen Makrobiotik-Kurs, in einer alternativen Schule gleich neben Shoreditch. Der Hoxton Square war zwar nur ein paar hundert Meter davon entfernt, aber zu jener Zeit hätte ich mich nicht hingetraut. Dort seien nur Obdachlose und Drogensüchtige, wurde ich gewarnt. Offenbar konnte sich die Schule keine bessere Lage leisten.

Das Unterrichtsthema fand ich trotzdem verheißungsvoll. Makrobiotik ist eine Ernährungs- und Lebensweise, die auf japanischen Lehren fußt. Nahrungsmittel werden in Yin oder Yan eingeteilt, und gemieden wird, was diesem Schema zufolge extrem ist. Das soll den Körper schonen. Einige Krebspatienten hoffen, sich damit heilen zu können. Sie gehen davon aus, ihrer Erkrankung mit einer falschen Ernährung Vorschub geleistet zu haben.

Auf der Bannliste stehen beispielsweise Fleisch, mit Zucker gesüßte Speisen und Milchprodukte. Ersetzt werden diese durch Vollkorngetreide, pflanzliche Eiweißträger wie Hülsenfrüchte und Tofu sowie durch mineralreiche Algen.

Ich hatte schon einige Erfahrungen damit, weil meine Eltern nach der zweiten Krebserkrankung meines Vaters begannen, diese Regeln zu befolgen. Damals war ich etwa zwölf Jahre alt. Für uns Kinder war die Umstellung zunächst dramatisch: Statt Käseauflauf, Hackfleisch und Linzer Torte gab es plötzlich verkochten braunen Reis, geschmacklose Bohnen und fades Sojadessert. Entsprechend nutzten mein Bruder und ich jede Gelegenheit, uns auswärts mit all dem vollzuschlagen, was wir am meisten vermissten. Mama und Papa lernten aber bald, das vegetarische Essen schmackhaft zuzubereiten.

Meinem Vater ging es – zum Glück und fast einem Wunder gleich – bald wieder besser. Er erlitt keinen Rückfall. Ich wiederum stellte fest, dass mir Fleischkonsum jeweils ein unangenehmes Völlegefühl bescherte. Nach dem Kostwechsel in der Familie verschwanden auch beunruhigende Knötchen an meinen Stimmbändern. Sogar Asthmaanfälle blieben von da an aus.

Gegen Ende meiner Teenagerzeit begann ich, mich für Buddhismus zu interessieren. Mein Ziel war – als vorübergehende Abkehr von meinen Journalismusplänen –, Naturheilpraktiker zu werden. Die Makrobiotik-Schule in London war deshalb ein guter Einstieg. Ich lernte die Prinzipien der Ernährungsregeln kennen und erhielt eine Schnellbleiche in Shiatsu-Massage.

In der britischen Hauptstadt war ich plötzlich nicht mehr der Einzige auf weiter Flur, sondern traf auf eine Gemeinde von mehreren Tausend Makrobioten. Es gab in der Stadt mehrere entsprechend ausgerichtete Läden und Restaurants, sogar Catering-Services. Zu Beginn fand ich das toll. Mit der Zeit störte mich aber der religiöse Eifer, mit dem sich Anhänger dieser Lehre widmeten. Sie verbrachten Stunden damit, regelkonforme Gerichte zuzubereiten. Und sie hielten sich auch an zahlreiche andere Empfehlungen, legten sich zum Beispiel jeden Abend spätestens um zehn Uhr ins Bett und hörten keine laute Musik mehr.

Für mich hingegen war London auch ein Ort, um all meine Lieblingsbands live zu sehen. Meistens musste ich allein zu Auftritten gehen, denn makrobiotische Bekannte waren für so etwas nicht zu haben.

Als ich nach der ziemlich asketischen Zeit in London wieder in die Schweiz kam, ließ ich mich schon am ersten Abend mit meinen Kumpels zünftig volllaufen. Ich hatte genug von dieser Ernährungssekte.

Meine Kochkünste sind aber bis heute von der Makrobiotik beeinflusst. Nach wie vor bevorzuge ich frische Zutaten beim Zubereiten von Speisen und versuche, Zusatzstoffe und E-Nummern zu vermeiden. Wenn ich bei Freunden eingeladen bin oder in einem Restaurant esse, lasse ich mir allerdings so gut wie alles vorsetzen. Mit einer Ausnahme: Fleisch ist mir im Gegensatz zu Fisch nach wie vor zuwider, schmeckt mir überhaupt nicht.

Auf Reisen in Länder wie China oder Vietnam lasse ich mir das Wort für Fleisch beibringen, um dann, unterstützt durch Gesten, mitzuteilen, dass ich das nicht auf meinem Teller haben will. Natürlich klappt das nicht immer. Ein paarmal schon musste ich undefinierbare bräunliche Brocken auf die Seite schieben. Das muss man bei Aufenthalten in exotischen Ländern wohl auf sich nehmen.

Obwohl ich meine eingeengten kulinarischen Vorlieben also deutlich erweitert habe, gelte ich unter meinen Freunden nach wie vor als Fundamentalist der seltsamen Sorte: Bier und Wein gibt es in den voroperativen Zeiten immer bei mir, auch Zigaretten oder ein paar Graskrümel kann ich aus der Schublade ziehen. Wenn ich aber Spaghetti koche, fehlt in meinem Kühlschrank der Reibkäse. Serviere ich Kaffee, kommt er ohne Zucker.

Die Spuren der Makrobiotik in London sind seit meinem Kurs vor beinahe fünfzehn Jahren übrigens spärlich geworden. Die damalige Schule ist längst geschlossen, und entsprechende Restaurants sind vermutlich alle eingegangen. Ein paar Anhänger scheint es aber immer noch zu geben. Die in diesen Kreisen verbreiteten Lebensmittel wie Miso (japanische Bouillon) und Meeresalgen sind mittlerweile in jedem Bioladen in der Stadt erhältlich.

London habe ich seit jenem Aufenthalt Anfang der Neunzigerjahre unzählige Male besucht, die Stadt ist mir trotz ihrer Größe ziemlich vertraut. Der Ortswechsel wird weniger abenteuerlich sein als ein Umzug nach Tokio. In den letzten Jahren hat sich die Häufigkeit meiner Trips nach London indes ein wenig reduziert. Es wird für mich dort also dennoch einiges Neues zu entdecken geben.

4. TANZENDE WÖRTER

Fünf Monate vor der Operation

»Hallo, wie läuft's?« Mit einer Exfreundin habe ich mich im *Les Halles* zum Abendessen verabredet. Unser Tisch befindet sich im hinteren Teil des Restaurants. Unvermittelt wird mir schwindlig. Die Stimmen der Gäste verbinden sich zu einer schmerzhaften Geräuschkulisse. Die Situation kommt mir bekannt vor, aber ich kann mich nicht erinnern, wann ich so etwas schon einmal erlebt habe.

»Akustisch blöder Ort«, stammle ich. Meine Begleiterin schaut mich ratlos an. »Platz wechseln«, bringe ich gerade noch hervor. Wir nehmen Gläser, Teller und Besteck, setzen uns an einen Tisch nahe dem Ausgang. Das Stimmengewirr bleibt. Alles dreht sich. »Was hast du?«, fragt mich mein Gegenüber. Ich möchte es erklären, aber das geht nicht. Wörter tanzen vor mir im Kreis, ich kann sie nicht einfangen. Öffne den Mund, bleibe sprachlos. Dabei weiß ich genau, was ich sagen möchte. Habe keine Ahnung, welche Wörter es dazu braucht.

»Nein möglich sprechen«? Oder: »Nicht ich kann«? Ich mache einen Versuch, das Einzige, was mir einfällt, ist »äh, äh!«. Also gebe ich es auf, bleibe stumm. Es ist mir peinlich. An Essen ist nicht mehr zu denken. »Lass uns an die frische Luft gehen«, sagt meine Begleiterin und führt mich nach draußen. Minuten später finde ich meine Sprache wieder.

Am nächsten Tag fühle ich mich immer noch groggy. Ich gehe zum Hausarzt und erzähle, was mir passiert ist. Ich will ehrlich sein, nichts verschweigen. »Vor einer Woche habe ich eine Ecstasy-Pille geschluckt«, sage ich ihm. Das kommt selten vor.

Umso mehr drängt sich der Verdacht auf, der Vorfall könne damit zu tun haben. Allerdings liefere ich meinem Doktor damit eine Erklärung auf dem Silbertablett. »Das kann durchaus darauf zurückzuführen sein«, meint er. Dann diagnostiziert er mir eine Grippe und schreibt mich für vier Tage krank. Ich verbringe den Freitag zu Hause im Bett, selbst fernsehen ist zu anstrengend. Ein Freund kommt vorbei, staunt: »Du bist so bleich und verwirrt.«

Am Samstag geht es mir etwas besser. Einen Tag später wage ich mich erstmals nach draußen. Gehe wie häufig am Wochenende in einem Café meines Viertels brunchen. Kaum beiße ich in ein Gipfeli, klingelt das Handy. Es ist der Dienstchef meiner Zeitung. »Du musst für einen Einsatz in die Redaktion kommen.« Laut Plan habe ich diesen Sonntag auf Abruf bereit zu sein. Dummerweise hat niemand für Ersatz gesorgt.

»Hör mal, ich bin krankgeschrieben«, entgegne ich. Die Stimmen der anderen Gäste im Hintergrund machen mich wohl nicht sehr glaubwürdig. »Komm mir nicht mit blöden Ausreden«, brüllt es aus dem Telefon.

Ich will beweisen, dass man mit mir rechnen kann, selbst wenn ich mich nicht wohlfühle. Noch ein wenig wackelig auf den Beinen schleppe ich mich zum *Tages-Anzeiger*. Schreibe ein paar krumme Zeilen, ärgere mich über den Dienstchef und über mich selbst. Ich habe Angst, als Simulant dazustehen. Dabei könnte ich einfach das Arztzeugnis vorweisen.

Was ist der Grund für den Sprachaussetzer? War es jene durchgefeierte Nacht? Vielleicht habe ich mich in letzter Zeit übernommen. Die Arbeit als Wirtschaftsredakteur ist immer mit Zeitdruck verbunden. Womöglich hat mir der Stress zugesetzt.

Die nächsten Tage läuft vorerst alles weiter, als sei nichts gewesen. Dann gehe ich mit Marcel und Daniel, zwei Kollegen aus der Redaktion, über Mittag joggen. Unsere übliche Route verläuft vom Redaktionsgebäude die Sihl entlang, ein Stück weit den Uetliberg hoch und von dort aus zurück Richtung Büro. Wir besprechen beim Laufen ein aktuelles Thema. Gerade will ich meine Meinung kundtun, keuche: »Ich bin überzeugt, dass ...«, als die Worte wieder in meinem Kopf herumtanzen. In den Beinen spüre ich nichts. Ich renne weiter, bleibe stumm, lasse mir nichts anmerken. Meine Begleiter denken sich wohl, ich hätte den Faden verloren.

Ich nehme mir vor, mich mal gründlich untersuchen zu lassen. Setze aber keinen Termin dafür fest. Wird schon nichts Schlimmes sein.

Am Wochenende radle ich zu einer Party am Ufer der Sihl, in der Zürcher Allmend. Laute Elektroklänge. Ich tanze, trinke ein Bier. Irgendwann sitze ich im Schilf, und jemand gibt mir einen Joint zu rauchen. Ich komme wieder ins Grübeln. Das Angebot, als Korrespondent nach London zu wechseln, schmeichelt mir. Dort werde ich mich vom Alltagstrott meiner Arbeit distanzieren können. Vielleicht löst sich dadurch das Problem mit meinen Sprachaussetzern. Allerdings werde ich in der Großstadt keine solchen wilden Feten im Freien mehr erleben.

Vier Monate vor der Operation

Filmfestival in Locarno. Nachmittags schlendere ich mit einer Freundin durch die Altstadt. Wir machen in einem Café halt, treffen Bekannte. Darunter ist auch eine Frau, die ich noch nie gesehen habe. Kurze, zerzauste Haare, hohe Wangenknochen, strahlende grünbraune Augen. Mir gefällt ihre freche, direkte Art.

Alice heißt sie, ist ein Jahr jünger als ich und kommt aus Bern, wo ich studiert habe. In der Stadt habe ich mich zwar nie wirklich heimisch gefühlt, der dortige Dialekt hingegen hat mir stets gut gefallen. Alice wohnt ebenfalls in Zürich, arbeitet als Kamerafrau beim Schweizer Fernsehen. Und sie war einst für ein paar Monate in Brasilien, spricht Portugiesisch - wie ich auch. Ich bin hin und weg.

Am Abend sitzen wir während einer Filmvorführung unter freiem Himmel auf der Piazza Grande nebeneinander. Der dänische Streifen, der uns vorgesetzt wird, handelt von einem Journalisten, der einen Politskandal aufdeckt. Das könnte mich interessieren, als Berufsgenosse. Aber die Story ist hanebüchen, die Dialoge hundsmiserabel. Den meisten scheint der Film zu gefallen, Alice und ich sind uns in unserem Urteil trotzdem einig. Wir ernten böse Blicke, weil wir nonstop über den Film lästern.

Später gehen wir ins Grand Hotel, nächtlicher Treffpunkt für die Festivalgänger. Wir sind mit einer Gruppe von Leuten unterwegs, aber ich habe nur Augen für Alice. Dass wir auf Portugiesisch ausweichen können, wenn wir laue Filme und lustige Leute kommentieren, bringt uns einander noch näher. Obwohl wir uns erst seit ein paar Stunden kennen, beschließen wir in ausgelassener Stimmung, möglichst bald zusammen nach Portugal zu reisen.

Ausgerechnet in diesem Moment werde ich von einem Kollegen erspäht, den ich von einem Journalismuskurs her kenne. »Gratuliere!«, überrascht er mich. »Freust du dich auf deinen Job in London?« Das passt mir überhaupt nicht ins Konzept. Ich wimmle ihn ab, will Alice damit lieber noch nicht konfrontieren.

Bei einem Ausflug ins Maggiatal kommen wir uns näher. Alice und ich liegen auf den von der Sonne erhitzten Steinen über dem kalten Fluss. »Ich muss dir was gestehen«, sage ich. Und erzähle von der Sache mit dem Stadtwechsel. »Ach, das weiß ich schon«, entgegnet sie zu meiner Verblüffung. Unsere gemeinsame Freundin hatte ihr das brühwarm erzählt. Trotzdem lässt sie sich zu meinem Entzücken nicht davon abhalten, es mit mir zu versuchen. Innerhalb weniger Tage ist mir klar: Ich habe mich verliebt wie noch nie.

Drei Monate vor der Operation

Hektischer Alltag in der Redaktion des *Tages-Anzeigers*. Ich rufe Stefan an. Mein Vorgesetzter sitzt an diesem Tag am Dienstpult des Wirtschaftsressorts. Ich will ihm mitteilen, welchen Artikel ich ihm heute abliefere. Plötzlich überkommt mich dieses Déjà-vu-Gefühl – Stimmen und Geräusche, an die ich mich zu erinnern glaube. Und dann tanzen Wörter in meinem Kopf herum. Mein Chef denkt bestimmt, ich sei eine Niete.

»Ruf doch später noch mal an«, sagt er, als ich am Telefon nur noch stottere. Ich habe Angst, dass mir ein solcher Aussetzer mal mitten in einem wichtigen Interview passiert. Aber einmal mehr verdränge ich, dass das Artikulierproblem auf etwas Beunruhigendes hinweisen könnte. Rede mir ein, es habe auch mit der Belastung am Arbeitsplatz zu tun.

Alice bedeutet mir mittlerweile so viel, dass ich versuche, die Zusage für den Korrespondentenposten in London rückgängig zu machen. Der Gedanke, Zürich zu verlassen, dreht mir beinahe den Magen um. Mein entflammtes Herz nenne ich im Gespräch mit meinem Vorgesetzten lediglich als einen von mehreren Gründen. Ich befürchte, dass er mich sonst nicht ernst nimmt. Stattdessen betone ich vor allem, dass das Einkommen nicht ausreiche, um in London ein Dasein zu fristen.

»Außerdem kämen mit dem Umzug einige Kosten auf mich zu. Die Stelle entspricht zwar einem Sechzig-Prozent-Pensum, von der Redaktion wird aber hundertprozentige Einsatzbereitschaft erwartet«, wende ich ein. Mein Chef schenkt solchen Bedenken kein Gehör: »Den Arbeitsvertrag hast du zwar noch nicht unterzeichnet, mündlich aber bereits zugesagt.« Er versucht, mir die Arbeit schmackhaft zu machen. »Du kannst die Artikel, die du für uns schreibst, auch an andere Zeitungen verkaufen. In ein paar Monaten wirst du voraussichtlich die politische Berichterstattung übernehmen, dann ist die Bezahlung besser.«

Die Situation ist beklemmend. Ich führe ein Gespräch mit einem Mitglied der Chefredaktion, ohne meine Pläne offenzulegen. Und spüre, dass ich in der obersten Etage nicht mit Verständnis rechnen kann, wenn ich meine Absichtserklärung zurückziehe. Meine Situation beim *Tages-Anzeiger* würde sich damit gewiss verschlechtern, und die Hoffnung auf einen Korrespondentenposten bei späterer Gelegenheit könnte ich abschreiben. Also mache ich mir und Alice Mut. Dank der vielen und relativ günstigen Flugverbindungen zwischen Zürich und London sollte eine Fernbeziehung möglich sein. Alice würde eventuell sogar einen Neustart in London auf sich nehmen – oder ich komme halt bereits nach einem Jahr nach Zürich zurück.

Zwei Monate vor der Operation

Natural high. Alice und ich machen das Versprechen wahr, das wir uns bereits nach ein paar Stunden gaben, und stürzen uns ins gemeinsame Glück. Wir verbringen zwei Wochen in Portugal. In Lissabon quartieren wir uns bei Freunden ein. Ein paar Tage später mieten wir ein Auto, tuckern die Küste entlang und auf Nebenstraßen quer durchs Land. Wir übernachten in

Klöstern, die zu Gasthöfen umgebaut wurden, sonnen uns an menschenleeren Stränden und lassen uns Stockfisch sowie trockenen Weißwein auftischen. Jeden Tag entscheiden wir neu, in welche Richtung die Fahrt gehen soll. So unbeschwert wird es nie mehr sein.

Portugal ist für mich nicht irgendein Land, sondern so etwas wie eine zweite Heimat – obwohl meine gesamte Verwandtschaft aus der Schweiz stammt. Der Weg nach Südwesteuropa verlief über mehrere Zwischenstationen. Aufgewachsen bin ich in Luzern. Als das Studium für mich zum Thema wurde, gab es dort noch keine Universität. Zürich wäre die nahe liegende Option gewesen. Mir kam die Stadt mit ihren vierhunderttausend Einwohnern damals jedoch wie eine Provinzsiedlung vor, die sich als Metropole aufplustert. Zudem befürchtete ich, nie aus meinem Elternhaus herauszukommen, wenn ich in einer nur fünfzig Kilometer entfernten Stadt studieren würde.

Nicht zuletzt deshalb ging ich nach Bern, der Hauptstadt der Schweiz, von Luzern aus etwa doppelt so weit entfernt wie Zürich, aber mit nicht einmal halb so viel Einwohnern und damit vor der Versuchung bewahrt, sich als wichtig zu empfinden. Dass Bern gemütlich ist, zeigt sich auch am dortigen Dialekt, der relativ langsam gesprochen wird und vokalreich ist. Mein Lieblingssatz in der dortigen Mundart ist »e auä o« – fünf chinesisch klingende Selbstlaute, für die man auf Hochdeutsch »ich wohl auch« sagen würde.

Zunächst war ich von Bern begeistert. Zum ersten Mal lebte ich nicht mehr in meinem Kinderzimmer, sondern in einer eigenen Bleibe. Größer und vielseitiger als Luzern war Bern allemal. Ich begann mit einem Psychologie-Studium, nach einem Jahr wechselte ich zu Volkswirtschaft und Medienwissenschaft. Zwischendrin spielte ich mit dem Gedanken, mein Studium in Genf oder in Lausanne weiterzuführen, verliebte mich dann aber und blieb Bern – und der dortigen Liebe – jahrelang treu.

Richtig integriert fühlte ich mich allerdings nie. Dabei bemühte ich mich sogar um sprachliche Anpassung, wollte nicht schon nach der ersten Silbe als »Außerkantonaler« erkennbar sein. Statt »Grüezi« sagte ich, wie in Bern üblich, »grüessech«, statt »händ Si« (»haben Sie« beziehungsweise »gibt es«) »heid er«. Dass die meisten Kneipen schon um halb zwölf schlossen, fand ich natürlich spießig. Der wenigen Clubs der Stadt war ich ebenfalls bald überdrüssig. Als meine Liebe zerbrach, musste ich aus dem Mief ausbrechen. Ich ging für ein Semester nach Amsterdam, lernte dort zwei Studentinnen aus Portugal kennen – und über sie einen ganzen Freundeskreis aus Lissabon.

Zurück in Bern hatte ich den totalen Koller. Die Stadt war lusttötend im Vergleich zu Amsterdam und dem mir inzwischen auch schon vertrauten Lissabon. Kaum sah ich meine Verflossene auf der Straße, kehrte der Liebeskummer zurück. So schnell wie möglich organisierte ich ein weiteres Gaststudium: natürlich in Lissabon.

Als ich im Herbst 1997 in Portugal ankam, hatte ich dank meiner Freunde sofort Anschluss. Die Sprache bereitete mir zu Beginn einige Mühe, aber ich las eifrig Zeitungen und ließ keine Gelegenheit aus, meine Vokabeln an den Einheimischen auszuprobieren.

Beispielsweise, als ich ein Fahrzeug in einer wegen Bauarbeiten geschlossenen Straße stehen ließ. Hinter die Scheibenwischer klemmte ich einen Zettel mit dem Hinweis, wen der »carro« störe, möge sich bitte bei der angegebenen Adresse melden. Ich hatte die Sache vergessen, als mich montagvormittags in aller Frühe heftiges Türklingeln aus den Träumen riss. Vom Fenster aus sah ich Bauarbeiter und einen grimmigen Polizisten. Ich rief »chegou« (ausgesprochen: schego) und meinte, das heiße, »ich komme«. Ich eilte nach unten. Dort angekommen schmunzelte sogar der Wachmann und brummte, ich hätte mir ruhig ein bisschen Zeit lassen können. Meine Mitbewohner erklärten mir später lachend, »já vou« (scha wo) – »ich gehe gleich« – wäre der passende Ausruf gewesen. Stattdessen hatte ich dem ganzen Quartier lauthals mitgeteilt: »Sie ist gekommen.«

Nach ein paar Monaten konnte ich mich in der Landessprache schon leidlich gut verständigen. Der Unterrichtsstil an der Lissabonner Universität hingegen war gewöhnungsbedürftig: Wer während der Vorlesung zum Beispiel mit anderen Kommilitonen schwatzte, wurde an die Wandtafel zitiert oder gar des Saales verwiesen. Ich kam mir vor wie in der Primarschule. Aber weil nur noch wenige Vorlesungsnoten für mein Studium fehlten, war ich in der Folge selten an der Hochschule zu sehen.

Ich tauchte tief in das Leben der Stadt ein, kannte bald viele Clubs, schöne Aussichtspunkte und erholsame Strände in der ganzen Gegend. Portugal wird zwar eine melancholische Grundstimmung nachgesagt, teilweise zu Recht. In meinem Umfeld waren die Leute aber äußerst unternehmungslustig, diskussions- und feierfreudig. Auch die letzten Bruchstücke des Herzkummers konnte ich schnell überwinden. Nicht zuletzt ein Exotenbonus kam mir bei neuen Bekanntschaften zugute. Um finanziell über die Runden zu kommen, schrieb ich für Schweizer Zeitungen über Portugal.

Ursprünglich hatte ich vorgehabt, zwölf Monate in der Ferne zu verbringen. Ich blieb gleich noch ein weiteres Jahr und schrieb in Lissabon die Abschlussarbeit für mein Studium. Im Sommer 1999, nach zwei Jahren in Portugal, wäre ich gern noch länger geblieben. Es war aber nicht leicht, in dem kleinen Land am Rande Europas auf einen grünen Zweig zu kommen.

In den deutschsprachigen Ländern beschäftigt keine Zeitung einen vollamtlichen Korrespondenten in der portugiesischen Hauptstadt. Für eine dortige Firma zu arbeiten hätte dagegen bedeutet, mich auf einen kargen Lohn einzustellen. Zudem brauchte man seinerzeit als Schweizer - also als Nicht-EU-Bürger - noch eine Arbeitserlaubnis.

Ideen gab es durchaus. So stellte mir ein Freund, der bei einem lokalen Fernsehsender in Lissabon arbeitete, eine Stelle als Kommentator in Aussicht. »Einschätzungen aus ausländischer Perspektive, das wäre spannend für uns«, schwärmte er. Der Plan entstand allerdings auf einem Barhocker, in den frühen Morgenstunden - und blieb mehr oder weniger bei der damaligen Unverbindlichkeit. So kam ich zurück in die Schweiz und fing beim *Tages-Anzeiger an.*

Seither bin ich jedes Jahr für ein paar Tage nach Lissabon zurückgekehrt. Mit Alice dorthin zu reisen ist für mich natürlich speziell. Ich bin glücklich, ihr »mein« Portugal zeigen zu können. Und freue mich darüber, dass mein dortiger Freundeskreis von ihr begeistert ist, sie sofort ins Herz schließt.

Eineinhalb Monate vor der Operation

»Spiel doch noch mal dieses geile Lied von Daft Punk«, brüllt mir eine Freundin ins Ohr. Der Lautstärkeregler der Stereoanlage ist weit nach rechts gedreht, *One More Time* dröhnt aus den Boxen. Meine Wohnung ist zum Bersten voll, zum Tanzen bleibt kaum Platz. Viele Leute sind meiner Einladung zur Abschiedsparty gefolgt. Natürlich bin ich traurig bei dem Gedanken, Zürich bald verlassen zu müssen. Die Stimmung ist aber derart ausgelassen, dass Wehmut gar nicht erst aufkommt.

Kaum jemand merkt, dass die Zimmer beinahe leer geräumt

sind. Die schwersten Kisten konnte ich nicht selbst tragen, denn seit ein paar Tagen plagen mich wieder Rückenschmerzen. Im Frühjahr 2003 hatte ich einen Bandscheibenvorfall. Der dabei eingeklemmte Nerv war so schmerzhaft, dass ich mich trotz Behandlung einen Monat lang wie ein Roboter bewegte. Den Kopf konnte ich nicht mehr drehen; in eine Richtung zu schauen hieß, den ganzen Körper zu bewegen. Der Nerv strahlte den linken Arm entlang bis hinunter in die Fingerspitzen. Mir fehlte jegliche Kraft. Was ich erst bemerkte, als mir jemand ein Glas reichte und ich es fallen ließ.

So schlimm war es seither zum Glück nie mehr, aber das Rückenleiden kommt alle paar Monate wieder. Ein Freund sagte mir mal: »Solche Beschwerden sind psychosomatisch.« Ich hielt das für absurd. Schließlich weiß ich ja, dass ich mich am Arbeitsplatz meist ziemlich verkrampft über die Computertastatur beuge. Meine Haltung ist katastrophal, Grund genug für Rückenschmerzen. In diesem Fall drängt sich die Interpretation aber auf: Mein Körper zeigt mir, dass er nicht wegwill von Alice.

Am Montag kommt eine Speditionsfirma, um meinen Haushalt einzupacken. Sobald ich in London eine Wohnung finde, werden mir die Möbel zugestellt.

Der Abreise will ich mit einem Akt gerecht werden, der mehr als nur symbolisch ist. Voller Elan betrete ich das Zürcher Stadthaus an der Limmat. »Ich möchte mich aus der Schweiz abmelden«, sage ich am Schalter. Es klingt nach Abenteuer. Die Bürokratie fordert allerdings ihren Tribut. Ein paar Formulare ausfüllen, die Steuererklärung des laufenden Jahres einreichen, den Restbetrag bezahlen. Mit einem offiziellen Stempel als Segen darf ich der Heimat schließlich den Rücken kehren. Ohne zu ahnen, was mir diese Aktion noch alles einbrocken wird.

5. LONDON CALLING

Einen Monat vor der Operation

Der Koffer wiegt dreißig Kilogramm. Dabei habe ich nur das Nötigste eingepackt – das Unentbehrlichste bei einem Stadt- und Stellenwechsel. Am Flughafen in London ziehe ich den Koffer vom Gepäckrollband, schleppe ihn durch mehrere U-Bahn-Stationen. Erschöpft komme ich in meiner vorübergehenden Bleibe an. Diana, die Fotografin, die ich bereits im Sommer besucht hatte, vermietet mir eine Kammer in ihrer Hinterhofwohnung. Das Mauseloch im Keller ist gerade groß genug für ein Bett. Natürliches Licht gibt es hier nur aus der Erinnerung. Auf einem Tisch im Erdgeschoss, überfüllt mit Schreibkram, Videokassetten und Datei-CDs, schaufle ich mir eine Ecke frei, um meinen Laptop aufzustellen.

Es kommt mir komisch vor, von diesem fensterlosen Raum aus als Korrespondent zu arbeiten. Aber immerhin kann ich mich in Dianas Internetverbindung einstöpseln. Zudem liegt vor der Haustür »Rumbling London«: die Bars und Clubs des East End. Mir ist allerdings kaum nach Feiern zumute. Abends fühle ich mich ausgelaugt. Seltsam, diese Müdigkeit.

Shoreditch, das einst verrufene Viertel, hat sich derart verändert, ist derart beliebt geworden, dass Häuser und Wohnungen zu schwindelerregenden Summen den Besitzer wechseln. Alle setzen auf weiter steigende Preise.

Die Suche nach einer Unterkunft in diesem Stadtteil ist eine echte Herausforderung. Selbst für heruntergekommene Bruchbuden werden obszöne Mieten verlangt. Die Erlebnisse mit Maklern verarbeite ich in meinem ersten Artikel als Korrespondent.

Problematisch sind freilich nicht nur die Geldbeträge: Wer eine Wohnung mieten will, braucht ein Bankkonto in Großbritannien. Um eines zu eröffnen, sind aber Strom- oder Telefonrechnungen auf den eigenen Namen nötig. Lückenlos für die letzten sechs Monate. Ohne Konto keine Wohnung, ohne Wohnung kein Konto.

Ich gehe von Bank zu Bank. Alle Schalterangestellten sind kurz angebunden, finden kein Wort des Bedauerns über ihren negativen Bescheid. Nicht einmal meine international gut vernetzte Schweizer Bank verhilft mir zu einem Konto. »Erst wenn Sie eine halbe Million Pfund einzahlen und ein Jahr lang liegen lassen, können wir sie unterstützen«, teilt mir der zuständige Vizechef mit. Ich bin fassungslos. Draußen, vor dem Londoner Sitz der Bank mit den drei Buchstaben, würde ich am liebsten einen Pflasterstein in die gläserne Fassade werfen.

Stattdessen versuche ich es bei einer anderen britischen Bank auf der gegenüberliegenden Straßenseite. Hier erhalte ich immerhin einen Termin bei einer Beraterin. Warte fünfzehn Minuten, bis sie mich abholt und in den hinteren Teil der Filiale führt.

»Was kann ich für Sie tun?«

Ich lese den Namen auf ihrem Schildchen, er klingt vertraut.

»Sind Sie aus Portugal?«, frage ich unverblümt auf Portugiesisch.

»Sim!«, bestätigt die Beraterin meine Vermutung. Und freut sich, dass ich ihre Sprache spreche. Ich schildere ihr mein Dilemma.

»Bei meiner Ankunft in England vor ein paar Jahren war ich genauso verzweifelt wie Sie jetzt«, erzählt sie mir und entpuppt sich als die freundlichste Bankmitarbeiterin des Vereinigten Königreichs. Sie ignoriert einige Vorschriften und ebnet mir den

Weg zum eigenen Konto. Dass meine Sprachkenntnisse dabei behilflich sein könnten, hatte ich nicht erwartet.

Die Türen der Wohnungsvermittlungsagenturen stehen mir nun offen. Das macht die Mietpreise indes nicht erträglicher. Täglich schaue ich mir mehrere Objekte an, finde vorerst aber nichts Passendes.

Glücklich bin ich hingegen darüber, dass ich seit meiner Ankunft noch keinen Sprachaussetzer hatte. Die tanzenden Wörter bin ich los, Londons Dreckluft immunisiert mich offenbar gegen dieses Problem.

Die Freude ist aber von kurzer Dauer. Rund zwei Wochen nach der Ankunft in meiner neuen Heimat wecken mich nachts im Kellerbett heftige Kopfschmerzen. Ein Kater ist es nicht. Migräne hatte ich nie. Ich gehe davon aus, dass mir die ungewohnte Umgebung und die Distanz zur frischen Liebe zu schaffen machen.

Diana gibt mir ein Medikament gegen Menstruationsbeschwerden. Schmerzmittel ist Schmerzmittel. Auch das wirkt gegen Kopfweh. Sie hat es in der Schweiz gekauft. Der schlicht gestaltete Karton wirkt auf mich vertrauenswürdiger als die knallig verpackten Kopfschmerztabletten, die in England in jedem Supermarkt angeboten werden.

Bei Telefongesprächen mit der Redaktion in Zürich erwähne ich meine neue Einschränkung nicht. Ich bin überzeugt, dass sie bald vorbeigehen wird. Allerdings setze ich mich selbst unter Druck, möchte viele Texte liefern. Dabei hatten wir vereinbart, dass ich mir im ersten Monat Zeit lassen darf. Schließlich muss ich ja noch einiges organisieren und eine Unterkunft für mich finden. Dennoch lese ich jeden Tag mehrere englische Zeitungen, surfe auf Newsportalen, suche nach Themen. Sie zu finden ist kein Problem. Jeden Tag lese ich Relevantes oder

Skurriles. Die Sätze fließen aber nicht mehr locker aus den Fingern. Ich bastle lange an Formulierungen herum. Der Schädel hämmert.

Dianas Tabletten habe ich bald aufgebraucht. Ich kaufe selbst ein Mittel. Bunte Verpackung. Egal, es muss einfach wirken. Die Kopfschmerzen melden sich zu unterschiedlichsten Tageszeiten: Mal verderben sie ein Abendessen, dann wecken sie mich mitten in der Nacht oder halten mich am Nachmittag davon ab, einen Artikel zu schreiben. In London mag ich mich nicht um einen Arzt kümmern, Ende des Monats kehre ich ohnehin für ein paar Tage nach Zürich zurück.

Wenigstens finde ich eine eigene Bleibe. Wie erhofft ganz in der Nähe des Hoxton Square, auf halbem Weg zwischen den U-Bahn-Stationen Angel und Old Street. Zwei Zimmer. Zürich ist kein billiges Pflaster, aber meine neue Wohnung in London, etwa so groß wie die bisherige in der Schweiz, kostet dreimal mehr. Tausend Pfund pro Monat. Ich rechne nach und merke, dass ich die Hälfte meines Lohns für die Miete aufwenden muss. Diana und Angus beteuern beide, die Wohnung sei billig.

Auf jeden Fall hat sie ihre Vorzüge: Aus dem Wohnzimmer geht der Blick über den Shoreditch-Park. Die Wiese ist nicht wirklich ein Schmuckstück, wird von Hundebesitzern gern als Klo benutzt. Aber in London ist es schon viel wert, wenn die Aussicht nicht auf einen rußigen Innenhof geht. Zudem liegt das Apartment ganz in der Nähe eines Kanals. Perfekte Joggingroute.

Ein Lastwagen bringt mir die zwischengelagerten Möbel aus der Schweiz, und ich richte mich ein wenig ein. Am ersten Abend will ich bei einem Glas Wein in der Badewanne mein neues Heim einweihen. Eine Kopfwehattacke holt mich aber aus dem Wasser raus.

Zehn Tage vor der Operation

Mit einem Rückflugticket in der Tasche fliege ich in die Schweiz. Über die Weihnachtstage komme ich in Alice' Wohnung unter, die sie sich mit einem Freund teilt. Kaum angekommen besuchen wir einen Nachtmarkt, auf dem lokale Künstlerinnen, Kleidermacher und Kuchenbäcker ihre Produkte feilbieten. Wir kaufen dort Geschenke. Ich treffe einige Bekannte, sie sind erstaunt, mich in Zürich zu sehen. »Wie geht's denn in London?«, wollen sie wissen. Ich erzähle von der Wohnung, vom Kanal gleich daneben, von den hohen Preisen. Die Kopfschmerzen verschweige ich. Sie halten aber auch in der gewohnten Umgebung an.

Am Weihnachtstag gehe ich zum Hausarzt. »Die Kopfschmerzen könnten mit Ihrem Bandscheibenvorfall zu tun haben«, bestätigt er meinen Verdacht. »Gut möglich, dass die Rückenschmerzen hochgewandert sind.« Daraufhin verschreibt mir der Arzt einen Tranquilizer.

Am Abend fahre ich zu meinem Bruder Dominik und seiner Frau in Uster, wo wir mit meinem Vater Weihnachten feiern. Es ist das dritte Mal, dass wir den Heiligabend ohne meine Mutter verbringen. Ich erzähle von London und berichte auch ausgiebig von meinen Kopfschmerzen. Sogar die Beruhigungspillen, die ich mit dem Rezept des Hausarztes in der Apotheke besorgt habe, zeige ich. Und mache mich über mich selbst lustig: Bisher habe ich nie Medikamente geschluckt, höchstens mal ein Alka-Seltzer. Nun kenne ich mich bereits mit Schmerzmitteln aus.

Am 25. Dezember besuche ich mit Alice ein Fest am Stadtrand, im obersten Stock eines hohen Hauses. Ausnahmsweise lässt mich mein Kopf in Ruhe, es geht mir richtig gut. Wir tanzen die Nacht durch. Am nächsten Tag sind wir zu einem Abendessen bei Freunden eingeladen. Ich bin aber schlapp, mein Kopf peinigt mich. Das wird wohl mit der Party vom vorherigen Abend zu tun haben, denke ich. Und schlucke eine Schmerztablette.

Nach den Feiertagen gehe ich zum Chiropraktiker. Ich hoffe, er kann mich von den Kopfschmerzen befreien. Wie bei früheren Terminen strecke ich mich auf der Liege aus, er hält meinen Kopf fest und dreht ihn abrupt zur Seite. So lässt sich ein eingeklemmter Nerv am Rückgrat aus seiner Position befreien. Sofort geht es mir besser, der Nacken ist nicht mehr steif.

Ich rufe Alice an, wir verabreden uns fürs Kino. Wenig später ist daran jedoch nicht mehr zu denken. Die Haltestelle Militär-/Langstraße im Zürcher Stadtkreis vier ist bekannt als Treffpunkt für Junkies. Als ich dort umsteige und auf den Bus warte, durchpeitschen mich unvermittelt Kopfschmerzen – heftiger als je zuvor. Ich sinke in die Knie. Mit beiden Händen greife ich mir an den Kopf und schreie, als hätte man mir ein Bügeleisen aufgesetzt. Schleppe mich in den Bus. Die Leute denken wohl: »Wieder einer, der zu viele Drogen genommen hat.«

Bei meiner Freundin falle ich ins Bett. Stunden später wache ich auf und erschrecke darüber, dass nicht nur die Decke, sondern auch die Matratze triefend nass ist von meinem Schweiß. Die Schmerzen aber sind weg. Alice und ihr Mitbewohner sitzen in der Küche. Sie machen große Augen, als ich mich zu ihnen geselle und locker eine Zigarette anstecke – verschwitzt, als käme ich direkt aus der Sauna.

Fünf Tage vor der Operation, Tag der Einlieferung

Mein Schädel martert mich weiter. Zusätzlich sehe ich seit heute Morgen mit dem linken Auge Zickzacklinien. Ich irre vom Chiropraktiker zum Hausarzt. Bleibe ratlos. Mir wird ein Augenspezialist empfohlen, bei dem ich für halb zwei Uhr einen Sprechstundentermin erhalte. Vorher treffe ich mich mit Christof, einem meiner besten Freunde, zum Mittagessen im *Casablanca* in der Langstraße. Die Kopfschmerzen melden sich zurück, die visuelle Störung nimmt zu. Ich verlange die Rechnung. Die Kellnerin ist hübsch, aber dass ich sie doppelt sehe, passt mir trotzdem nicht.

Eine halbe Stunde vor dem Termin komme ich in der Praxis des Augenarztes an. »Ich habe Schmerzen, mir ist schwindelig, und ich habe Stereosicht«, röchle ich. »Darf ich mich irgendwo hinlegen?« Die Sprechstundenhilfe überreicht mir ein Patientenanmeldeformular: »Gehen Sie ins Wartezimmer, und füllen Sie das aus.« Alles dreht sich. Ich wanke wieder zur Sprechstundenhelferin. »Bitte, haben Sie keine Ruhegelegenheit?« Sie deutet auf einen unbequemen Sessel in einem anderen Zimmer. Vielleicht ließe er sich waagrecht stellen. Meine Schmerzen lassen es nicht zu, das auszuprobieren.

Im Behandlungszimmer lässt mich der Augenfachmann kaum zu Wort kommen, hält mich offenbar für einen Hypochonder. Ich stecke meinen Kopf in die Augenmessvorrichtung. Er lässt mich warten, überträgt die Daten anderer Patienten in den Computer. Im Hintergrund läuft ein Radiosender – klassische Musik –, der Arzt pfeift die Melodie mit. Schließlich widmet er sich kurz mir: »Die Sehstörungen und die Kopfschmerzen haben nichts miteinander zu tun.«

Dass das Sichtfeld des linken Auges stark eingeschränkt ist, wird man erst bei einer Routineuntersuchung im Krankenhaus feststellen. Mit einem Rezept für irgendwelche Augentropfen verlasse ich die Praxis. Ich kaufe das Medikament nicht, sondern verwünsche den Augenarzt und fasse den Plan, einen Neurologen zu konsultieren.

Am späteren Nachmittag geht es mir etwas besser. Meine Freundin ist bei der Arbeit, ich rufe sie an. Sie findet, ich solle noch heute einen Spezialisten aufsuchen. »Ach, ich möchte mich etwas erholen. Es reicht doch, wenn ich das morgen mache.« – »Geh sofort«, drängt sie mich, »am besten gleich in die Notfallaufnahme des Unispitals.« Widerwillig lasse ich mich überzeugen. Ich stecke eine Zeitschrift ein. Im Krankenhaus muss man bestimmt warten.

Auf dem Stadtplan schaue ich nach, wo das Unispital liegt. Ich war noch nie dort. Überhaupt, Gänge, die nach Desinfektionsmittel riechen, und Patientenhemden, die hinten offen sind, kenne ich nur von Krankenbesuchen bei Verwandten oder Bekannten. Mit Bus und Tram fahre ich zur Haltestelle ETH/Universitätsspital, muss Passanten nach dem Weg zur Notfallaufnahme fragen. Ich komme nicht zum Lesen meiner Zeitschrift. Zuerst muss ich ein Formular ausfüllen. Dann bringt man mich in einen Untersuchungsraum, der voll mit weiteren Notfällen ist. Die meisten von ihnen sind Tsunami-Opfer. Vorhänge täuschen ein wenig Privatsphäre vor, aber die Geschichten und Ängste bleiben nicht geheim.

EKG, Blutdruck, Puls, Bluttest – ich werde auf Herz und Nieren geprüft. Immer wieder kommen andere Ärzte, alle sind überarbeitet, einige von ihnen gereizt. »Muss ich im Spital bleiben?«, will ich wissen. – »Das haben Sie schon einmal gefragt«, bellt mich einer an. »Ich weiß es nicht.«

Dann röntgt man mir den Kopf. Als die Aufnahmen vorliegen, geht die Welt für mich unter.

6. FOLTERKAMMER

Fünf Tage später, Tag der Operation

Der Anästhesist sticht zu. Auf meiner Brust befestigt er einen Dauerkatheter mit verschiedenen Anschlüssen, eine Art Mehrfachstecker. Vor einer Stunde stand ich unter der Dusche, befühlte meine noch unversehrte linke Schädelseite und dachte: »Das ist mein letzter privater Moment vor der Hinrichtung.« Nun werde ich auf dem Operationstisch vollgepumpt mit Schmerz- und leichten Narkosemitteln. Man versetzt mich in einen Dämmerzustand. Dass ich in Embryoposition liege und mein Kopf festgeschraubt wird, nehme ich nicht wahr. Auch nicht, dass man mir über dem Ohr einen Halbmond einritzt und den Hautlappen nach unten klappt. Gibt es im OP-Saal ein Fenster? Über was sprechen die beteiligten Ärzte? Solche Details bekomme ich nicht mit.

Ein Viereck in der Größe einer Spielkarte wird aus dem Schädelknochen herausgesägt. Das Rütteln weckt mich. Als mir ein Zahnarzt vor Jahren die Weisheitszähne zog, fühlte ich die Bewegungen, das mechanische Rütteln am Kiefer. Sah das vom Blut rot gefärbte, durchsichtige Speichelsaugröhrchen. Und stellte mir vor, wie das ohne die lokale Betäubung schmerzen würde. Jetzt geht es mir ähnlich. Ich spüre die Vibration der Geräte, mehr nicht. Das Schädelstück wird, mit Gaze umwickelt, in eine Chromschüssel gelegt.

Mein Kopf fühlt sich an wie eine leere Box, in der jemand mit einem Löffel herumstochert. Es handelt sich dabei um Professor Yonekawa, der mit einem Ministaubsauger Gewebe entfernt. Der Kern des Tumors liegt nicht am Kopfrand, sondern mehrere Zentimeter davon entfernt im Gehirn. Um an diesen

Punkt zu gelangen, zieht der Chirurg Scheitel- und Schläfenlappen auseinander und fixiert die Stellung mit Metallstäbchen.

Vom Zentrum des Tumors aus bewegt er die Spitze seines Röhrchens Richtung Schädelrand und saugt dabei die Krebszellen auf. Das Gewebe kommt ins Labor. Nur Minuten später treffen provisorische Befunde über die Gefährlichkeit des Tumors im Operationssaal ein.

An mehreren Stellen vermischen sich die Tumorzellen mit relevantem Gehirngewebe. Das erfordert die Arbeit einer Sprachexpertin. Sie lässt mich von eins bis zwanzig zählen. Und von zwanzig bis eins. Dann hält sie mir Zeichnungen hin, beispielsweise von einem Kamm oder einem Hammer. Ich muss die Gegenstände benennen.

Wie Professor Yonekawa beschrieben hatte, versetzt man mir parallel dazu leichte elektrische Impulse ans offengelegte Hirn. Wenn ich für die Antwort lange brauche, etwas Falsches oder gar nichts sage, heißt das, die stimulierte Hirnregion ist für die Sprachbildung entscheidend. Der Strom hindert die Zellen daran, die nötigen Signale zu senden. Würde der Chirurg an dieser Stelle Gewebe entfernen, wäre ich nach der Operation möglicherweise nicht mehr in der Lage, mich an Wörter zu erinnern oder sie zu artikulieren.

Antworte ich hingegen korrekt und ohne Zögern, ist die Stelle für die Sprachbildung nicht wichtig, und die Zellen dürfen weggesaugt werden. Auf diese Weise versucht das OP-Team, so viel wie möglich vom Tumor zu entfernen, ohne große Schäden anzurichten.

Die Narkosemittel trüben meine Erinnerung. Ein Moment, der mir trotzdem präsent bleibt, ist die Auseinandersetzung mit der Befragerin über Gegenstände, die ich falsch bezeichne. Ist ein Rucksack auch eine Tasche? Mache ich Fehler, weil ich ohne Brille kaum etwas erkennen kann? Setze ich mich unter Druck, Irrtümer zu rechtfertigen, obwohl ich keinen Grund dazu habe?

Manchmal höre ich die Expertin »Latenzzeit« sagen. Das steht für die Zeitspanne zwischen Reiz und Reaktion. Während der Operation bedeutet der Ausdruck aber, dass eine kritische Stelle erkannt worden ist.

»Latenzzeit« wird für mich zum prägenden Begriff. Ich verwende ihn auch als Titel für eine CD, die ich ein paar Wochen später für meine Freunde brenne. Sie enthält Lieder, die alle einen besonderen Bezug zu den Tagen im Spital haben – der Zeit, die mein Leben zweiteilt. Für die Ärzte, wohlgemerkt, bin ich ein Routinefall. Allein in der neurochirurgischen Klinik des Zürcher Unispitals werden jedes Jahr mehr als tausend Operationen durchgeführt – im Schnitt etwa drei pro Tag.

Es gelingt dem Team, die Tumorzellen während der dreistündigen Operation praktisch vollständig zu entfernen. Das herausgesägte Stück wird mit Titanschrauben wieder am Schädel befestigt, der Hautlappen an der Schnittstelle zugenäht. Man schiebt mich in den Überwachungsraum. Der Eingriff war schlimm, aber weniger schlimm als erwartet. Ich wähne mich am Ende der Strapazen. Zum Glück weiß ich nicht, was noch auf mich zukommt.

Ein Telefonapparat wird mir gereicht. Ich rufe meinen Vater an. Seine Nummer ist die einzige, an die ich mich in diesem Moment erinnere. Zum Glück kann ich überhaupt noch sprechen! Meine Stimme ist schwach, aber Papa ermuntert mich: »Man hört dir nichts an.« Das ist wohlwollend formuliert. Er benachrichtigt Alice. Sie kommt sofort ins Spital, teilt unterwegs per Handy meinen Freunden mit, dass ich die OP gut überstanden habe.

Ich bin erschöpft, will lange, lange schlafen. Dazu komme ich nicht. Ein Pfleger – etwa so alt wie ich, mit blonden Haaren und einer Hornbrille – weckt mich jede Stunde, um sicherzustellen, dass ich keine Hirnblutung habe und nicht ins Koma gefallen bin. Mit einer Taschenlampe blinkt er mir ins Auge, ich muss jeweils meinen Namen und mein Geburtsdatum nennen und mit den Füßen seinem Druck Widerstand leisten. Das geschieht alles zu meinem Wohl, im Moment kommt es mir aber wie Folter vor.

Immer deutlicher spüre ich die Schmerzen des Eingriffs und bitte den Pfleger um ein stärkeres Mittel. Er gibt mir Vilan, ein morphiumähnliches Medikament, das schnell süchtig macht und als Betäubungsmittel eingestuft wird. Teufelszeug. Wunderbar. Ich fühle mich wie auf Watte, drifte in eine psychedelische Traumwelt ab. Der Effekt verflüchtigt sich aber bald, und ich frage nach mehr. Meine Freundin steht neben dem Bett, streichelt mir die Hand. Das Schmerzmittel wirkt nicht mehr so intensiv und schön wie am Anfang. Bald blendet mich wieder die Taschenlampe. Was würde ich dafür geben, länger als sechzig Minuten ruhen zu dürfen.

Irgendetwas juckt. Beginnt zu schmerzen.

»Der Verband ist ganz hart und scheuert die Haut hinter dem Ohr wund«, beklage ich mich. – »Nein, das kann nicht sein. Ihr Ohr liegt frei«, beteuert der Pfleger. Alice stimmt ihm zu. Meine Brille kann ich derzeit nicht tragen. Trotz vorgehaltenem Spiegel sehe ich kaum, was an dieser Stelle vor sich geht. Für mich sind die Schmerzen am Ohr aber so real, dass ich die Bandage wegreißen will. Die beiden müssen mich davon abhalten. Erneut setzt mir der Pfleger eine Spritze.

Mich stört auch ein Schlauch, der an meiner Nase vorbeiführt. Er versorgt mich mit einer Extraportion Sauerstoff. Ich komme mir vor wie Michael Jackson im Sauerstoffzelt. Bestimmt kann ich auch ohne solchen Firlefanz gut atmen. Also ziehe ich das Röhrchen weg. Kurz darauf muss ich japsen, um genügend Luft zu bekommen. Hastig setze ich den Schlauch wieder unter meine Nase.

Selbst nach Stunden spüre ich keinen Hunger, Nahrungsstoffe tröpfeln ja durch einen Schlauch direkt in meine Blutbahnen. Dennoch kommt der blonde Pfleger einmal mit einer Metallschüssel in der Hand vorbei. Ich darf die Zähne putzen.

Vor der Operation hatte ich ein Necessaire vorbereitet, mitnehmen musste ich eigentlich nur Zahnbürste und Zahnpasta. Allerdings befürchtete ich einmal mehr, mich bei der Wartezeit zu langweilen. Und steckte einen Zeitungsartikel ein. Als ob mir jetzt nach Lesen zumute wäre! Den Kopf darf ich nicht heben, sonst würde ich innere Blutungen riskieren. Für die Zahnpflege indes darf ich ihn zur Seite drehen. Beim Versuch, meine Zähne mit der Bürste zu schrubben, sabbert mir die Spucke über die Wange. Routiniert putzt der Pfleger alles weg. Ich kann mir vorstellen, wie hilflos sich ältere Menschen vorkommen, wenn sie im Altersheim sitzen – geistig noch fit, aber ohne Kontrolle über ihren Körper.

In der Wachstation liegen mehrere Patienten. Alle haben eine Operation hinter sich. Jeder stöhnt, klönt, beklagt sich über Schmerzen. Ich natürlich auch. Wenn es doch nur ruhig wäre! Ich höre einen älteren Mann, der von einer Pflegerin offenbar an den Oberschenkeln massiert wird. »Könnten Sie das mit Ihrer Hand noch ein bisschen weiter oben machen?«, bittet er sie. Die Frau antwortet ganz ruhig, dass das nicht gehe. Ich ärgere mich über seinen unverschämten Wunsch, aber eigentlich staune ich eher, dass er in dieser Situation erotische Gedanken hat.

Als ich erwache, schaue ich aus dem Fenster. Draußen sehe ich eine steile Böschung, offenbar befinden wir uns in einem Keller. Ein paar Meter weiter oben hasten Beinpaare in der

Dämmerung vorbei – die Leute sind bestimmt auf dem Weg zur Arbeit. Für sie ist es ein normaler Morgen, fast wie jeder andere. Ein Dienstag, der zweite Arbeitstag des neuen Jahres. Wenn sie von der Folterkammer hier unten wüssten.

7. VIRTUELLE REISEN

Einen Tag nach der Operation

Mittags darf ich die Überwachungsstation verlassen. Seit Stunden habe ich mir diesen Moment herbeigesehnt, an nichts anderes mehr gedacht. Mehrmals sagte der Aufsichtsarzt: »Sie können gleich gehen.« Der Transport zurück auf die Patientenstation verzögerte sich aber immer wieder.

Im Zimmer ist es schön ruhig. Hunger verspüre ich nach wie vor keinen. Gut so, denn mein Kiefer schmerzt. Der Pfleger, der mir vor der Operation den Rasierapparat besorgt hatte, klärt mich auf: Die Kaumuskeln reichen vom Kiefer bis hinter die Ohren. Man hatte sie mit der Schere durchgeschnitten, um besser zum Tumor zu gelangen – und später wieder zusammengenäht.

Als ich in den Spiegel schaue, kann ich kaum fassen, was ich sehe: Die Haut rund ums linke Auge ist geschwollen und violett verfärbt. Es sieht aus, als hätte man mich verprügelt. »Das ist normal«, versichert mir der Pfleger. »Eine solche Operation hinterlässt im Gesicht meistens Blutergüsse.«

Einem Besucher erzähle ich Tage später, das OP-Team habe mir nach getaner Arbeit noch ein paar Faustschläge verpasst, um aufgestauten Aggressionen Luft zu machen. Er schaut mich entgeistert an. Mit schwarzem Humor hat er offenbar nicht gerechnet.

Im Bett schlafe ich sofort ein. Bin im siebten Himmel. Plötzlich weckt mich die Telefonklingel. *Drrrring, drrrring.* Komisch, ich hatte den Apparat mit einer Tastenfolge ausgeschaltet und dem Pflegepersonal eingeschärft, auf keinen Fall Anrufe durchzustellen. Es ist die Spitalbuchhaltung: »Ihre Krankenkasse weigert sich, die Operation zu bezahlen. Sie seien in der Schweiz nicht mehr angemeldet.«

Die Hiobsbotschaft jagt mir Adrenalin durchs Blut. Der Eingriff kostet zweifellos mehrere zehntausend Franken. Ich hatte mir doch vor meiner Abreise nach London bestätigen lassen, dass ich weiterhin versichert bleibe. Aber selbst wenn die katastrophale Nachricht stimmen würde, wäre es mir lieber, mich zu einem anderen Zeitpunkt damit auseinanderzusetzen.

Wie sich später herausstellt, war alles lediglich ein Missverständnis. Die Spitalrechnung wird ohne Widerrede von meiner Krankenkasse übernommen. Ich frage nach, warum man mich, kaum der Überwachungsstation entronnen, mit dieser Nachricht belästigt.

»Patienten ohne Wohnsitz in der Schweiz machen sich nach der Behandlung manchmal auf und davon, ohne die Rechnung zu begleichen«, rechtfertigt sich jemand aus der zuständigen Abteilung. Ich erinnere mich an die Aufbruchstimmung, als ich zum Einwohnermeldeamt ging. Das übereifrige Vorgehen rächt sich nun – nicht zum letzten Mal. Tatsächlich, mein Wohnsitz liegt offiziell nicht mehr in der Schweiz. Trotzdem muss ich bei der Vorstellung lachen, ich hätte mich in dieser körperlichen Verfassung und im Tiefschlaf aus dem Staub machen können.

In der Nacht träume ich, dass ich in einem Videogame gegen einen Freund antrete. Das Spiel fühlt sich sehr real an – so, als würde man mit Haut und Haar darin eintauchen. Wer dem Gegner mit Wucht auf die Brust haut, stiehlt ihm die Kraft. Ich schlage zu, und der Mitspieler verwandelt sich schreiend in eine Kreatur, die vorn und hinten von einem borstigen Panzer bedeckt ist. Mit einem Röcheln fällt er in meine Arme, gibt den letzten Atemzug von sich. Ich zittere, als ich erwache.

Der Traum lässt mich nicht in Ruhe. Habe ich im Schlaf geschrien? Mein neuer Zimmernachbar scheint wach zu sein. Er ist in meinem Alter, kommt aus der Ostschweiz. Mit seiner Frau führt er ein Geschäft, ist Vater einer kleinen Tochter und eines noch kleineren Sohns. Wir bemitleiden uns gegenseitig. Bei ihm besteht die Gefahr eines Blutgerinnsels. Seine Operation wird sehr schwierig sein. Weil es aber andere Fälle gibt, die dringender sind, wurde sie schon mehrmals verschoben.

Auch so eine Situation, in der ich mein Schicksal mit dem einer anderen gefährdeten Person vergleiche. Welches Los ist schlimmer? Eine Embolie könnte ihm von einem Moment auf den anderen das Leben rauben. Andererseits ist die Gefahr für ihn gebannt, wenn der Eingriff erfolgreich verläuft.

Bei mir hingegen gibt es offenbar keine Heilung, sondern bloß ein Hinausschieben des Todes, ein Verlängern des bedrohten Lebens oder, wie es der Assistenzarzt vor der Operation formulierte, eine zusätzliche beschwerdefreie Zeit. Unter diesen Umständen bin ich froh, dass ich mich im Gegensatz zu meinem Zimmergenossen nicht für eigene Kinder verantwortlich fühlen muss.

Ich frage ins Leere: »Habe ich irgendwelche Geräusche von mir gegeben?« Mein Bettnachbar ist wach: »Nein, du warst ganz ruhig.« Ich erzähle ihm von meinem Traum, dann sind wir beide still, reden nicht mehr weiter. Bald höre ich regelmäßiges Atmen von seiner Seite.

Ich finde keinen Schlaf, fange wieder an zu grübeln. Erneut wird mir bewusst, dass ich wohl bald tot bin. Fertig. Aus. Aber richtig vorstellen kann ich mir das nicht. Ich liege hier im Patientenzimmer, mit einer unheilvollen Krankheit. Wenn ich aber meinen Arm berühre, fühlt sich die Haut so an wie immer. Wenn ich mich kneife, melden die Nerven den Reiz. Mir ist zwar ein Hirntumor entfernt worden, aber jetzt ist der Schmerz weg, und es funktioniert alles bestens, als wäre nie etwas passiert. Da brauche ich doch nicht zu sterben.

Ich denke an die Beerdigung meiner Mutter vor gut zwei Jahren. Mama musste viel zu früh gehen. Wir alle fanden, zweiundsechzig sei kein Alter für den Tod. Meine Eltern hatten sich darauf gefreut, mehr Zeit füreinander zu haben. Kaum war mein Vater im Ruhestand, erlag meine Mutter ihrer Krebserkrankung. Bauchspeicheldrüsenkrebs ist sehr heimtückisch.

Wer würde wohl zu meinem Begräbnis kommen? Ich überlege mir, wo ich meine letzte Ruhe finden möchte. In Luzern, wo ich geboren und aufgewachsen bin? Lieber in Zürich, wo die meisten meiner Freunde wohnen. Auf dem Friedhof Sihlfeld? Da war ich schon ein paarmal. Er ist ein grüner Ruheplatz im Stadtkreis vier, zentral gelegen, gut für Besuche. Oder lieber auf dem Friedhof Uetliberg, am Fuß des Zürcher Hausbergs, weiter entfernt, aber mit einer Aussicht über die Stadt gesegnet? Kann man das überhaupt wünschen oder entscheiden?

Bald habe ich das Thema satt. Dass mit mir bald Schluss sein wird, übersteigt meine Vorstellungskraft. Lieber stelle ich mir eine glückliche Zukunft mit Alice vor.

Die Nachtschwester bringt mir Baldriantropfen. Ich habe ein schlechtes Gewissen, sie mitten in der Nacht herbeizuklingeln. Dabei ist das völlig normal. Die Pflegerin jedenfalls ist erstaunt, als ich mich entschuldige. Das natürliche Schlafmittel hilft aber nicht viel, bald wache ich wieder auf. Irgendwann stülpe ich Kopfhörer über, suche auf meinem Musikplayer Zuspruch. Den finde ich bei *Ein bisschen besser* der Hamburger Rockband Die Sterne.

Dieses Lied bringt mich zurück in die frühen Morgenstunden einer Sommerparty vor ein paar Jahren. Im Zürcher Seebad Enge tanzte ich auf einem Floß dem Sonnenaufgang entgegen. Ein DJ spielte diese Nummer, unterlegte sie mit einem fetten Beat. Alles war gut. Jetzt höre ich den Text, und ich denke, er hat nie besser gepasst: »Es gibt keinen Grund zu warten, bis es besser wird, das bisschen besser wär' das Warten nicht wert.«

Die Erinnerung an früher bringt einen Stimmungswandel. Schlafen mag ich erst recht nicht mehr. Statt mich um die Zukunft zu sorgen, versetze ich mich in Situationen aus meinem früheren Leben. Bald muss ich die Musik ausschalten. Eine Flut von Eindrücken überwältigt mich, die Außenreize sind zu viel. So etwas habe ich noch nie erlebt. Ich brauche mir nur irgendeine Situation aus der Vergangenheit vorzustellen, sofort kommen mir Details in den Sinn, die ich schon lange vergessen glaubte.

Das Mädchen auf einer Party in Emmenbrücke. Ich weiß genau, über was wir sprachen. Die blendende Sonne an jenem Tag auf der Skipiste im Berner Oberland. Es war ein Dienstag. Der beschnauzte Polizist in einer Kneipe auf einer Fahrt nach Lissabon. Er trank Bier während des Diensts. Meine einheimischen Begleiter fanden das ganz normal.

Alles liegt brach, ist abrufbar wie Dateien auf einer Festplatte, die auch nach dem Drücken der Löschtaste nicht endgültig weg sind.

Ich bin ganz aufgeregt, als ich merke, dass alles Erlebte in den Ritzen meines Gehirns abgelegt ist. Wie beim Stöbern im Dachstock kann ich mich in mein früheres Dasein zurückversetzen. Warum macht es mich nervös, ohne Lesestoff im Zug oder im Wartezimmer eines Arztes zu sitzen? Ich könnte solche Gelegenheiten doch nutzen, um in meinen Erinnerungen zu schwelgen.

Zwei Tage später wird der uneingeschränkte Zugang auf das

Einstige wieder zugeschüttet sein. Vermutlich liegt er in diesem Moment frei, weil der Druck in meinem Kopf, der sich in den Monaten vor dem Eingriff langsam aufgebaut hatte, durch die Operation von einer Stunde auf die andere verschwunden ist. Offenbar ist das aber keine typische Reaktion von Hirntumorpatienten. Die Ärzte können mir den Grund für dieses Phänomen nicht erklären.

Zwei Tage nach der Operation

Der Spitalfraß ist mir zwar zuwider, aber mein Appetit kehrt zurück. Ich sehne mich nach knackigen Salaten, braunem Reis oder al dente gekochter Pasta. Vorgesetzt werden mir stattdessen Erbsen aus der Dose, teigige Nudeln und labberige Käseschnitten. Ich habe mich auf vegetarische Kost setzen lassen, aber weiterreichende Optionen in dieser Richtung gibt es nicht. Dabei gehört es zum Allgemeinwissen, dass beispielsweise frisches Gemüse und Vollkorngetreide Darmkrebs vorbeugen können. In der Krankenhausküche ist diese Weisheit aber offenbar noch nicht angekommen.

In diesem Moment mag ich mich darüber kaum ärgern. Ich bin so hungrig, dass ich auf meinen Tellern keinen Krümel zurücklasse. Trotzdem nehme ich mehrere Kilo ab. Und das, obwohl ich tagelang nicht aufs Klo gehen kann. Später erklärt mir ein Mediziner, die Operation habe meinen Körper derart geschwächt, dass der Stoffwechsel alles gleich verbrenne und gar nicht genug Nahrung bekommen könne.

Meine Freundin schärft mir ein: »Frag immer nach, was das für Medikamente sind, die dir verabreicht werden.« Schmerzmittel lasse ich liegen. Die Kopfschmerzen vor und die Schmerzen am Schädel nach der OP sind verschwunden. Mir bleiben auch so noch genug Tabletten. Kortison beispielsweise, das eine erneute Schwellung verhindern soll. Und eine Prophylaxe gegen Epilepsie. Gerade Letztere ist bestimmt unnötig, denke ich. Der Hirnstromtest vor dem Eingriff zeigte schließlich nichts Bedenkliches. Am liebsten würde ich die Pillen liegen lassen, traue mich aber noch nicht.

Das Telefon klingelt. Es ist Patricia aus Portugal. Mit ihr habe ich seinerzeit in Lissabon eine Wohnung geteilt. Sie ist mittlerweile eine international gefeierte Theaterregisseurin. Damals war sie gerade dabei, ihr erstes Stück zu schreiben. Am gleichen Tisch tippte ich mein Uni-Lizenziat. Wir ließen uns beide gern in der Arbeit unterbrechen. Sie spielte mir oft brasilianische Lieder vor, erklärte die Texte und erzählte Geschichten über die ihr so vertrauten Musikerinnen und Musiker.

Patricia spricht gut Englisch, aber ich versuche lieber, mich mit ihr auf Portugiesisch zu unterhalten. Bin aufgeregt und gespannt, ob das noch geht. Meine Sätze sind vielleicht etwas holpriger als früher, aber Patricia versteht mich – und ich sie. »Obrigado«, sage ich ihr. – »Warum bedankst du dich?«, fragt sie. Ich erkläre ihr, wie sehr mich dieses Gespräch erleichtert. Denn es zeigt, dass der Eingriff meine Fremdsprachenkenntnisse nicht ausgelöscht hat. Ein Experte hatte mir erzählt, wenn entsprechende Bereiche im Gehirn verletzt würden, ginge die zuletzt erlernte Sprache als erste verloren. Das wäre für mich Portugiesisch.

Ich kann mich an Details aus früheren Zeiten erinnern, und auch die Sprachen sind mir erhalten geblieben. Neue Namen kann ich mir aber seit der Operation nicht mehr merken, ich vergesse sogar die von guten Bekannten. Einige sagen: »Ach, das kenne ich, das passiert mir auch.« Ich vergleiche jedoch mit früher und weiß, dass es anders ist. Wenn ich heute »aha« oder

»oh« zum ersten Mal hören würde, hätte ich diese Wortlaute morgen vergessen. Ich versuche, mir mit Eselsbrücken zu helfen. Den Namen des japanischen Chirurgen muss ich mir mit einer unanständigen spanischen Umschreibung präsent halten. Eine Freundin hatte ihn so genannt. Nun muss ich aufpassen, dass ich ihn nicht tatsächlich so anspreche.

Die Pflegerin von letzter Nacht, die mir Baldriantropfen gegeben hatte, ist wieder da. Ich frage sie, wie lange der Katheter noch im Penis bleiben müsse. Eigentlich ist es ja praktisch, sich nicht ums Pinkeln kümmern zu müssen. Der Schlauch ist aber ein Fremdkörper in mir, an einer heiklen Stelle.

Sie schaut mich an, mit einer Mischung aus Mitleid und Frivolität. Ich muss lachen. »Den können wir gleich loswerden«, antwortet sie. »Das tut aber weh.« Egal. Er muss weg. Ich hatte mir vorgestellt, dafür sei eine aufwendige Prozedur nötig. Aber nein, ich muss nur einatmen, und sie zieht. Ganz kurz spüre ich einen heftigen Schmerz – und raus ist das Röhrchen.

Die Pflegerin zieht auch die Infusionsnadel aus meinem Handgelenk. Der Tropf ist weg, ich kann mich wieder frei bewegen! Also stehe ich auf. Gehe in das Badezimmer und genieße das Gefühl, unter der Brause zu stehen, ohne den Einstich im Arm mit einem Plastiksack schützen zu müssen. Seife mich gründlich ein. Neben dem Bauchnabel spüre ich einen angeklebten Druckknopf. Körpererweiterung? Es kommt mir vor, als sei ich ein Cyborg, irgendwo zwischen Mensch und Maschine. Seit wann ist der Knopf da? Wozu dient er? Keine Ahnung, ich reiße ihn weg.

Die Dusche liegt auf jener Seite der Station, die ich bislang noch nicht gesehen habe. Ich schaue durchs Fenster und sehe den Wald und die Villen am Zürichberg. In einem stählernen Heizschrank sind vorgewärmte Badetücher, an der Wand neben dem Waschbecken ist ein Spender mit Desinfektionsflüssigkeit angebracht. Solche Annehmlichkeiten wären zu Hause nicht schlecht. Das Klo wiederum – Wasser sprühend und föhnend – würde ich in der eigenen Wohnung nicht haben wollen. Im postoperativen Zustand freue ich mich aber auch über diesen Komfort.

Zwischendurch schlafe ich, hole ein bisschen von der durchgemachten respektive durchgedachten Nacht nach. Als ich aufwache, sitzt meine Freundin neben mir, schenkt mir den Anblick ihrer strahlenden Augen. Sie hat den aktuellen *Tages-Anzeiger* mitgebracht. Ein Redaktionsspiegel zum neuen Jahr zeigt kleine Porträts aller Mitarbeiter. Ich sehe mein früheres Ich, einen jungen Mann im Hemd, der durch eine Brille forsch in die Linse äugt, in die Zukunft schaut. Die Legende: »Eric Baumann, London.«

Ein wenig später kommt mein Vater. Zu dritt machen wir uns zu einem ersten Spaziergang rund ums Spital auf. Es fühlt sich abenteuerlich an, das Patientenhemd auszuziehen und in eine Jeans zu schlüpfen. Wir gehen zu einem Café in der Universitätsstraße, keine zweihundert Meter vom Spitaltrakt entfernt. Es ist gewiss kein Schmuckstück: Die Stühle sind abgeschabt, die Vorhänge haben braune Ränder. Es riecht nach abgestandenem Rauch. Ich bestelle einen Espresso, den ersten seit Tagen. Koffein war mir bisher zu viel. Der Kaffee schmeckt wässrig. Ich finde ihn herrlich. Mein Vater würde am liebsten gleich bezahlen und das Lokal verlassen, aber ich bleibe gern noch ein wenig. Für mich ist es wohltuend, etwas zu sehen, das zwar verlebt ist, aber viel lebendiger als stählerne Betten und nüchterne Krankenhauskorridore.

Auf dem Rückweg im mir angemessenen, gemächlichen Tempo kommen wir an einer Böschung vorbei, die gegen das

Spitalgebäude abfällt. Unten, hinter einer Fensterscheibe, sehe ich eine Frau, von Schläuchen umwickelt. Diese Situation kenne ich. Dort ist die Folterkammer, der Überwachungsraum für frisch operierte Patienten. Meine Beine beginnen zu zittern. Papa und Alice müssen mich stützen.

Im Lift treffe ich auf ein junges Pärchen. Der Bauch der Frau ist kugelrund. Die Zimmer der neurochirurgischen Klinik liegen gleich über der Geburtshilfeabteilung. Wir schauen uns an. Alle senken den Blick.

Ein Oberarzt kommt auf Visite vorbei. Unter den Ärzten, mit denen ich bisher zu tun hatte, ist er definitiv der angenehmste. Wie heißt er schon wieder? Sein Name erinnert an den Baregg-Tunnel, ein Nadelöhr der Autobahn von Bern nach Zürich, das man durch Staumeldungen gut kennt. Und fällt mir trotzdem nicht ein.

Die meisten seiner Kollegen geben mir das Gefühl, ein weiterer, lästiger Posten auf ihrem Gang durch die Klinik zu sein. Der eine Assistenzarzt klopft mir stets locker auf die Schulter, sagt: »Das kommt schon gut.« Danach sieht es aber nicht aus. Es ist, als würde er mich gar nicht ernst nehmen. Lieber würde ich erfahren, wie es wirklich mit mir steht, selbst wenn es für den Überbringer der Botschaft eine Herausforderung ist, das in erträgliche Worte zu verpacken.

Herr Autobahntunnel macht sich diese Mühe, er begegnet einem ganz menschlich. Allerdings weiß er nicht viel Gutes zu berichten:

»Der definitive Befund liegt noch nicht vor, aber es ist gut möglich, dass Sie eine Nummer vier haben, ein Glioblastoma multiforme.« Das wäre der schlimmste Hirntumor! »Sie müssen von einer Nachbehandlung ausgehen. Das heißt, Bestrahlung und Chemotherapie.«

Ich sehe mich schon mit magerem, bleichem Gesicht, ohne Haare, mit fahlem Ausdruck. Und frage den Oberarzt: »Wie lange ist denn meine Lebenserwartung?«

Auch er drückt sich um eine konkrete Antwort. Doch sogar seine vage Formulierung haut mich um, obwohl ich weiß, dass ich todgeweiht bin: »Wenn Sie in fünf Jahren noch hier sind, wären Sie eine seltene Ausnahme.«

Fünf Jahre als positives Szenario?! Zum ersten Mal höre ich eine Zahl bezüglich meiner Lebenserwartung. Was zunächst wie ein Hammer wirkt, stellt sich später als verhältnismäßig rücksichtsvoll formuliert heraus.

Dieser Oberarzt hat stets traurige Augen. Vielleicht hat das mit seiner Empathie zu tun.

»Ist es nicht frustrierend, bei der Arbeit Leuten immer wieder den Boden unter den Füßen wegziehen zu müssen?«

»Das ist tatsächlich das Schlimmste.«

»Gibt es auch gute Momente in der neurochirurgischen Klinik?«

Er atmet tief ein, antwortet nicht sofort. Und sagt schließlich leise: »Es ist eine große Freude, wenn es gelingt, einen Krebs vollständig zu entfernen. Das Glück der Angehörigen ist den ganzen Aufwand wert, selbst wenn man ein gefährdetes Leben auch nur um ein paar Monate verlängern kann.« Der Arzt runzelt seine Stirn. »Aber es liegt auch an den Patienten, aus der gewonnenen Zeit etwas zu machen. Ein Manager mit Hirntumor hat mir nach erfolgreicher Operation erzählt, er wolle sich ein paar Wochen in den Norden Kanadas zurückziehen, dort Lachse fischen. Ein Jahr später landete er mit einem Rückfall erneut in der Klinik. Ich habe ihn gefragt, ob er seine Pläne umgesetzt habe. Darauf sagte er, im Geschäft sei so viel los gewesen, dass er nicht dazu gekommen sei. Immerhin habe er mit seiner Tochter einen Tag auf der Skipiste verbracht.«

Der Rest des medizinischen Personals spricht kaum je von »Krebs«. Meist wird meine Krankheit »Raumforderung« genannt. Keine Frage, das Gewebe fordert Raum in meinem Kopf. Mir wäre »Krebs« trotzdem lieber. Die Formulierung gibt mir jedes Mal einen Stich. Sie klingt so technisch. Zudem macht sie unangenehm deutlich, was unter meiner Schädeldecke passiert: Parasitäre Zellen wachsen, verdrängen das gesunde Gewebe, führen ein unkontrolliertes Leben, das meines bedroht – und ihres auch.

Auf einem Computerscan sehe ich die Stelle, wo bis vor Kurzem ein Tumor war. Ich hatte gedacht, das Loch würde sofort aufgefüllt. Aber nein, jetzt ist dort kein Gewebe, nur Liquor, Hirnwasser.

»Es kann Wochen dauern, bis diese Leere verschwindet«, sagt mir ein Arzt. »Natürlich müssen Sie aufpassen, dass Sie den Schädel nicht verletzen. Der Hohlraum hinter Ihrem Ohr ist aber nicht besonders empfindlich.«

Mein Zimmernachbar, der gleichaltrige Familienvater, dem eine komplizierte Operation blüht, ist bereits weg. Der Eingriff wurde erneut verschoben. Es ist kurz nach Mitternacht, ich bin wieder alleine. Alice ist gerade nach Hause gefahren. Sie kommt jeden Tag ins Krankenhaus, verbringt hier so viel Zeit wie möglich. Hat sich ein paar Tage freigeben lassen.

Vom Bett aus schaue ich einmal mehr über das nächtliche Zürich. Klassische Sehenswürdigkeiten wie das Großmünster oder die Kuppel der ETH sind zwar nicht mehr beleuchtet, aber ich erkenne das Seeufer, die Konturen der Hardau-Hochhäuser und die Fernsehsendeantenne auf dem Uetliberg. Mir wird bewusst, wie sehr mir meine Wahlheimat inzwischen ans Herz gewachsen ist.

Als ich Lissabon 1999 verließ, kam ich an einem heißen Juniabend in Zürich an. Eine dreitägige Fahrt durch Portugal, Spanien und Frankreich lag hinter mir. Begleitet hatten mich ein ramponierter weißer Toyota und unzählige Musikkassetten. Schnell landete ich im Stadtkreis vier, in der Langstraße. Dort ist immer etwas los, eine Menge schräges Nachtleben – aber auch viel horizontales Gewerbe. In einer Bar versuchte ich, mit einer Brasilianerin über die Musik aus ihrer Heimat zu sprechen. Irgendwann hatte sie mein Gefasel satt und zischte: »Você quer o não?« – »Willst du nun oder nicht?« Fehlanzeige. Ich hatte mich nur über die Gelegenheit gefreut, ein paar portugiesische Vokabeln anzuwenden.

Klar, Lissabon konnte ich nicht sofort abschütteln. Ich vermisste die tägliche Dosis an Fremdsein. Das Stimmengewirr, die krummen Gassen, den Geruch von gegrillten Sardinen. Und die Herzlichkeit der Leute. Nach zwei Jahren Abwesenheit wusste ich aber auch die Schweiz wieder zu schätzen, die Vertrautheit des Alltags, auch wenn mir die Zürcherinnen und Zürcher kühl – und übertrieben cool – vorkamen. Ich verstand jeden Satzbrocken, ohne die Ohren spitzen zu müssen. Und musste meinen Nachnamen nicht mehr ständig buchstabieren.

Mit einer Gruppe musikbegeisterter Leute hatte ich als Zwanzigjähriger in Luzern Partys organisiert. Während ich nach Bern ging, setzten sich die meisten dieser Freunde nach Zürich ab. Ich hielt den Kontakt aufrecht, ein soziales Netz war mir an der Limmat also garantiert. Einige meiner Kumpels hatten sich von Kopf bis Fuß der elektronischen Musik verschrieben, gründeten ein Kollektiv namens Spezialmaterial und veröffentlichten eigene Platten. Ich wurde sofort zum Fan. Fast jedes Wochenende traten sie irgendwo auf, stellten ihre Plattenteller, Computer, Verstärker und Lautsprecher in illegalen Clubs oder irgendwo im Freien hin.

Die Schweiz hatte ich anders in Erinnerung gehabt – viel langweiliger. Auch die Arbeit beim *Tages-Anzeiger* gefiel mir, und meine Schreibe kam gut an.

Ich sah es nun als Vorteil, dass Zürich viel kleiner ist als andere internationale Zentren. Die Stadt lässt sich per Fahrrad locker erschließen und bietet als größter Ort des Landes trotzdem eine Infrastruktur, die derjenigen von echten Metropolen in kaum etwas nachsteht. Natürlich wäre ich jetzt lieber ohne Hirntumor in London. Der fantastische Ausblick über Zürich zeigt mir aber, dass ich diesen Schicksalsschlag wenigstens am richtigen Ort erlebe. Was auch immer passiert – das Kapitel England ist für mich geschlossen, den Korrespondentenjob lasse ich fallen. Lieber bleibe ich bei Alice.

Ich greife nach dem Musikplayer, suche einen Song, der mich auf einer weiteren Reise in die Vergangenheit begleitet, und wähle eine Wiedergabeliste mit brasilianischer Musik. Früher konnte ich nichts damit anfangen. Seit Lissabon hat sie für mich aber einen hohen Stellenwert. Schnell bin ich bei Caetano Veloso, einem brasilianischen Musiker, den mir Patricia in Portugal besonders ans Herz gelegt hatte.

Veloso ist eine Legende, hat den Tropicalismo-Stil geprägt, eine rockige und gleichzeitig politische Weiterentwicklung des Bossa nova, der jazzigen Variante der Sambamusik. 1942 geboren, ist Veloso immer noch nicht in die Jahre gekommen, sondern veröffentlicht nach wie vor spannende Alben. Die Diktatur in Brasilien ließ ihn Ende der Sechzigerjahre vorübergehend ins britische Exil flüchten. In London komponierte er Lieder mit englischen Texten, darunter *Nine out of ten.*

Dieses Stück schaffte es sofort in meine Dauerhitparade. »Nine out of ten movie stars make me cry« – »neun von zehn Filmstars bringen mich zum Weinen« – fand ich bisher eine der hübschesten Textzeilen. Ich interpretierte sie so, dass entweder die Schauspielerinnen und Schauspieler jener Zeit noch ein Format hatten, das einen emotional aufwühlte – oder Veloso damals im Exil so eifrig psychedelische Drogen konsumierte, dass ihn jede Regung auf der Leinwand in Tränen ausbrechen ließ.

Nun berührt mich eine andere Aussage extrem: »Know that one day I must die – I'm alive«. Das beschert mir einen gruseligen Schauer und zugleich einen Energiekick. Ja, ich weiß, irgendwann werde ich sterben müssen. Aber jetzt bin ich am Leben – das zählt. Ich habe das Lied eine Weile nicht mehr gehört. Nun macht es mich so glücklich, dass ich die ganze Welt umarmen möchte. Auch wenn es frühmorgens ist, würde ich am liebsten gleich aus dem Bett steigen und das Pflegepersonal an meiner Euphorie teilhaben lassen.

Drei Tage nach der Operation

Um sechs Uhr rufe ich meinen Vater an. Er steht immer beizeiten auf, so auch heute. Ich erzähle ihm von meiner schlaflosen Nacht. Es muss hart für ihn sein: Zuerst erkrankt er selbst an Krebs, dann verliert er seine geliebte Frau. Als wäre das nicht genug, landet sein Sohn mit einem Hirntumor im Spital.

Papa berichtet mir von seiner eigenen Krebsgeschichte und davon, wie es war, als er nach dem zweiten, letzten Befall von der Makrobiotik hörte. Gemeinsam mit meiner Mutter stellte er damals seine – und unsere – Ernährung grundsätzlich auf den Kopf. Seither ist er auch an anderen alternativen Heilmethoden interessiert.

Ich bin ganz gerührt, als er seine ersten Internetrecherchen und Kontaktaufnahmen in Sachen Hirntumor erwähnt. Er will etwas Passendes für mich finden. »Für mich ist es zu früh, mir bereits im Spitalbett Gedanken über eine Behandlung im komplementären Bereich zu machen«, gebe ich ihm aber zu bedenken. »Geschweige denn, sie schon jetzt zu organisieren.«

Ohnehin: Ich bin offen gegenüber Alternativen zur Schulmedizin, will jedoch die beiden Seiten nicht gegeneinander ausspielen. Schließlich erinnere ich mich an meine Mutter, die viel darauf setzte, sich von ihrem Leiden heilen zu lassen, sich vorerst allerdings einzig auf Komplementäres konzentrierte. Das klingt nach sanften Therapien. Die ihr in einer Naturklinik zugemuteten Methoden waren aber äußerst strapaziös und konnten ihr letztendlich nicht helfen.

Nach einem Zusammenbruch wurde sie im Ambulanzwagen in eine »normale« Klinik eingeliefert. Die klassische Medizin hatte ihr jedoch ebenfalls nichts mehr anzubieten. Ein Krebs hatte sich in ihrer Bauchspeicheldrüse eingenistet und bereits mehrere Metastasen gebildet. Der Tod war unaufhaltbar und nur noch eine Frage von Tagen, im besten Fall von Wochen. Die Herausforderung für die Ärzte lag nur noch darin, die verbleibende Zeit möglichst erträglich zu gestalten.

Der Befund löste bei meiner Mutter einen Gesinnungswandel aus. Statt mit dem Schicksal zu hadern, verlor sie die Angst vor dem Sterben, freute sich sogar auf die Erlösung. Um die Schmerzen zu lindern, wurde ihr ein morphiumähnliches Medikament verabreicht – vermutlich das gleiche, das ich nach der Operation in der Überwachungsstation kennengelernt hatte. Sie konnte die Pfleger jederzeit um mehr bitten, die Dosis selbst steuern.

Ruhig empfing sie noch einmal Freundinnen, Freunde und Verwandte, um sich von ihnen zu verabschieden. Wenn sie mit einstigen Weggefährten die früheren Zeiten aufleben ließ, war die Stimmung überraschend fröhlich. Manchmal waren mehr als zehn Personen gleichzeitig in ihrem Zimmer, es wurde gesungen und gelacht.

Die Tage vor ihrem Tod, als die Schmerzen heftiger wurden, verbrachte sie mit ganz wenigen Leuten, vor allem mit meinem Vater, meinem Bruder und mir. Der rasante Zerfall zeigte uns, wie schlimm der Endzustand sein kann. Ihre gelassene Einstellung in der letzten Phase des Lebens beeindruckte uns indes stark. Wir waren berührt, sehr traurig, aber auch dankbar für die tröstliche Haltung meiner Mutter, die es uns leichter machte, uns von ihr zu verabschieden.

Die Gedanken an Mamas letzte Tage helfen mir jetzt, meine Situation auszuhalten. Die abgrundtiefe Furcht, die ich am Anfang im Krankenhaus spürte, ist einer Gelassenheit gewichen. Im Moment jedenfalls habe ich das Gefühl, selbst die schlimmste Diagnose – also ein Glioblastom, eine Nummer vier – zu ertragen. Ich spüre eine unbändige Energie in mir, eine Gewissheit, dass es bei mir noch nicht so weit ist, von der Erde Abschied nehmen zu müssen. Wenn ich aus dem Spital komme, werde ich mich mit den von meinem Vater recherchierten Möglichkeiten aus dem Bereich der komplementären Medizin auseinandersetzen. Ich habe sogar den Eindruck, mich auf diesen spannenden Weg freuen zu können.

Und falls alles nichts nützt, werde ich mir das Beispiel meiner Mutter vor Augen halten und den Tod hinnehmen. So stelle ich mir das vor. Ich spüre eine Euphorie und das Bedürfnis, meine Pläne allen mitzuteilen. Als der Chefredakteur des *Tages-Anzeigers* anruft, um sich nach meinem Wohlbefinden zu erkundigen, erzähle ich ihm: »Am Ende der Operation hat man mir offenbar Ecstasy ins Gehirn geschüttet.« Keine Reaktion. Was soll man auf so etwas auch antworten?

In einer intern verteilten Postille informiert die langjährige Chefsekretärin Eva Uhlmann alle Mitarbeiter der Zeitung darüber, was in der Redaktion gerade so passiert: Wer kommt neu zum *Tages-Anzeiger*, wer verlässt ihn, wer hat Geburtstag, und wer macht wo Ferien. Jeden Donnerstag liegt die *Kleine Hauspost* in den Postfächern der Angestellten. Diese Woche bin auch ich ein Thema:

»Eric Baumann, kaum in London, musste sich dieser Tage leider im Unispital einer Operation unterziehen. Er wird für einige Zeit ausfallen und kann deshalb seinen neuen Posten vorläufig nicht richtig antreten.« Die Autorin des Blatts wünscht mir sehr herzlich eine baldige Genesung.

Daraufhin rufen viele Kolleginnen und Kollegen bei mir an. Manchmal habe ich Lust, etwas zu plaudern, meistens halte ich mich am Telefon aber kurz. Besuche empfange ich am liebsten von engen Freunden. Ich mag die ganze Geschichte nicht immer wieder von vorn erzählen.

Aus dem Häuserbrei rund um das Krankenhaus sticht eine ovale Kuppel hervor. Es ist das Dach der Bibliothek der Rechtsfakultät, kürzlich umgebaut und erweitert vom spanischen Architekten Santiago Calatrava. Alice und ich haben Lust, uns das genauer anzuschauen. Wir nehmen eine unterirdische Abkürzung Richtung Bibliothek: den Tunnel, durch den ich am ersten Spitalabend im Bett zum Patiententrakt geschoben worden bin. Er kommt mir unendlich lang vor. Wir begegnen Pflegern und anderen Leuten in Berufskleidung. Keiner fragt uns, was wir hier verloren haben.

Im Hauptgebäude des Spitals, an der Universitätsstraße, tauchen wir wieder auf und begreifen zuerst gar nicht, wo wir sind. Zu unserem Ziel ist es noch ein ganzes Stück, das Gehen fällt mir immer noch schwer. Schritt um Schritt nähern wir uns der Bibliothek. Dort angekommen, sind wir entzückt. Von oben sieht das Gebäude aus wie ein Fahrradhelm, innen, im Lichthof, eher wie eine Vulva oder, je nach Perspektive, wie eine Kathedrale. Mir kommt es vor wie ein Wunder, dass ich so etwas noch erleben darf. Ich betrachte die Konstruktion. Dabei fällt mir auf, dass die Sehstörung verschwunden ist. Die Doppelvision ist weg, Zickzacklinien sind kaum mehr ausgeprägt.

Der Lift ist transparent, gibt beim Aufstieg die Sicht auf die runden und ovalen Formen des Gebäudes frei. Für viele Studierende der Juristerei ist die Bibliothek ein Ort, um ungestört Seminare und Examina vorzubereiten. Mittlerweile steht sie allerdings als Sehenswürdigkeit in Touristenführern. Die Hinweise ziehen Schaulustige an. Bestimmt hatte die Universität nicht damit gerechnet, als sie den Auftrag vergab.

Es gibt eine Menge Türen in diesem Gebäude, die mit lautem Geräusch ins Schloss fallen. Eine Studentin schaut von ihrem Buch auf, dreht sich zu uns um und wendet sich kopfschüttelnd wieder ab. Wie lernwillige Kommilitonen sehen wir bestimmt nicht aus – beide in dicken Jacken, warmen Mützen und breiten Wollschals. Wir machen wohl eher den Eindruck, direkt von der Skipiste hereingepurzelt zu sein. Ich muss lachen. Jetzt wirft mir die Studentin einen tödlichen Blick zu. Wir sind garantiert nicht die ersten Architekturinteressierten, die sie von ihrer Aufgabe ablenken.

Im Spital angekommen bin ich stolz über meinen wiedererlangten Bewegungsradius. Erschöpft falle ich in die Kissen. Und habe keine Lust, mir Stützstrümpfe über die Waden zu ziehen. Nach der Operation hatte man sie mir mit dem Hinweis ausgehändigt, damit einer Thrombose vorzubeugen. Der Zusammenhang mit dem Eingriff war mir nicht klar, die Sache kam mir komisch vor. Ich wusste einzig, dass man diese orthopädischen

Hilfsmittel bei Bewegungsmangel einsetzt. Bei meinen Ausflügen habe ich die Beine aber ordentlich gebraucht. Erst später werde ich verstehen, dass ich besser genau nachgefragt und die Strümpfe länger getragen hätte.

Nachmittags besucht mich Christof, jener Freund, mit dem ich vor der Einlieferung zu Mittag aß. Er möchte gern rauchen, was innerhalb des Gebäudes aber nirgendwo erlaubt ist. Es ist kalt draußen, beinahe um den Gefrierpunkt. Trotzdem begleite ich ihn auf die Terrasse, ziehe wieder eine Jacke über meine Spitalkluft. Eigentlich bin ich ja auch Raucher. Habe es mir spät angewöhnt, als beinahe Dreißigjähriger. Also kurz vor dem Alter, das für andere ein Ansporn ist aufzuhören.

Die Schuld an meiner Sucht trägt Fidel Castro. Kein Scherz. Mitte 1999 war ich auf Kuba in den Ferien. Zu trinken gab es Wasser, Limonade oder Bier. Mir war aber eher nach frisch gepresstem Fruchtsaft. Den gab es kaum – Castro hatte eine Monokultur forciert. Auf der ganzen Insel wurde Zuckerrohr angepflanzt, dafür mussten Papayas und Ananas aus anderen Ländern teuer importiert werden und waren einzig in Luxushotels erhältlich.

Mein Reisebegleiter steckte sich eine Zigarette nach der anderen an. Orale Stimulation. So kompensierte er den Mangel an erfrischenden Getränken.

Ich dachte mir: »Das ist ja wie Gras rauchen, nur ohne Gras.« Und versuchte es mit den Kippen. Es war anregend, die glühende Spitze zu beobachten und das Filterstück immer wieder an den Mund zu führen. Tatsächlich glaubte ich, nach den Ferien könnte ich die neue Gewohnheit einfach fallen lassen. Zurück in der Schweiz zeigte sich dann, dass dies nicht so leicht war. Sogar während der Arbeit wurde der Glimmstängel zum treuen Begleiter.

Gleichzeitig ging ich regelmäßig joggen und radeln. Dabei war ich als Kind ein Sportmuffel. Wenn im Schulturnen Mannschaften gewählt wurden, landete ich stets als Letzter bei einem Team. »Wollt ihr ihn haben?« – »Ach, ihr könnt ihn behalten.« Einzig bei Ausdauerläufen erreichte ich damals schon überraschend gute Resultate, auch ohne Training

Während des Studiums habe ich das zum regelmäßigen Zeitvertreib ausgebaut. Bis zur Operation bin ich drei- bis viermal pro Woche joggen gegangen und habe im Sommer mit dem Mountainbike jede Woche Ausflüge in die Umgebung gemacht. Sogar an ein paar Halbmarathons habe ich mich gewagt. Nach dem Bandscheibenvorfall im Frühjahr 2003 wurde mir von Spezialisten empfohlen, zusätzlich ein Fitnessstudio zu besuchen, um den Rücken zu stärken. Ich wurde richtiggehend süchtig danach, mehrmals pro Woche ins Schwitzen zu kommen.

Dabei ist mir die Sportfixiertheit meiner Generation eigentlich suspekt. Insofern passte mir das Rauchen gut ins Konzept. Ich hielt mich in Sachen Körperertüchtigung nicht für fanatisch, angesichts meines Lebenswandels.

Der Wind weht unbarmherzig um uns. Christof streckt mir sein Zigarettenpäckchen entgegen, aber ich winke ab. Die Lust aufs Rauchen vergällte mir eine ältere Frau, ohne dass sie es gemerkt hätte. Jeden Tag sehe ich sie auf der Terrasse stehen. Auch sie hat eine Operation hinter sich, bestimmt ebenfalls wegen eines Hirntumors. Halblange, fettige Strähnen kleben an ihrem Schädel. Am Hinterkopf ist eine Schneise rasiert, ein Verband verdeckt die Wunde. Niemand kommt sie besuchen, stets ist sie allein, friert und saugt wie wild an einer Zigarette. Rauchen ist offenbar ihr letzter Trost. Sie tut mir leid.

Einen solchen Punkt der Trostlosigkeit will ich nicht erreichen. Zudem habe ich schon genug Krebs. Entsprechend fällt es mir leicht, meine Sucht von einem Moment auf den anderen aufzugeben. Nicht, dass ich Nikotin für meinen Hirntumor verantwortlich machen würde. Darauf angesprochen, beteuern Ärzte der neurochirurgischen Klinik ohnehin, das eine habe nichts mit dem anderen zu tun. Und zwar so heftig, dass man den Eindruck erhält, Rauchen könne die Krankheit lindern.

Interessanterweise riechen einige von ihnen selbst nach Tabak und lassen ein verräterisches Päckchen in ihrer Kittelbrusttasche baumeln. Paffende Neurologen. Vielleicht sind Mediziner derart spezialisiert, dass sie sich nicht um Gesundheitsrisiken für andere Körperteile kümmern. Möglicherweise liegen Hirnexperten auch ohne Sonnencreme am Strand.

Das erinnert mich an einen Makrobiotik-Lehrer, den ich 1990 an der Schule in London kennenlernte. Er war äußerst strikt, was die Ernährung anbelangte. Als wir abends eine Bar besuchten, trank er nur Mineralwasser und wollte nicht einmal die Mais-Chips probieren, die zu den Drinks gereicht worden waren: »Die sind bestimmt nicht in gesundem Öl gebacken.« Gleichzeitig rauchte er aber Kette: »Bei der richtigen Ernährung ist der Körper rein und scheidet alle Schadstoffe direkt wieder aus.« Noch heute amüsiert mich seine Begründung. Offensichtlich brauchte er ein Ventil, um dem sich selbst auferlegten Druck standzuhalten.

Ein weiterer Freund stößt zu unserer Terrassenrunde. »Komm heute Abend doch etwas mit uns trinken«, schlägt er vor. Die Verlockung ist groß. Tatsächlich fahren die beiden um neun Uhr abends mit dem Auto vor. Ich steige ein. Den Pflegerinnen und Pflegern gebe ich keinen Bescheid. Patientenflucht. Wir gehen in ein gut gefülltes Lokal, lauter junge Leute um uns herum. Trotz der Hitze trage ich eine Wollmütze, sie verdeckt den dicken Verband. Ums Auge ist alles farbig, das Veilchen leuchtet immer noch. Die Leute starren mich an. Aber ich springe beinahe an die Decke vor Freude, wieder im Leben zu sein. Bestelle eine Apfelschorle und ein paar Tapas. Lecker. Endlich eine Abwechslung zum Essen im Spital.

Wieder zurück im Patientenbett schlafe ich schnell ein. Ich habe viel erlebt an diesem Tag, komme mir vor wie ein Kind nach einem Besuch in Disneyland. In meinen Träumen tauchen prompt Fabelwesen auf. Sie sehen aus wie Wildkatzen, ihre dreieckigen Ohren liegen aber verkehrt auf den Köpfen, mit der Spitze nach unten.

Unvermittelt erscheint meine Mutter. Ich muss wohl tot sein. Und das fühlt sich sogar gut an. Aber Mama wirft mich zurück ins Leben: »Wir werden uns treffen«, sagt sie zu mir, »aber deine Zeit auf der Erde ist noch nicht um.« Ich erwache, glücklich. Was für eine schöne Begegnung, was für eine schöne Botschaft.

Was ich im Traum gesehen habe, zeigt mir, dass es zwischen Himmel und Erde Dinge gibt, die unseren Menschenverstand übersteigen. Einige Leute retten sich in die Religiosität, wenn der Tod naht. Sie beten vermehrt oder fangen damit an. Suchen Trost. Mein Glaube hingegen ist eher spirituell. Um mich zu besinnen, muss ich nicht die Hände falten. Ich brauche auch keine Institution, die mir zu erklären versucht, was nach dem Tod passiert.

Entsprechend bezeichnend finde ich den Begriff Glauben. Mit Wissen hat er nichts zu tun. Wenn Leute mit Eifer versuchen, andere von ihrem Glauben zu überzeugen, und damit so tun, als würden sie nicht glauben, sondern eben wissen, ist mir das zutiefst suspekt.

Zugegeben, mein eigenes Glaubensbekenntnis ist relativ diffus. Das hat aber auch damit zu tun, dass ich mich selbst nach der Operation nicht auf der Suche nach dem Sinn des Lebens befinde. Deshalb fände ich es auch seltsam, sogar heuchlerisch, wenn ich in der Not von einem Tag auf den anderen auf die Kirche zurückgreifen und auf einen einschreitenden Gott, der mich heilen kann, zählen würde.

Stattdessen kommt mir in diesen Tagen mehrmals ein Ausdruck in den Sinn, den ich bisher kaum benutzt habe: Demut. Für mich bedeutet das jetzt: Ich werde mein Schicksal akzeptieren, so wie es ist. Ich will leben – keine Frage. Aber es ist tröstlich, Anzeichen zu haben, dass es nach dem Tod weitergeht und man geliebte Menschen im Himmel wiedertrifft.

Vier Tage nach der Operation

Die Ärzte wollen mich morgen entlassen. Deshalb soll ich heute noch die Expertin treffen, die bei der Operation das Sprachmonitoring mit mir durchgeführt hat. Ich freue mich darauf und gehe davon aus, mich mit ihr über diese Befragung unterhalten zu können. Hoffentlich erklärt sie mir genau, wie sie dabei vorgegangen ist und wie ich reagiert habe.

Das Personal hält mich offenbar für fit, traut mir sogar zu, den Weg zum Büro am anderen Ende des Spitalkomplexes alleine zu finden. Ich muss mich durchfragen, schaffe es aber tatsächlich in die neuropsychologische Abteilung.

Eigentlich habe ich die Linguistin bereits während der OP vor vier Tagen gesehen. An ihr Äußeres kann ich mich gleichwohl nicht mehr erinnern. Nun sehe ich, dass sie hager und viel älter ist als ich. Dass sie auch etwas spröde ist, merke ich an der reservierten Art, mit der sie meine Hand schüttelt. Ihr steht der Sinn nicht nach Konversation. Sie mag nicht von ihrer Sicht auf unsere spezielle Zusammenarbeit berichten. Offenbar steht sie unter Zeitdruck. Bevor ich nach Hause gehen kann, muss sie mich noch einem neuropsychologischen Test unterziehen. Dabei bin ich immer noch erschöpft von der Operation. Am liebsten würde ich den Test gleich absagen.

Das letzte Mal wurde ich vom Abteilungsleiter geprüft. Er war sehr rücksichtsvoll. Die Aufgaben sind mir von jener Untersuchung her bereits bekannt. Ich muss mir zum Beispiel Begriffe und geometrische Figuren merken und sie kurze Zeit später wieder aufzählen, Rechenaufgaben lösen – oder wie während des Eingriffs Bilder richtig benennen.

Besonders erniedrigend finde ich eine neue Übung: Siebenundzwanzig auf unterschiedlichen Seiten bemalte Holzklötzchen soll ich zu einem weißen Würfel zusammensetzen. Kinderkram, keine komplizierte Sache. Entscheidend ist, wie konzentriert und effizient ich dabei vorgehe. Mir ist das so zuwider, dass ich die Würfelchen am liebsten vom Tisch fegen oder mit ihnen nach der Sprachexpertin werfen würde. Ich führe die Aufgabe aus, lasse mir aber Zeit.

Als ich Wörter, die mit *S* beginnen, aufzählen soll, fällt mir außer Sex und Sapperlot kaum etwas ein. Dabei stehen mir ganze zwei Minuten zur Verfügung. Überhaupt sind die Resultate dürftig. »Von einem Journalisten kann man mehr erwarten«, sagt die Linguistin. Als wäre ich im Einsatz ...

Nach dem Rechentest holt sie noch weiter aus: »Wenn Sie an einer Pressekonferenz teilnehmen, müssen Sie schnell rechnen und kombinieren können. Es tickt eine Zeitbombe.« Was für ein Begriff. Ich sehe das Bild vor mir: zwei Dynamitstangen und eine Uhr, alles um meinen Kopf gebunden. *Tick, tick, tick.*

»Sie brauchen wohl einen neuen Job. Aber Ihr Leben ist angesichts der Krankheit ohnehin beschränkt. Das mit der Altersrente können Sie jedenfalls vergessen. Überlegen Sie sich also gut, was Sie mit Ihrer Zeit machen wollen.« Sie unterbricht ihren Schwall nur kurz. »Was Sie unbedingt brauchen, ist eine Rehabilitationstherapie. Am besten in Bad Ragaz, direkt nach der Entlassung aus dem Spital.«

Ich weiß nicht, was ich antworten soll. Alles dreht sich. Meine Möbel stehen zwar in London, aber wenn ich derzeit von zu Hause spreche, meine ich die Wohnung meiner Freundin. Da will ich jetzt hin, bestimmt nicht in einen etwas heruntergekommenen Kurort in der Nähe von Liechtenstein, wo ich mit anderen Hirngeschädigten Memory spielen würde. Es kommt mir auch seltsam vor, dass die Linguistin so spricht, als liege der definitive Befund meines Tumors bereits vor. Weiß sie denn mehr als die anderen Ärzte?

Vorbehalte, Gefühle und Wünsche zu äußern, dazu habe ich keine Gelegenheit. Ich komme mir vor wie ein Känguru, das auf dem Highway von Autoscheinwerfern geblendet wird und starr stehen bleibt, statt weiterzuhüpfen. Über mich wird nun entschieden. Ich bin nicht in der Lage, selbst über meine Zukunft zu bestimmen. Was ich will und was in mir vorgeht, interessiert die Expertin nicht.

Sie hat ein neues Thema entdeckt: »Dass Sie sich aus der Schweiz abgemeldet haben, war eine große Dummheit.«

Es wird immer verrückter. Wirft sie mir nun ein unpatriotisches Vergehen vor? Ich versuche, von meiner damaligen Aufbruchstimmung zu erzählen. Sie nimmt meinen Einwand gar nicht wahr, setzt ihren Wortfluss fort: »Es ist offen, wer die Rehabilitation nun bezahlen wird.«

Scheu werfe ich ein: »Ich habe bereits mit der Stadtbehörde telefoniert, und man hat mir zugesagt, mich rückwirkend ohne Unterbruch wieder als ›in der Schweiz wohnend‹ einzutragen.«

Auch das kommt bei ihr nicht an. Meine Worte ignoriert sie. Bislang habe ich mich als Opfer einer Tragödie gefühlt, die zwar nicht von Menschen verursacht, aber doch von außen über mich hereingebrochen ist. Ich kann nicht verstehen, warum ich so behandelt werde, als sei ich ein Täter, als hätte ich andere geschädigt. Später erfahre ich, dass sie wegen mir früher aus den Winterferien zurückkehren musste.

Die Sprachexpertin begleitet mich durch die Gänge bis ins Patientenzimmer. Dort soll ich ihr meinen Krankenversicherungsschein zeigen. Im Zimmer wartet eine weitere Überraschung auf mich, dieses Mal eine positive: Das gesamte Wirtschaftsteam des *Tages-Anzeigers* ist zu Besuch. Zehn Arbeitskollegen. Sie sind alle ins Spital gekommen, haben in der Mittagspause gemeinsam die halbe Stadt durchquert. Dabei weiß ich selbst, wie sehr die Zeit in der Redaktion drängt. Ich bin gerührt, aber es ist mir nicht recht, dass sie mich ausgerechnet in dieser Situation treffen, wo ich total verzweifelt bin.

Alice rettet mich einmal mehr. Sie bugsiert meine Kolleginnen und Kollegen kurz nach draußen und behält einen kühlen Kopf, als sie sich der Linguistin zuwendet. Deutlich sagt sie ihr: »Eric braucht Ruhe und keine überfordernden Tests. Und für ihn wäre es ganz schlimm, sofort in eine Rehabilitationsklinik außerhalb von Zürich zu reisen, weg von den Menschen, die ihm viel bedeuten. Vorerst muss er in einer vertrauten Umgebung bleiben. Trainingskurse gibt es bestimmt auch hier.«

Die Liebe meiner Freundin, aber auch ihre Bestimmtheit machen den Mangel an Einfühlsamkeit dieser Frau mehr als wett. Das Resultat der neuropsychologischen Untersuchung bringt mich trotzdem ins Grübeln. Der Hirntumor bedroht mich in meinem Innersten. Ich bin kopflastig. Journalist ist mein Beruf, aber auch eine Berufung. Der Krebs drängt nicht ins Zentrum der Gefühlswelt oder in die Schaltzentrale der Bewegungen, sondern ausgerechnet ins Sprachzentrum, das auch für die Schreibfähigkeit verantwortlich ist. Die Operation hat im Gewebe ebenfalls Spuren hinterlassen. Ist das alles Zufall oder Fügung? Soll ich es als Fingerzeig interpretieren und mich anderem widmen?

8. FREIHEIT

Fünf Tage nach der Operation

Als ein Bekannter ohne Voranmeldung auf einen Sprung im Unispital vorbeikommt, ist mein Bett bereits leer. Am Montag war die Operation, nun ist Samstag. Ich darf wieder nach Hause, werde entlassen. Vor dem Abschied mache ich noch ein paar Fotos vom Patientenzimmer und der Sicht über Zürich. Mit einer Zeitschrift in der Hand habe ich mich vor zehn Tagen eingeliefert, nun verlasse ich das Krankenhaus mit einer Reisetasche und drei Papiertüten voll Büchern, Briefen, Blumen, Früchten und Kleidern. Besucherinnen und Besucher haben mir Geschenke mitgebracht. Alice hat mich mit einer Hose, T-Shirts und Pullis ausgestattet.

Laut Bericht der Klinik bin ich bei Austritt in »stabilisiertem Zustand«. Im Vergleich zur Situation vor der Operation ist meine gesundheitliche Verfassung zweifelsohne ausgeglichen. Körperlich fühle ich mich okay. Aber wie sieht es wirklich mit mir aus? Ich erlebe Euphoriemomente, fühle mich wie neugeboren – habe aber gleichzeitig einen riesigen Bammel vor der Welt da draußen, vor meiner Zukunft.

Niemand aus der Klinik nimmt sich Zeit, um mich auf das »wie weiter« vorzubereiten. Diagnose, Operation. Auftrag erledigt. Leider gibt es keine Gotte, keinen Götti, der einen durch diesen Prozess führt und auf die nächsten Schritte vorbereitet. Als Medienschaffender bin ich es gewöhnt, viele Fragen zu stellen. Das tat ich auch hier – so viele, dass Doktor Autobahntunnel manchmal lachen musste und »typisch Journalist« sagte, wenn es ihm zu viel wurde. Aber oft fühlte ich mich in diesen Tagen ausgeliefert, stellte zwar Fragen, aber wagte es nicht, etwas in Frage zu stellen. Zu aussichtslos scheint meine Lage, zu logisch und unausweichlich die Urteile und Auskünfte der Ärzte. Offenbar verpasste ich es mehrere Male, die entscheidende Frage zu stellen.

Vielleicht bin ich selbst schuld, denn ich bin es ja gewöhnt, selbstständig zu sein und zu handeln und nicht auf die Aktionen der anderen zu warten. Im Spital, in meiner Situation, bin ich aber oft willenlos. Wie soll ich denn selbst wissen, wie ich mit einem Hirntumor umzugehen habe, frage ich mich in diesen ersten Tagen.

Auch auf die fürsorgliche Pflege des Personals werde ich nun verzichten müssen. Natürlich freue ich mich darauf, den Tagesablauf wieder selbst festzusetzen. Essen zubereiten, ausreichend Medikamente schlucken, rechtzeitig bei Arztterminen auftauchen – das liegt nun aber wieder in meiner Verantwortung. Ich bin ein Krebspatient im luftleeren Raum.

Ein Freund fährt mich heim. Heim? Nach wie vor zahle ich Miete für eine Wohnung in Shoreditch, London. Das Auto hält aber vor einem Haus in der Nähe des Schaffhauserplatzes. Ich niste mich bei Alice und ihrem Wohngenossen ein. Unter anderen Umständen wären wir wohl nie so schnell zusammengezogen. Ich war stets auf Unabhängigkeit erpicht. Jetzt bin ich erleichtert über den Wohnanschluss, froh darüber, nicht allein leben zu müssen.

Meine Freundin bereitet mir einen perfekten Empfang. Vor dem Schlafzimmerfenster steht ein kleiner Schreibtisch, die Aussicht von dort ähnelt derjenigen im Spitalhochhaus. Sie reicht über die ganze Stadt bis hin zum Uetliberg. Sogar die Alpen sind zu sehen. Ich erspähe auch meine einstige Wohnung – unten im Stadtkreis vier, wo vor etwas mehr als einem Monat bei meiner Abschiedsparty noch wild getanzt wurde.

Am Abend gehe ich für ein paar Stunden an diesen Ort zurück. Christoph hat zu einem Essen eingeladen. Er ist ein guter Freund – und mein Exnachbar. Mehrere Jahre hatten wir die gleiche Adresse, zusammen mit dem anderen Christof. Die beiden haben mir im Spital zwei Tage zuvor eine vorübergehende Patientenflucht ermöglicht.

Zum Glück werde ich wieder chauffiert. Ein paar Meter zu Fuß, und mir geht die Puste aus. Dass ich bereits fünf Tage nach der Operation entlassen wurde, zeigt, dass ich schnell wieder auf die Füße gekommen bin. Trotzdem hat der Eingriff Spuren am ganzen Körper hinterlassen. Es wird wohl lange dauern, bis ich mich davon erholt habe. Früher eilte ich in diesem Haus jeden Morgen runter zum Briefkasten, um die Zeitung rauszufischen, und spurtete dann wieder fünf Stockwerke hoch. Christoph wohnt zwar zwei Etagen darunter, aber jetzt ist jeder Schritt anstrengend. Die drei Treppen sind kaum zu schaffen.

Das hindert mich nicht daran, den gesamten Abend mit einem Monolog zu bestreiten. Normalerweise höre ich anderen zu, stelle gern Fragen. Jetzt berichte ich unaufhörlich, ohne Punkt und Komma. Von der Operation, den Ärzten, dem Pflegepersonal. »Du hast noch nie so viel und so schnell gesprochen«, meint Christof später.

Am Anfang ist die Stimmung blendend. Wir stoßen mit Prosecco auf die überstandene OP und meine neue Freiheit an. Zwischen Salat und Spaghetti rede ich aber Tacheles: Eine endgültige Diagnose steht zwar noch ein paar Tage aus, ich weiß trotzdem bereits, dass ich kaum mit einer Heilung rechnen kann, sondern höchstens mit dem Hinauszögern eines Rückfalls. Selbst fünf weitere Jahre, so wurde mir ja eröffnet, ist eine Lebensspanne, die ich kaum mehr erreichen werde. Allen verschlägt es die Sprache. Ein Freund sagt leise: »Das darf doch nicht sein, dass der Krebs stärker ist als du!«

Mitten in der Nacht weckt mich ein Schmerz in der Wade. Er ist so heftig, dass ich Alice um Hilfe bitte. Meine Freundin arbeitet als Kamerafrau, kennt sich dank einer früheren Lehre als Drogistin aber auch in medizinischen Belangen gut aus. Sie tippt auf einen Krampf. Vielleicht war es übertrieben, mir nach dem Abendessen von Zaza, einer Freundin, ein paar Stretching-Übungen zeigen zu lassen. Alice legt feuchte, kühlende Tücher auf. Am Morgen ist die Situation nicht besser. Das Bein schmerzt immer heftiger.

Am Montag kämpfe ich mich zum Krankenhaus. Doktor Autobahntunnel – wie heißt er noch? – entfernt die Fäden aus der Narbe. Nach dieser Prozedur betaste ich vorsichtig die Furche entlang des für die Operation herausgebohrten Schädelstücks. Ich traue mich noch nicht so recht, mit den Fingern die entstehende Narbe zu berühren. Die Vorstellung, dass an dieser Stelle stundenlang ein Loch klaffte, erschreckt mich im Nachhinein.

Die Fäden waren doppelt gezogen. Ein Teil verbleibt in der Schädelrinde, löst sich dort auf. Kleine Stummel werden Tage später aus der noch kaum verheilten Wunde drängen, ich werde sie mit einer Schere abschneiden müssen.

Der Oberarzt schaut sich bei meinem Besuch auch das Bein an: »Es könnte sich um eine Thrombose handeln, selbst wenn es nicht danach aussieht. Die Wade ist geschwollen, aber nicht blau verfärbt. Falls es nicht besser wird, sollten Sie das abklären lassen. Man weiß ja nie.«

Thrombose? Verdicktes Blut, das in der Vene stecken bleibt? So ein Blutgerinnsel ist doch etwas für Schwangere, alte Leute mit Krampfadern oder heftige Raucher, die in der Economyclass nach Bangkok fliegen.

Zugegeben, während des Aufenthalts im Krankenhaus hat

mir eine Pflegerin nahegelegt, Stützstrümpfe überzuziehen, um einer Thrombose vorzubeugen. Vor und nach einer Operation schluckt man normalerweise ein Blutverdünnungsmittel als Prophylaxe. Bei einer OP am Kopf geht das jedoch nicht. Das würde die Gefahr einer Blutung erhöhen. Deshalb ist die Wahrscheinlichkeit einer Thrombose beim Entfernen eines Hirntumors größer als in anderen Fällen.

Das war mir nach der Operation aber nicht bewusst. Auch die Sache mit den Stützstrümpfen nahm ich nicht so ernst. Ich zog sie nur die ersten drei Tage an, bis ich den ersten Ausflug hinter mich gebracht hatte. Vor allem Bewegung haben mir die Pflegerin und die Ärzte ja empfohlen. Weitere Vorsichtsmaßnahmen schätzte ich als psychologischer Natur ein. Überhaupt, der Schmerz in der Wade wird gewiss bald verschwinden.

Das tut er aber nicht. Er wird immer schlimmer. Einen Tag später kann ich mich kaum mehr bewegen. Alice muss mich stützen, wenn ich in ein anderes Zimmer will. Krücken habe ich keine. In der Nacht steht eine Schüssel neben dem Bett, damit ich meine Blase entleeren kann, ohne im Dunkeln zum Klo am anderen Ende der Wohnung humpeln zu müssen. Wir sind im vierten Stock, in einem Gebäude ohne Lift. Ich bin mittlerweile ein Pflegefall, stecke hier oben fest.

Das macht mich dünnhäutig. Musik wird mir schnell zu laut, ich als Exqualmer rege mich über Zigarettenrauch in der Küche auf. Fordere Platz für mich, will stets sichergehen, dass niemand aus Versehen an mein Bein stößt. Beim Kochen kann ich nicht mehr helfen, meine Freundin muss für mich sogar den Tisch decken und den Abwasch erledigen. Wie soll das weitergehen? Wir wagen nicht, uns das auszumalen.

Zu allem Übel schlage ich meinen Kopf heftig an einer offenen Kastentür an. Ausgerechnet auf der linken Seite, gleich neben dem Verband, der die Wunde bedeckt. Die Beule ist klein, die Schramme aber deutlich. Wir fragen uns, ob das gefährlich ist.

Es ist elf Uhr abends. Ich rufe auf meiner Patientenstation an. Die Stimme klingt vertraut, die Antwort überrascht: »Sie sind nicht mehr bei uns. Wir sind nicht mehr für Sie zuständig. Rufen Sie den Notfalldienst an.« Es war ja nur eine Frage, immerhin kennen sie in der neurochirurgischen Klinik meinen Fall. Zudem muss ich am folgenden Tag ohnehin in den neurochirurgischen Trakt. Dort soll mir der definitive Befund eröffnet werden. Heißt es dann auch »wir sind nicht mehr für Sie zuständig«?

Der Notfallstelle muss ich wie befürchtet alles von Anfang an erklären: wie, wann und warum ich operiert worden bin, wo die Wunde ist. Immerhin brauche ich mir laut dem Herrn am anderen Ende der Leitung um die Kopfverletzung keine Sorgen zu machen: »Hauptsache, es blutet nicht.« Der Dienst nach Vorschrift in der neurochirurgischen Klinik beweist aber einmal mehr, wie Abläufe im Krankenhaus an den Patienten vorbei geplant werden.

Neun Tage nach der Operation

Der Hausarzt macht seinem Namen alle Ehre und kommt am Morgen bei uns zu Hause vorbei, um mein Bein zu untersuchen. Er drückt an der Wade herum – aua! – und sagt: »Ich habe auch das Gefühl, dass es ein Krampf ist. Bei Ihnen bin ich mittlerweile aber lieber vorsichtig.« Die Krebsdiagnose ist ihm offenbar in die Glieder gefahren. Eine Woche vor der Operation hatte er mir noch ein Beruhigungsmittel als Remedur für die Kopfschmerzen verschrieben.

Er meldet mich als »dringenden Fall« bei einem Beinspezialisten an. Der Termin ist in einer Stunde. Alice begleitet mich.

Ich kämpfe mich im Treppenhaus Stufe um Stufe nach unten, halte mich am Geländer fest. Die Bushaltestelle ist auf der anderen Seite des Zebrastreifens. Meine Freundin stützt mich erneut, aber eine Ampeldauer reicht für mich in diesem Zustand nicht aus, um die Straße zu überqueren. Wir ignorieren die hupenden Autos. Mitten durch den Verkehr quäle ich mich auf die andere Seite. Als der Bus kommt, drücke ich auf den Knopf mit dem Kinderwagensymbol. So weiß der Fahrer, dass ich zum Einsteigen etwas Zeit brauche.

Der Bus ist zwar fast leer, die Plätze neben der Türe sind aber von einem älteren Paar besetzt. Das haben sie verdient. Ich sage nichts, halte mich mit beiden Händen an einer Stange fest. Das ist besser, als im fahrenden Bus zu den Sitzen weiter hinten zu torkeln. Ein neben mir stehender Fahrgast raunt den beiden zu: »Sehen Sie diesen Mann? Geben Sie ihm doch den Platz frei!« Die beiden drehen sich um, schauen mich entsetzt an. Mein Auge ist immer noch blau unterlaufen und angeschwollen. Ich habe meine Mütze in der Wohnung vergessen, über dem nackten Schädel klebt ein großer Verband. Die Rentner stehen sofort auf, flüchten verstört in den vorderen Teil des Busses. Ich muss wirklich schlimm aussehen, wenn diese Passagiere ihren Platz räumen.

Zwei Stopps weiter sehen wir von der Haltestelle aus bereits das Schild des Spezialarztes: »Beinleiden«. Plakativ, pragmatisch. Das bringt uns zum Lachen.

In der Praxis muss die Sprechstundenhilfe gerade eine verärgerte Patientin beruhigen. Diese wurde darüber informiert, dass sie wegen eines Notfalls etwas mehr Geduld aufbringen muss. Das versteht sie nicht. Beklagt sich lauthals schimpfend darüber, unnötig früh den Arbeitsplatz verlassen zu haben. Wir treten ein. »Hallo, ich bin der Notfall.« Auch die wartende Patientin erschrickt, als sie mich sieht. Und verstummt. Die Gnade des üblen Zustands. Der Arzt bittet mich gleich ins Untersuchungszimmer.

Er fährt mit einem Ultraschallgerät – einer Art Echolot – meine Beine entlang, als müsse er den Abstand zwischen Haut und Knochen messen. Das dauert ewig. Er bewegt den Apparat so langsam, dass ich zwischendurch einnicke. Plötzlich hält er inne, drückt auf die größte Taste seines Geräts und druckt ein Bild aus.

»Was bedeutet das? Habe ich eine Thrombose?«

»Das muss im Spital erst noch bestätigt werden. Ich organisiere ein Taxi für Sie. Dann wird man Sie erneut untersuchen. Gut möglich, dass ich mich geirrt habe.«

Wohl kaum. Als Beinleidenspezialist unterlaufen ihm bestimmt nur selten Fehler bei solch einem Befund.

Habe ich meine Beine im Krankenhaus nicht genug bewegt? Hätte ich die Stützstrümpfe länger anziehen sollen? Ich werde nie herausfinden, ob das gereicht hätte. Grundsätzlich birgt jede Operation das Risiko einer Thrombose. Der Körper interpretiert den Eingriff respektive die daraus resultierende offene Wunde als schwere Verletzung. Der eigene Kreislauf kann nicht wissen, dass die Gefahr im OP-Saal unter Kontrolle ist.

Das Blut verdickt, um die Wunde möglichst schnell zu schließen. So wird Blutverlust minimiert. Allerdings fließt das Blut dann träge zurück ins Herz, und Blutklümpchen bleiben leicht stecken, vor allem an den Extremitäten des Körpers. Das ist vermutlich in meiner Wade passiert.

Während der Taxifahrt bin ich nervös, mag gar nicht daran denken, was passieren könnte, wenn das Gerinnsel die Vene hochwandert und eine Blutbahn im Herzen oder in der Lunge verstopft. Dann sterbe ich an einer Embolie. Und das nach dem erfolgreichen Eingriff! Ich muss an meinen Ex-Zimmergenossen denken, der in einer ähnlich heiklen Situation steckt und immer noch auf seine Operation wartet.

Der Fahrer schnappt auf, dass die Situation ernst ist. Fragt nach. »Meine Tochter ist vom gleichen Chirurgen operiert worden!«, erzählt er atemlos. »Ebenfalls wegen eines Hirntumors. Es geht ihr gut. Auf diesen Mann ist Verlass!« Sehr speziell, dieser Mutzuspruch mitten in der Ungewissheit und dem Rennen um die Zeit. Mein Hauptproblem ist in diesem Moment allerdings nicht der Kopf, sondern das Bein.

Die Experten im Spital bestätigen nach wenigen Minuten, dass es sich um eine Thrombose handelt. »Wir haben ein Problem«, sagt der behandelnde Arzt. »Einem Hirnpatienten darf man das Blut nicht verdünnen.« Ich habe es doch gewusst. Der Arzt telefoniert mit der neurochirurgischen Klinik. Und kommt zurück, mit einer Spritze in der Hand: »Alles abgeklärt, seit dem Eingriff ist schon genug Zeit vergangen. Ich werde Ihnen jetzt ein Mittel injizieren, um die Gefahr zu bannen.«

Noch nie habe ich mich so auf eine Nadel gefreut. Ich spüre von einem Moment auf den anderen, wie der Schmerz nachlässt. Offenbar fließt das Blut sofort besser durch. Nach fünf Minuten stehe ich wieder auf beiden Beinen. Noch etwas wackelig, aber ich kann zu Fuß gehen. Das Medikament löst das Gerinnsel jedoch nicht direkt auf. Es bewirkt lediglich, dass das Blut weniger dick ist, besser fließt, an Engpässen leichter vorbeikommt.

Drei Monate lang werde ich ein Blutverdünnungsmittel einnehmen müssen. Gut möglich, dass die Thrombose schon früher verschwindet. Ich werde aber kein zweites Mal mit einem Ultraschallgerät untersucht, denn die Dauer der Behandlung ist ein Erfahrungswert und muss als Sicherheitsmaßnahme ausreichen.

Wenn mir ein Arzt eine Spritze verpasst, drehe ich den Kopf weg. Nun muss ich mich selbst stechen, und das geht nicht ohne genaues Hinsehen. Blutverdünner gibt es zwar auch als Tabletten. Damit die Wirkung aber sofort eintritt, muss ich mir das Mittel die ersten Tage spritzen. Der Stich erfolgt am besten in den Bauch, dort ist am meisten Fett vorhanden.

Zuerst werde ich mich trotzdem am Oberschenkel piksen. Das kommt mir weniger schlimm vor. Dort trifft man allerdings leicht einen Muskel – eine schmerzhafte Angelegenheit, wie ich schnell erfahren werde. Von da an setze ich mir die Nadel in den Bauch, überwinde die Abneigung.

Hinzu kommt ein Stützstrumpf, wie ich ihn bereits aus der Patientenzeit kenne. Ich muss ihn mir selbst besorgen. Am folgenden Tag werde ich zum ersten Mal in meinem Leben das größten Orthopädie-Geschäft der Stadt betreten. Bisher war es mir noch nie aufgefallen, obwohl es sich an einem zentralen Platz Zürichs über mehrere Stockwerke erstreckt. Unglaublich, wie viele Menschen auf Krücken und andere Hilfsmittel angewiesen sind.

Drei Monate lang werde ich mir den Strumpf jeden Morgen über die linke Ferse bis zum Knie ziehen müssen. Bevor ich ins Bett gehe, darf ich ihn wieder abstreifen. Er ist dicker als das Modell im Spital, beige statt weiß und so eng, dass ich tüchtig ziehen muss, um ihn über das Schienbein zu bringen. Der Stoff ist rutschig, ohne Gummihandschuhe gleite ich ab. Ein weiteres Utensil, das ich auf Reisen nicht vergessen darf.

Der Druck des Strumpfs verkleinert den Durchschnitt des Beins. Ein Arzt erklärt mir, warum das bei einer Thrombose hilft: »Den Venen bleibt weniger Platz. Die Blutmenge bleibt gleich, muss aber schneller durchfließen. So wird der frühere Engpass überwunden.«

Nach ein paar Wochen werde ich die tägliche Prozedur mit dem Stützstrumpf so automatisch und gedankenlos vollziehen, dass ich ihn aus Versehen mehrmals über das falsche Schienbein ziehe. Einmal wechsle ich ihn sogar vor dem Check-in-Schalter am Flughafen – zum Erstaunen der anderen Passagiere.

Die Blutspezialisten des Unispitals verabschieden sich nach der Injektion von Alice und mir. Nach Hause gehen können wir aber nicht, denn wir werden bereits in der neurochirurgischen Klinik erwartet. Heute ist der Tag des definitiven Befunds. Den Weg kennen wir gut.

Im anderen Gebäude wartet mein Vater. Wie schon bei früheren Terminen bin ich froh, in Gesellschaft zu sein. Nicht nur wegen des seelischen Rückhalts. Jedes Mal erfahre ich so viel, dass ich mir unmöglich alles selbst merken kann.

Doktor Autobahntunnel nimmt uns in Empfang. Der Fokus wechselt vom Bein wieder zum Kopf. Der Oberarzt ist mir zwar sympathisch, seine Nachrichten werden bei jedem Treffen aber schlimmer: »Es handelt sich tatsächlich um Glioblastoma multiforme.« Glioblastoma multiforme! Vor zwei Wochen noch hatte ich keine Ahnung, was das ist. Hätte es vielleicht für einen Wurm gehalten.

In der Zwischenzeit weiß ich schon ziemlich gut Bescheid. Dieses Glioblastom ist das Enfant terrible, der Tyrannosaurus Rex der Hirntumor-Sippe. Ein extrem aggressiver Geselle, mit dem nicht zu spaßen ist. Es ist als Grad vier eingeteilt, höher geht die Skala nicht. Es gibt keinen Hirntumor, der schneller wächst.

»Glioblastom-Patienten werden bei uns besonders zuvorkommend behandelt«, hatte ein Pfleger in der Zeit um die OP erzählt, als es bei mir noch bloß um einen Verdacht ging. »Warum?«, wollte ich wissen. Er druckste herum. »Sag schon, ich kann es ertragen.« Betreten antwortete er: »Das sind die mit der geringsten Chance. Intern nennen wir solche Patienten ›Arme Sau‹.«

So sieht es also aus. Die einzig gute Nachricht: Dieser Krebs wird keine Metastasen in andere Teile des Körpers ablegen. Eine Barriere zwischen Kopf und Rumpf, die sogenannte Hirnblutschranke, verhindert dies. Dass im Kopf an einem anderen Ort ein neuer Herd entsteht, ist aber sehr wahrscheinlich. Der Tumor wurde zwar entfernt, es reichen jedoch einzelne verbliebene Zellen, damit er sich in der Umgebung der ursprünglichen Stelle erneut ausbreitet. Oder ganz woanders, denn das Krebsgewebe verästelt sich, wächst ins Gehirn hinein.

Unmöglich, all diese Zellen zu entfernen. Dafür müsste man so viel Material aus dem Gehirn herausschneiden, dass nicht nur intellektuelle Fähigkeiten unwiderruflich zerstört werden. Bei anderen Teilen des Körpers würde man »großräumig« vorgehen, wie Ärzte das nennen – also beispielsweise einen Fuß amputieren. Versteht sich von allein, dass das im Falle des Kopfs nicht geht.

Dass meine Hirnzellen eine Rehabilitationskur brauchen, erwähnt der Oberarzt bei dieser Besprechung mit keiner Silbe. Heißt das, die Mühe lohnt nicht mehr? Ein anderer Arzt wird mir später mitteilen, dass ein Patient mit einer solchen Prognose im Durchschnitt innerhalb eines Jahres stirbt. Die Chance, nach eineinhalb Jahren noch am Leben zu sein, liegt – statistisch gesehen – bei zehn Prozent. Nach fünf Jahren sinkt dieser Wert auf unter ein Prozent.

Es ist noch gar nicht so lange her, dass Ärzte ihre Patienten bei belastenden Diagnosen lieber im Ungewissen ließen. »Das verträgt ein Kranker nicht«, lautete die Devise. Höchstens Angehörige wurden über die Überlebensaussichten aufgeklärt. Mein Großvater mütterlicherseits war so ein Fall. Niemand weiß genau, woran Opa gestorben ist. Verbürgt ist einzig, dass er Krebs hatte.

Zum Glück hat sich das geändert. Oft schießen Mediziner

heute aber übers Ziel hinaus und teilen Patienten den Gesundheitszustand so direkt und offen mit, dass es sogar zu viel der Ehrlichkeit ist. Zugegeben, konkrete und präzise Informationen kommen meist erst bei Nachfragen. Der Patient kann den Grad der Aufklärung also auch selbst steuern. Wenn ein Betroffener Bescheid wissen will, gäbe es allerdings Möglichkeiten, das so zu formulieren, dass noch etwas Hoffnung übrig bleibt.

Alice fragt einmal eine Ärztin, wie die letzten Tage meines Lebens aussehen, falls der Tumor wächst und nicht gestoppt werden kann. Ihre Antwort ist äußerst detailreich, bald muss ich sagen: »Das reicht, hören Sie bitte auf.« So genau will ich das nicht wissen.

Ich war überzeugt, selbst ein Todesurteil wie die Diagnose eines Glioblastoms locker zu überstehen. So glücklich und hoffnungsvoll war ich nach der Entlassung aus dem Krankenhaus. Umso härter ist jetzt der Aufprall. Erstaunlich, wie wenig ich in diesen Tagen geweint habe. Nun fließen die Tränen.

Eigentlich musste ich mit dieser Hiobsbotschaft rechnen. Sie zu hören ist jedoch viel schlimmer, als ich mir hätte vorstellen können. Ich versuche, mich auf positive Gedanken zu konzentrieren. »Das kann ich überleben«, rede ich mir ein, »ich bin stark.« Aber das nützt nichts. Der Abgrund ist zu groß. Zum Glück sind Alice und mein Vater bei mir.

Zum Abendessen gehen wir ins *Tre Fratelli*, ein Restaurant nicht weit von zu Hause entfernt. Bis dahin eines meiner Lieblingslokale. Wir bleiben relativ sachlich, sprechen über diverse Themen, nicht nur über den Krebs. Das Menü ist hervorragend, ich trinke ein gutes Glas Wein. Kann es aber nicht richtig genießen. Am Schluss versuche ich eine Zigarette. Sie schmeckt scheußlich. Ich kann das Lokal empfehlen, aber nach diesem Abend gehe ich nie wieder dorthin.

9. SUCHEN

Zwei Wochen nach der Operation

In diesen Tagen nehme ich mir das Recht heraus, Leute um Unmögliches zu bitten. Und ich möchte mehr über meinen Hirntumor erfahren. Den Laptop hatte ich über Weihnachten mit in die Schweiz gebracht. Jetzt bin ich froh darum, denn schließlich ist auch in meinem neuen Zuhause ein Breitbandanschluss vorhanden. Mein Computer tut aber keinen Wank mehr, zeigt einzig eine Fehlermeldung.

»Du musst das Betriebsprogramm neu laden«, rät mir ein Freund. Dazu sei der individuelle Code der Software nötig. Der klebt allerdings auf einer CD, die sich in einer von mehreren noch nicht ausgepackten Kisten in meiner Londoner Wohnung befindet. Ich rufe bei Microsoft Schweiz an und möchte den Geschäftsführer der Ländergesellschaft sprechen. Als Journalist habe ich ihn schon getroffen. In meiner Erinnerung hat er seinerzeit von seinem Engagement für krebskranke Kinder erzählt. Für meine Situation hat er bestimmt Verständnis und wird mir ein Betriebsprogramm zur Verfügung stellen. Ich habe ja bereits eines bezahlt, mir fehlt lediglich der Bestätigungscode. Den könnte ich besorgen, sobald ich wieder einmal in London bin.

Den Chef erreiche ich nicht, man verbindet mich mit dem Pressesprecher. Der ist erstaunt über mein Anliegen, sagt klipp und klar: »Unser Chef hat sich nie speziell für Krebsleidende eingesetzt.« Mir fällt es wie Schuppen von den Augen. Klar, das war ein anderer Informatikboss. Auch einer, der die schweizerische Niederlassung eines amerikanischen Unternehmens leitet. Deswegen habe ich ihn wohl verwechselt. Das ist mir aber nicht einmal peinlich.

Ich erkläre ihm meine Lage und habe das Gefühl, alle müssten die Verzweiflung begreifen und mir jeden Wunsch erfüllen – vielleicht ist es ja der letzte. Das mit Microsoft und dem Betriebsprogramm versandet irgendwie. Im Nachhinein kann ich mir gut vorstellen, wie verdutzt die Leute in den Büros des Softwarekonzerns waren: Ein Journalist, bisher eher seltene Kontaktperson, und wenn, dann stets mit kritischen Fragen, meldet sich unverhofft, erzählt von seinem Schicksal und will so zu einer Gratisleistung kommen.

Glücklicherweise habe ich Diana, der Freundin, bei der ich die ersten Wochen in London verbrachte, einen Schlüssel für meine Wohnung hinterlassen. Sie findet die CD auf Anhieb und gibt mir per SMS den Code durch.

Als der Computer wieder läuft, mache ich mich auf die Suche. Und finde vor allem Diskussionsforen, in denen Betroffene von ihren Erfahrungen berichten. Düsteres ist da zu lesen. Hinterbliebene beschreiben, wie ihnen nach der Diagnose nur wenige gemeinsame Wochen, in den besten Fällen ein, zwei Jahre mit ihrem von einem Hirntumor befallenen Partner, dem Kind oder einem Elternteil blieben. Sie klagen über Leere und Tristesse, die der oder die Verstorbene hinterlassen hat. Könnte bald schon von mir so die Rede sein? Beschere ich Alice eine ähnliche Trauerstory?

Bald habe ich genug. Eigentlich suche ich bloß ein paar Beispiele von Leuten, die ein Glioblastom überlebt haben. Vereinzelt finde ich sogar welche, aber sie gehen unter in einem Meer von Horrorgeschichten. Es ist purer Masochismus, sich durch diesen Wust zu wühlen.

Ich will aber genauer wissen, wie es um mich steht. Und melde mich beim Hauptsitz der WHO in Genf. Schließlich hat die Gesundheitsorganisation der UNO das System erstellt, Hirntumore nach ihrer Zell- und Gewebebeschaffenheit in vier Kategorien einzuteilen – je höher die Nummer, desto gefährlicher die Geschwulst. Um so etwas zu bestimmen, braucht es meiner Meinung nach eine umfangreiche Sammlung von Informationen, von Sterberaten. Und möglicherweise eine Datenbank, die mir eine individuelle Lebensprognose erstellt – basierend auf Alter, Größe des Tumors und so weiter.

Ich gebe mich als Journalist aus und werde mit einem Experten vom Krebskontrollprogramm verbunden. Er legt mir dar, dass die WHO über zwei Datenbanken verfügt: Am Hauptsitz in Genf trägt die Organisation Informationen über die Sterberate *aller* Krankheiten zusammen. Mit dieser Datenbank, eher eine Datenbank von Datenbanken, lässt sich beispielsweise eruieren, wie sich Krebs im Vergleich zu anderen Krankheiten verhält.

Auf Krebs spezialisiert ist dagegen die International Agency for Research on Cancer (IARC) in Lyon. Die Einrichtung sammelt Krebsregister aus allen Ländern als Basis für eine gigantische Datensammlung. Diese zeigt auf, ob ein Tumor in einem Staat oder einem Gebiet häufiger auftritt als anderswo und wie gefährlich einzelne Krebsarten sind. Die Daten stammen aus ganz unterschiedlichen Quellen.

»Wie zuverlässig sie sind, hängt vom Herkunftsland ab«, sagt der Experte in Genf. »Die Vergleichbarkeit der Daten ist aber immer ein Problem. In Skandinavien etwa werden Sterbe- und Krebsstatistiken vorbildlich zusammengefügt, in der Schweiz hingegen gibt es kein solches nationales Krebsregister. Lediglich einzelne Kantone führen eine solche Datenbank. In Entwicklungsländern wiederum werden Krebsfälle oft nicht als solche erkannt.«

Diese Datenbanken sind im Internet öffentlich zugänglich. Dort finde ich zum Beispiel heraus, dass meine Krebsart im Kanton Zürich bei Männern mit zunehmendem Alter häufiger wird. Die Mittzwanziger bilden jedoch eine Ausnahme, die in einer Grafik als Zacke in einer Kurve auftritt: Bei dieser Altersgruppe kommt die Krankheit doppelt so häufig vor wie bei den Mittdreißigern, zu denen ich zähle. Ich weiß aber nicht, ob das eine relevante, statistisch signifikante Erkenntnis ist oder purer Zufall.

Später wird mir ein Arzt erklären, dass Letzteres der Fall ist: Sehr wenige Personen bilden die Grundlage für diese Daten. Auch sehe ich nichts über den weiteren Verlauf der Krankheit. In welchem Zustand die Patienten vor der Operation waren, ist ebenso wenig notiert wie Angaben darüber, ob der Eingriff erfolgreich verlief. Trotz der enormen Zahlenmenge lässt sich aus solchen Informationen nicht herauslesen, wie hoch meine Überlebenschance ist.

»Unsere Daten sind nicht geeignet, um eine individuelle Prognose zu erstellen«, bestätigt der Gesundheitsspezialist der UNO-Organisation. »Sie geben vielmehr Auskunft auf nationalem oder krankheitsspezifischem Niveau.«

Ich möchte jedoch wissen, wie Ärzte eine Prognose stellen. Vielleicht bringt mich das auf der Suche nach einer Statistik über meinen Fall weiter. Also frage ich eine Neurologin. Sie erwähnt *Medline*, eine öffentliche Datenbank des amerikanischen Gesundheitsministeriums. »Im Alltag orientieren wir uns meist an großen internationalen Studien, die dort abrufbar sind. Oft geht es dabei um Vergleiche einer Zahl von Patienten. Untersucht wird beispielsweise, ob die Betroffenen einen besseren Verlauf der Krankheit haben, wenn sie gleichzeitig mit Chemotherapie und Bestrahlung behandelt werden.«

Tatsächlich ist diese Quelle beinahe unerschöpflich. Meine Hoffnung, es gäbe eine Studie, die speziell auf meine Situation eingeht, wird aber nicht erfüllt. Trotz mehrerer Anläufe mit der Stichwortsuche. Allerdings ist das nicht erstaunlich. Schließlich gibt es keinen zweiten identischen Fall. Und selbst wenn es ihn gäbe – kein menschlicher Körper reagiert genauso wie ein anderer, selbst wenn die äußeren Umstände die gleichen sind.

Ein Onkologe aus Luzern, den ich für eine Zweitmeinung zu meinem Fall kontaktiere, relativiert die Wichtigkeit von Statistiken: »Durchschnittswerte der Überlebenszeit werden normalerweise nicht als arithmetisches Mittel, sondern als Median angegeben. Das heißt, fünfzig Prozent der Fälle liegen unter diesem Wert, fünfzig Prozent darüber. Jeder Fall liegt also neben dem Durchschnitt.« Der Krebsspezialist folgert: »Für den Patienten sind solche Statistiken unnütz. Der schlimmste Fall tritt für ihn nicht mit einer Wahrscheinlichkeit von beispielsweise 6,3 oder 57,4 Prozent ein, sondern zu null oder zu hundert Prozent. Entweder es passiert, oder es passiert nicht.«

Seine Worte leuchten mir ein, dämpfen für den Moment auch meine Neugier nach weiteren Datenbanken. Sie dienen Ärzten, um die Gefährlichkeit einer Erkrankung einzuschätzen. Betroffenen können sie dagegen leicht einen unnötigen Schrecken einjagen.

Statt nackte Zahlen über die Lebenserwartung zu nennen, hätten mir Ärzte erklären können, dass die eine Hälfte der Patienten mit diesem Tumor zwar noch schneller gestorben sei als der Durchschnitt, die andere Hälfte hingegen länger überlebt hätte. Und einige von ihnen seien sogar heute noch am Leben. So wäre mir zwar noch deutlicher geworden, wie bedrohlich der Tumor ist. Gleichzeitig hätte ich aber Zuversicht schöpfen können.

Erneut bin ich Thema in der *Kleinen Hauspost* des *Tages-Anzeigers*:

»Von Eric Baumann kommen keine guten Nachrichten. Die

operative Entfernung eines Hirntumors ist zwar sehr erfolgreich verlaufen, der Tumor hat sich aber leider als bösartig erwiesen, und der weitere Verlauf der Erkrankung ist ungewiss. In dieser äußerst schwierigen Situation braucht unser Kollege Zeit und Ruhe, um sich mit dieser plötzlichen Wendung in seinem Leben zurechtzufinden und sie zu verarbeiten. Er bittet daher, von Besuchen oder Telefonaten abzusehen.

Über Briefe an seine derzeitige Zürcher Adresse würde er sich hingegen sehr freuen. Die *Kleine Hauspost* nimmt großen Anteil und wünscht Eric Baumann im Namen aller Kolleginnen und Kollegen Zuversicht und Kraft, diesen schweren Schicksalsschlag zu tragen.«

Die Anzahl der Telefonanrufe und Überraschungsbesuche geht auf ein erträgliches Niveau zurück. Gut so, denn Leute, die mich sehen, sind meist so niedergeschmettert, dass es mich noch mehr betrübt. Ist doch absurd, wenn ich sage, »mach dir keine Sorgen«, damit andere sich mein Los nicht allzu sehr zu Herzen nehmen. Ich hätte den Trost ja selbst nötig!

Jeden Tag erhalte ich nun Stapel von Briefen und Karten aus der Redaktion mit Aufmunterungsbotschaften. Eine Kollegin schreibt: »Du hast von uns allen sehr viele Gedanken, die dich nähren und aufmuntern wollen und dir Kraft geben sollen, diese Krankheit zu überwinden.« Ein Kollege lässt mich wissen: »Ich mag nicht auf dich verzichten. Du hast für mich derzeit den Status eines Vermissten. Ich will Hoffnung haben, dass es für dich eine Zukunft gibt. Ich will hoffen, dass du die Kraft aufbringst, dich von deiner Diagnose nicht unterkriegen zu lassen.« Solche Zeilen bauen mich wirklich auf!

Im Briefkasten liegt auch eine Rechnung des Augenspezialisten – jenes Arztes, der mich ungeduldig und oberflächlich untersucht hatte, bevor ich in die Notfallaufnahme des Unispitals ging. Ich schicke die Rechnung an ihn zurück, schildere ihm ausführlich, warum ich nicht bezahlen will. Meiner Meinung nach hat er seine grundsätzlichsten Pflichten verletzt. In seiner Antwort rechtfertigt er sich gewunden und weist jegliches Fehlverhalten von sich. Doch die Rechnung erlässt er mir. Auch eine Art Eingeständnis. Ich spüre, dass ich wieder fähig bin, mich zu wehren. Mir kommt es so vor, als hätte ich die Lethargie im Spital und das Gefühl, ausgeliefert zu sein, fürs Erste überwunden.

Am Wochenende muss Alice für zwei Tage ins Berner Oberland, um das Weltcup-Skirennen am Lauberhorn mit der Fernsehkamera festzuhalten. Im Grunde genommen trifft sich das gut. Es ist wichtig, dass sie nach der schlimmen Zeit ein bisschen Abstand finden kann. Mit ihren Kollegen kann sie auch über etwas anderes sprechen als über meine Krankheit. Ich fahre derweil zu meinem Vater nach Luzern.

Auf dem Weg zum Zürcher Bahnhof humple ich nach wie vor leicht, die Wade hat sich noch nicht vollständig von der Thrombose erholt. Am Reiseziel wartet Papa auf dem Bahnsteig. Er kümmert sich liebevoll um mich, aber in welchem Zustand ich bin, ist ihm nicht bewusst.

Einerseits kenne ich keine Grenzen mehr und habe das Gefühl, ich sei der Kaiser von China – oder könne ihn mindestens um einen Gefallen bitten. Andererseits bin ich in vielen Bereichen noch arg eingeschränkt, brauche Unterstützung. So muss man mich an all die bunten Pillen erinnern, die ich täglich zu schlucken habe. Und Geduld aufbringen, wenn ich wieder einmal vergesse, was gerade gesagt worden ist.

Am Abend treffe ich Michelle, meine erste große Liebe. Die gemeinsame Zeit ist mehr als fünfzehn Jahre her. Mittlerweile ist sie verheiratet und zweifache Mutter. Wir teilen uns ein Bier –

mein erstes seit dem Spitalaufenthalt. Und das ausgerechnet im *Neustädtli*, jener Luzerner Kneipe, in der ich als Teenager dieses Getränk schätzen gelernt habe.

Erinnerungen an meine Jugendzeit steigen auf. Und der Gedanke: Muss ich nun von diesem Ort Abschied nehmen? Werde ich in meinem Leben je wieder hierher zurückkehren? Michelle hat viel Verständnis für meine Ängste, lässt mich erzählen.

Für die Rückreise nach Zürich soll nichts dem Zufall überlassen bleiben. Marcel, Freund und Bürokollege, holt mich ab. Kurz nach Mittag sagt mein Vater, er werde mich in einer halben Stunde zum Luzerner Bahnhof bringen. Das reiche auf jeden Fall, um den Zwei-Uhr-Zug zu erwischen. Mehr als dreißig Minuten sollte ich nicht brauchen, um zu packen, denn ich habe kaum etwas dabei. Trotzdem bin ich mit dieser Aufgabe total überfordert, weiß gar nicht, mit was ich anfangen soll.

Wo sind meine Kleider? Soll ich zuerst die Zähne putzen? Der Zeitdruck macht mich nervös. Dabei wäre es kein Drama, wenn ich diesen Zug verpasse. Marcel würde bestimmt eine halbe Stunde auf mich warten, bis der nächste Zug kommt. Ihn deshalb anzurufen kommt mir nicht in den Sinn. Offenbar ein Kollateralschaden der Operation: Ich habe nicht einmal mehr genug Grips, um mich auf eine solch kurze Reise vorzubereiten. Es endet chaotisch, ich stecke alles ungeordnet in eine Plastiktüte. Gerade noch rechtzeitig treffen wir am Bahnhof ein.

Fünfzig Minuten später kommt mein Zug in Zürich an, und ich treffe Marcel auf dem Bahnsteig. Er fährt mich zu einem Bioladen. Ich habe mir vorgenommen, mich gesünder zu ernähren. Der Makrobiotik-Gedanke hat mich schließlich nie ganz verlassen. Fleisch esse ich nicht, Milchprodukte eher selten. Für Gemüse bin ich aber immer zu haben.

Leute sagten mir immer: »Unglaublich, wie gesund du dich

ernährst.« Ich empfand das hingegen nicht so. Mittags stopfte ich mir in der Redaktionskantine meist versalzene, auf den Durchschnittsgeschmack ausgerichtete Menüs hinein. Abends arbeitete ich oft so lange, dass mir danach häufig die Energie fehlte, selbst etwas zu kochen. Nach Feierabend besorgte ich mir bei einem indischen oder türkischen Imbiss etwas auf die Schnelle. Wenn ich mir zu Hause etwas zubereitete, dann zumeist einen Tofuburger mit etwas Gemüse. Keineswegs ungesund, aber dennoch etwas einseitig.

Im Biogeschäft stehe ich nicht unter Zeitdruck, sondern kaufe in aller Ruhe ein, was ich im Küchengestell meines neuen Zuhauses gern sehen würde: verschiedene Getreidesorten, getrocknete Bohnen, Reismilch, gutes Olivenöl, getrocknete Früchte, Nüsse ... was immer mir in die Hand kommt. Marcel grinst. Meinen Nahrungsmitteltick kennt er von gemeinsamen Reisen in ferne Länder bereits zur Genüge.

Zwei Tage später kommt es zu einer Feuerprobe. Alice ist abends bei der Arbeit. Ich muss meine Mahlzeit selbst zubereiten, bin nervös und weiß nicht, ob ich das zustande bringe. Dabei ist die Herausforderung nicht groß: Ich muss nur den vorgekochten Reis aufwärmen und Sellerie sowie Karotten dämpfen. Praktisch alles ist vorbereitet.

Beim Gemüseschneiden komme ich mir dennoch vor wie ein absoluter Küchenbanause. Es ist, als hätte ich verlernt, mit dem Messer zu hantieren. Auch bei der Wahl einer passenden Pfanne bin ich ratlos. Ich nehme irgendeine, lasse Olivenöl hineintröpfeln, denke aber nicht rechtzeitig daran, das Gemüse beizufügen. Als ich wieder einen Blick auf den Herd werfe, ist das Öl schon schwarz verbrutzelt. Zurück auf Feld eins, Pfanne säubern und erneut auf den Herd stellen.

Auswärts zu essen wäre eine gute Alternative, aber meine

linke Wade ist immer noch leicht lädiert, der Gehradius limitiert. Das einzig gute Restaurant in der Nähe ist für mich seit der Henkersmahlzeit mit Alice und meinem Vater keine Option mehr. Und daran, eine Pizza nach Hause zu bestellen, denke ich nicht einmal. Am Schluss werfe ich alles in eine Pfanne, gebe Wasser hinzu und schmecke es am Schluss mit etwas Öl und Sojasoße ab. Kulinarisch nicht berauschend.

Gleichwohl nehme ich mir vor, es wieder mit aufwendigeren Gerichten zu versuchen. Muss wohl Geduld haben. Mir geht durch den Kopf, meine hehren Ernährungsprinzipien auch einfach über Bord zu werfen. Warum nicht Fertiggerichte hinunterschlingen? Und warum nicht rauchen und jeden Abend Bier in rauen Mengen hinter die Binde gießen?

Von Alkohol in größeren Mengen raten mir die Mediziner zwar explizit ab, da das die Wirkung der verschriebenen Tabletten hemmen würde. Aber wenn meine Lebenserwartung tatsächlich bei weniger als einem Jahr liegt, muss ich mir um meine Gesundheit keine Sorgen machen. Der Gedanke überzeugt mich trotzdem nicht. Im Gegenteil. Wenn ich überleben will, darf ich mich nicht einfach fallen lassen.

Die Operation war unumgänglich, aber nur eine Symptombekämpfung. Das reicht nicht aus. Um meine Genesungschancen zu erhöhen, versuche ich, meinen Tumor zu interpretieren. Will er mir etwas mitteilen? Was hat ihn verursacht? Kann ich selbst etwas dagegen tun? Das sind die Grundfragen, die sich mir nun stellen. Beantworte ich die ersten zwei, ergeben sich daraus auch die Konsequenzen für die dritte. Es sind problematische Fragen.

Im Spital habe ich mehrmals gehört, die Ernährung habe keinen Einfluss auf einen Hirntumor. Ärzte haben ja sogar betont, in meinem Fall sei Rauchen kein Problem. Es gebe keine

Substanzen oder Verhaltensweisen, die nachweisbar zu einem Hirntumor führten.

Die vorherrschende Meinung in der medizinischen Welt ist, dass solche Launen der Natur genetisch bedingt sind. Folglich ist der Gedanke, selbst zum Krebs beigetragen zu haben, ketzerisch. Außerdem würde das bedeuten, dass ich mich falsch verhalten habe und Schuld trage an meiner Erkrankung. Der Gedanke lässt sich nicht verhindern. Er ist belastend, kommt aber automatisch. Sonst müsste ich mir ja einreden, dass ich ein riesiger Pechvogel bin und ein unglücklicher Zufall in meiner DNA zu einer lebensbedrohenden Codierung geführt hat.

Degenerierte Zellen bilden sich bei der Zellteilung in jedem Körper, auch wenn er in bester Form ist. Normalerweise werden diese vom Immunsystem zerstört. Ist dieses aber geschwächt, können sich unerwünschte Zellen planlos vermehren. Es entsteht eine Krebswucherung. Gut möglich, dass meine Abwehr ihre Kraft verloren hat und dem Krebs so den Weg ebnete.

Ziel muss es also sein, mein Immunsystem zu stärken. Und das, ohne mir Vorwürfe über das Vergangene zu machen. Sonst belaste ich mich mit Schuldgefühlen, was mich nur weiter schwächt. Es wäre auch überflüssig. Selbst wenn ich Faktoren aufzähle, die zu meinem Hirntumor geführt haben könnten – einer allein ist bestimmt nicht schuld. Welcher wie stark verantwortlich war, wird sich nie herausfinden lassen.

Mir kommen drei Punkte in den Sinn:

1. Meine Lebensweise: Rauchen, Partys mit allem Drumherum, wenig Schlaf.
2. Mein Job: Ich war ein Workaholic, konnte kaum jemals richtig abschalten, übernahm freiwillig viel Arbeit, schrieb häufig mehr als einen Artikel pro Tag. Und ließ viel mit mir geschehen, wehrte mich selten. Dennoch hatte ich das Gefühl, das reiche nicht aus, ich müsse mich mehr anstrengen.

3. Mobilfunk. Auf dem Dach meiner früheren Wohnung ist eine massive Handyantenne montiert, die ein paar Meter über meinem langjährigen Schlafzimmer strahlte. Zudem trug ich das Mobiltelefon ständig bei mir. Kaum verließ ich das Büro, leitete ich den Festnetzanschluss um – selbst wenn ich nur kurz aufs Klo ging. Ich wollte erreichbar bleiben, keine Geschichte verpassen. Klemmte das Gerät auch mal eine halbe Stunde zwischen Schulter und Wange, damit ich während eines Gesprächs Notizen machen konnte. Es war immer die linke Wange – die Stelle also, wo sich später der Tumor meldete.

Was kann ich ändern, damit es mir wieder besser geht? Was den ersten Punkt der Liste betrifft – meine Lebensweise –, habe ich ja bei meinem Vater erlebt, dass ein radikaler Ernährungswechsel Erstaunliches bewirken kann. Allerdings erinnere ich mich auch an die sektenartigen Aspekte der Makrobiotik-Bewegung, auf die ich Anfang der Neunzigerjahre in der Londoner Schule gestoßen bin.

George Oshawa (1896–1966), Urvater der Makrobiotik-Bewegung, riet Krebskranken beispielsweise, mit einer Diät aus nichts anderem als Vollkornreis und Meersalz den Körper zu reinigen.

Ich erinnere mich auch an Kursteilnehmer, die sich bei Verstößen gegen die erlernten Regeln schuldig fühlten. Als wären sie religiöse Sünder. Und dies in den harmlosesten Fällen. »I had a binge« – »ich bin gestern abgestürzt«, beichtete mir eine Mitschülerin. Ich ging davon aus, sie habe zu viel getrunken. Falsch. Ihr einziges Vergehen war, Reiscracker mit Erdnussbutter und Konfitüre gegessen zu haben. Alles Bioprodukte, notabene. Ein Lehrer hatte ihr aber davon abgeraten. Erdnussbutter sei zu ölig, Konfitüre zu süß. Beides zu Yin in der Yin-Yang-Einteilung – sie komme so in ein Ungleichgewicht.

Wie kompromisslos sich radikale Makrobiotik-Anhänger verhalten, musste selbst Papa feststellen: Bei einem Mittagessen in einem entsprechend deklarierten Restaurant in Amsterdam servierte der Chef des Lokals Tee in Deziliterportionen. Mein Vater bat um ein zweites Glas. Seinem Wunsch wurde nicht ohne Widerspruch stattgegeben: »In der Makrobiotik trinken wir möglichst wenig«, betonte der Wirt.

Dass solche Lebensweisheiten nicht automatisch zu Glückseligkeit respektive zu ewiger Gesundheit führen, zeigt sich daran, dass die Frau und eine Tochter des bekanntesten Makrobiotik-Lehrers in den USA, Michio Kushi, an Krebs starben. Auch meine Mutter erlag einem Krebs, obwohl sie sich bis an ihr Lebensende makrobiotisch ernährt hatte. Die Grenzen dieser Ernährungslehre sind mir also ebenfalls bekannt.

Trotzdem habe ich bereits einiges an meiner Lebensweise geändert. Ich rauche nicht mehr, nach Partys steht mir derzeit auch nicht der Kopf, mehr als zwischendurch ein Glas Wein oder ein halbes Bier mute ich mir nicht zu. Und ein bisschen mehr Vollkorn- statt Weißbrot schadet bestimmt nicht. Zudem trinke ich viel Grüntee – was ich eigentlich schon immer getan habe. Ich kaufe ihn jetzt aber nicht mehr in Beutelform, sondern lose und in biologischer Qualität. Mehrere Studien bezeichnen ihn als krebshemmend.

Die Arbeitssituation – Punkt zwei – hat sich ohne weiteres Zutun komplett verändert. Jedenfalls vorläufig. Ich bin für die nächsten drei Monate krankgeschrieben. Was danach kommt, ist offen, aber über meine Karriere brauche ich mir keine Gedanken zu machen, wenn ich nicht einmal weiß, ob ich den nächsten Sommer erlebe.

Zum dritten Punkt: Auch meinen Handygebrauch will ich reduzieren. Es gibt Untersuchungen, die einen Zusammenhang zwischen elektromagnetischen Wellen und Hirntumor nahelegen. Allerdings scheint er nicht so eindeutig zu sein wie etwa derjenige zwischen Rauchen und Lungenkrebs.

Ein Arzt sagte mir, die Zahl der Hirntumorerkrankungen nehme in der Schweiz seit fünfzehn Jahren jährlich um rund ein Prozent zu. Das ergibt insgesamt einen Zuwachs von etwa zwanzig Prozent. Der Anstieg ließe sich freilich auch mit besseren Diagnosemethoden und der steigenden Lebenserwartung erklären (je älter, desto höher das Erkrankungsrisiko).

Nichtsdestotrotz bin ich überzeugt, dass die Strahlen des Handys zu meinem Tumorbefall beigetragen haben. Zu gut kenne ich das Gefühl, wie sich der Schädel aufheizt, wenn man während eines Gesprächs das Mobiltelefon minutenlang ans Ohr drückt.

Mein Vater kommt einmal mit einem Gerät bei uns vorbei. Es misst Tesla, eine Einheit für die magnetische Flussdichte. Wir sind verblüfft: Wird das Handy bei einem Gespräch direkt an den Kopf gehalten, sind die Strahlen bis zu vierhundertmal stärker als bei einem Kopfhörerkabel. Zugegeben, wenn ich das Handy in der Hosentasche trage, ist die mögliche Schadenwirkung nur verlagert. Vielleicht blüht mir später Hodenkrebs.

Derzeit geht es mir jedoch vor allem darum, meinen Schädel zu schonen. Wird das Mobiltelefon in einem Meter Entfernung auf den Tisch gelegt, was etwa der Länge des Kopfhörerkabels entspricht, geht die Bestrahlung schon deutlich zurück. Im Spital hatte ich das Gerät meistens ausgeschaltet. Nach der Entlassung mag ich auf Mobilfunk zwar nicht verzichten, halte mir das Gerät aber mit dem Kopfhörer auf Distanz.

Die Resultate unserer Messungen möchte ich am liebsten noch im Januar in einen Artikel packen. Ich bin überzeugt, dass sich ein breites Publikum dafür interessiert. Dann merke ich jedoch, dass ich noch unkoordiniert und viel zu erschöpft bin, um einen nachvollziehbaren Text zu schreiben. Sobald ich mich auf etwas konzentriere, lassen meine Kräfte nach, und ich werde schnell müde.

Auch wenn ich in solchen Situationen spüre, wie rasch ich an meine Grenzen stoße, habe ich das Gefühl, auf einem guten Weg zu sein. In den drei für mich wesentlichen Punkten läuft schon einiges anders, ohne dass ich in eine weltfremde Sphäre abgedriftet wäre. Trotzdem spüre ich das Bedürfnis, mich mit weiteren Methoden der komplementären Medizin auseinanderzusetzen.

Eines Tages höre ich einen Kollegen sich über Leute mokieren, die sich in einer aussichtslosen Situation an einem Stückchen Hoffnung festklammern. Mich ärgern seine Aussagen, ich fühle mich angesprochen, sage ihm: »Wenn ich die Tür, die zu einem Wunder führen könnte, nicht wenigstens einen Spaltbreit offen lasse, könnte ich mich ja gleich von einem Hochhaus stürzen.«

Es ist ihm nicht recht, er betont: »So habe ich das nicht gemeint, ich habe nur kein Verständnis, wenn jemand aus lauter Verzweiflung einem Scharlatan Vertrauen schenkt.« Seine Einstellung feuert mich erst recht an, eine überzeugende Lösung im alternativen Bereich zu finden. Ich will ihm – und mir – beweisen, dass ich trotz negativer Prognosen nicht einfach resigniere, gleichzeitig aber eine kritische Perspektive bewahre.

Was ich suche, ist eine Ergänzung zur Schulmedizin. Die Ärzte im Spital geben mir keine Hoffnung, meine Krankheit zu überleben. Logisch, dass ich mich auch anderswo orientiere. Wie soll ich nun vorgehen? Es kommt mir vor, als müsse ich lediglich einen guten Plan für mich entwerfen. Dann wird alles gut. Allerdings werde ich richtiggehend überhäuft mit Tipps, welche Heilmittel für mich jetzt unentbehrlich seien.

»Du brauchst dringend eine Fastenkur«, meint jemand. Ein guter Bekannter empfiehlt mir Flachssamenöl, ein anderer rät zu einem Sojakonzentrat. Auch Aloe-vera-Blätter, vermischt mit Honig und Kirsch, sollen Wunder bewirken. Oder energetisiertes Wasser.

Meist kommen die gut gemeinten Ratschläge von Leuten, die aus zweiter oder gar dritter Hand gehört haben, was die Kur bewirke. Teilweise handelt es sich um Kräuter oder Pflanzen, die es preiswert in der Apotheke gibt. Das meiste aber sind spezielle Essenzen, die man für teures Geld übers Internet bestellen muss.

Und stets geht es um Krebs im Allgemeinen; spezifische Hilfe gegen Hirntumor scheint es nicht zu geben. Geschweige denn ein Mittel gegen meinen Untertyp, ein Glioblastom. Mir wird es bald zu viel. Hilfe! Ich kann doch nicht alle vorgeschlagenen Therapien ausprobieren. Statt mich auf völlig Unbekanntes einzulassen, beginne ich lieber mit bewährten alternativen Methoden.

So treffe ich mich beispielsweise mit einem Bekannten, dem drei Jahre zuvor ein Hirntumor diagnostiziert worden war, höre aufmerksam zu, als er seine Geschichte erzählt. Er hatte eine Nummer drei, also bösartig, aber nicht die schlimmstmögliche Variante. Trotzdem musste er sich von den Ärzten sagen lassen: »Eine Operation ist nicht möglich, der Tumor steckt zu tief im Gehirn. Wir können leider nichts für sie tun.« Mittlerweile ist er vollkommen gesund – auch ohne medizinische Behandlung. Er führt das auf sein intensives Qigong-Training zurück.

Qigong ist eine uralte Bewegungs- und Konzentrationslehre aus China. Qi (Tschi ausgesprochen) steht für die Energie, die Körperkraft, den Atem; Gong ist die stete Arbeit daran – Energiearbeit am Leib. Im Land der Mitte schreibt man dieser Technik heilende Wirkung zu. Mindestens bei der älteren Generation ist sie nach wie vor ausgesprochen populär. Männer, die in China morgens im Park rückwärtsgehen, Frauen, die mit ihren Händen langsame Kreise beschreiben – all das ist Qigong.

Einiges davon ist mir bereits bekannt. Mein Vater praktiziert Qigong seit Jahren, ein paarmal habe ich ihm dabei zugeschaut. Die meisten Übungen beschränken sich darauf, die Arme kreisen zu lassen, tief und gleichmäßig zu atmen und vielleicht mal in die Knie zu gehen.

Mir war das immer zu langweilig. Mehr Gefallen fand ich an Tai-Chi, einer weiteren chinesischen Lehre, die mit langsamen Bewegungen arbeitet. Diese werden aber zu komplexeren Figuren zusammenfügt. In den letzten Jahren habe ich neben der Arbeit kaum Zeit für diese Art von Entspannung gefunden. Das hat sich nun geändert.

Ein sachkundiger Freund überzeugt mich in diesen Tagen aber, dass Qigong für einen Krebspatienten geeigneter ist als Tai-Chi: »Tai-Chi ist trotz der scheinbar so friedlichen Bewegungen eine auf Zeitlupentempo verlangsamte Kampfsportart. Bei Qigong geht es hingegen darum, die Lebensenergie zu bewahren. Die Bewegungen dienen dem Schutz und sind alles andere als aggressiv.«

Der genesene Bekannte hatte das Glück, bei einem Meister dieser Lehre Individualunterricht nehmen zu können. Ich kenne niemanden, der mir die Bewegungen beibringen würde. Die Geschichte klingt aber so erfreulich, dass ich mir fest vornehme, einen Kurs zu besuchen. Allerdings mache ich mich nicht groß auf die Suche danach, vergesse es vorübergehend.

André und seine Frau Silvia sind gute Freunde von mir. Ihn kenne ich von Luzerner Schultagen her. Durch die beiden finde ich Zugang zur Kinesiologie. Eigentlich ist auch das eine Bewegungslehre, denn schließlich ist der Begriff vom altgriechischen Wort für Bewegung, *Kinesis*, abgeleitet. Eine genaue Definition ist nicht leicht. Grundsätzlich geht es bei dieser Behandlungsmethode darum, über Bewegungen des Patienten die Ursachen seines Leidens in Erfahrung zu bringen.

Das Paar empfiehlt mir eine Therapeutin, die mit sogenannten Muskeltests herauszufinden versucht, was mich beschäftigt und was ich brauche. Dazu strecke ich einen Arm im rechten Winkel zur Seite aus. Die Kinesiologin versucht, ihn nach unten zu drücken. Ich halte so kräftig wie möglich dagegen. Wenn es ihr nicht gelingt, meinen Arm zu senken, bedeutet das ein Ja auf ihre Frage. Wenn mein Arm jedoch kaum Widerstand zu leisten vermag und nach unten fällt, heißt das Nein. Das mag nach Hokuspokus klingen, ein Eigenversuch (zu zweit) bewies mir aber, dass das Vorgehensprinzip funktioniert: Das erste Mal beim Armdrücken Ja denken, das zweite Mal Nein. Der Therapeutin zufolge kommt die Antwort - also der Widerstand im Arm - aus dem Unterbewussten.

Wir finden heraus, dass ich den Tod meiner Mutter, der zu diesem Zeitpunkt rund zwei Jahre her ist, noch nicht verarbeitet habe. Was an mir nagt, ist der Vorwurf, meine Mama hätte mir zu wenig bedeutet. Ausgelöst durch eine Bemerkung, die sie machte, nachdem sie sich bei einem Arzt zum ersten Mal hatte anhören müssen, dass sie ein gesundheitliches Problem habe. Ich wollte wissen, was los war. Sie aber schluchzte: »Du kümmerst dich doch ohnehin nicht um mich.«

Das war natürlich nur ein Spruch im Affekt, eine durch ihre Fassungslosigkeit über die schlechten Nachrichten gezeichnete Reaktion. Ich fühlte mich dennoch ertappt. Zwar besuchte ich meine Eltern regelmäßig in Luzern, mindestens einmal alle zwei Wochen. Viel Zeit nahm ich mir bei diesen Besuchen indes nie, meistens blieb ich zum Abendessen und fuhr dann gleich wieder nach Zürich zurück.

Als meine Mutter sich in der Naturheilklinik behandeln ließ, fragte ich den Arzt, ob die Lage so ernst sei, dass ich meine schon lange geplante Reise nach Laos und Thailand absagen solle. Seine Antwort: »Machen Sie sich keine Sorgen. Ihrer Mutter wird es bald wieder besser gehen.«

Zwei Wochen später, als ich in einem Internetcafé auf einer abgelegenen thailändischen Insel meine Mails checkte, ließ mich eine Botschaft meines Bruders erstarren: »Mami geht es von einem Tag auf den anderen viel schlechter. Sie wurde mit dem Krankenwagen heute in eine Klinik eingeliefert. Sie möchte dich gerne noch einmal sehen, bevor sie stirbt. Komm sofort zurück.«

Über eine abenteuerliche Mobilfunkverbindung telefonierte ich aus einer Imbissbude in die Schweiz. Als ich die schwache Stimme meiner Mutter hörte, kamen mir nur noch die Tränen. Ich flog zurück, so schnell wie möglich – aber selbst das dauerte zwei Tage. Zuerst musste ich mit einer Fähre zurück aufs Festland. Von dort aus kam ich mit einem Taxi quer durch halb Thailand zum Flughafen in Bangkok. Flüge nach Europa gab es jedoch erst um Mitternacht.

Jede Minute war unerträglich. Auf der ganzen Reise bangte ich unaufhörlich, meine Mutter noch lebend anzutreffen. Das war mir auch vergönnt. Nach meiner Rückkehr verbrachte ich zwei Wochen an ihrem Sterbebett. Bis zu ihrem Tod hatte ich Gelegenheit zu ausführlichen Gesprächen mit ihr, durfte mich in einer sehr versöhnlichen Atmosphäre von ihr trennen.

Trotzdem ließ mich ihr einmal geäußerter Vorwurf nicht los, auch wenn ich das zu verdrängen suchte. Kein Wunder, ich hatte ihn mit meiner Asien-Reise ja bestätigt. Ausgerechnet im schlimmsten Moment ließ ich Mama im Stich, vergnügte mich stattdessen in den Ferien. Nun wird mir deutlich: Ich kam kaum darüber hinweg, dass mir nur vierzehn Tage blieben, um meiner Mutter zu zeigen, wie viel sie mir bedeutete, wie sehr ich sie liebte.

Für mich ist diese Entdeckung entscheidend. Die Kinesiologie bringt mich einen großen Schritt weiter. Haben mir diese Schuldgefühle zugesetzt? Ist der Krebs die Verkörperung meiner schlechten Seite – jener, die sich um die eigene Mutter nicht kümmert? Verdiene ich den Tumor? Schreckliche Gedanken, die möglicherweise das Immunsystem schwächen. Aber ich komme nicht darum herum, mich damit auseinanderzusetzen: Ist mein Unbewusstes davon überzeugt, dass ich sterben muss, um meiner Mama zu beweisen, wie gern ich mit ihr zusammen wäre? Dabei hatte sie mir in dem Traum nach der OP sozusagen die Absolution erteilt.

Um diese Selbstzerfleischung zu überwinden, möchte ich mehr über meine Mutter erfahren. Ich will sie im Nachhinein besser kennenlernen. Offenbar hat sie sich vernachlässigt gefühlt – nicht nur von mir. Wie ist ihre Kindheit verlaufen? Ich telefoniere mit Leuten, die sie gut kannten, unter anderem mit ihrem Bruder und ihrer einst besten Freundin.

Die Gespräche sind ergiebig. Sie zeichnen mir ein Bild meiner Mama als Kind, das oft gedankenversunken in einer eigenen Welt lebte, einem alles andere als einfühlsamen Kindermädchen überlassen wurde und seinen Vater, der ständig auf Geschäftsreisen war, nur selten zu sehen bekam. Diese Erkenntnisse helfen mir, sie zu verstehen, und geben mir das Gefühl, mich ein zweites, endgültiges Mal mit ihr zu versöhnen.

Die Kinesiologin empfiehlt mir auch ein paar Bücher. Solche von Ärzten, die überzeugt sind, dass die innere Einstellung zur

Heilung beiträgt. Vor allem ein Werk von Carl O. Simonton, einem amerikanischen Pionier auf dem Gebiet der Psychoonkologie, hat bei mir große Wirkung. Er rät, sich in einer Art selbst geführter Meditationsreise das Verschwinden des Tumors und den Heilungsprozess in Bildern vor Augen zu führen. Visualisieren nennt Simonton diesen Prozess. Als Onkologe verfügt er über reichliche Erfahrung im Umgang mit Patienten und ergänzt seine Bücher stets mit Beispielen aus der Praxis.

Ich befolge seine Tipps und stelle mir vor, ein Zimmer in meinem Kopf sei von einem Feuer zerstört worden. Ein Team weiß gekleideter Reinigungsexperten – meine Immunabwehr, die weißen Blutkörperchen – beschäftigt sich nun damit, zurückgebliebene potenzielle Brandherde zu eliminieren und das Zimmer wieder auf Vordermann zu bringen.

Simonton empfiehlt auch, sich Ziele für die Zukunft zu setzen und sich deren Erfüllung vorzustellen. Das nehme ich mir ebenfalls zu Herzen und male mir aus, was ich in einem Tag, in einem Monat, in einem Jahr erreicht haben werde. Täglich setze ich mich zu Hause hin und begebe mich auf diesen Genesungs- und Selbstfindungstrip.

Die Gotte meiner Freundin hat Erfahrung mit der visuellen Heilungstechnik. Einmal kommt sie uns besuchen und begleitet mich auf einer virtuellen Reise ins Innere meines Kopfs. Ein wunderbares Erlebnis, das mein Vertrauen in die positive Wirkung dieser Vorgänge stärkt.

Ein Krebsspezialist, mit dem ich in dieser Zeit zu tun habe, behauptet jedoch: »Für den Heilungsprozess macht es keinen Unterschied, ob ein Patient sich zu Hause in einem dunklen Raum Angstzuständen und Depressionen hingibt oder ob er sich in einem fürsorglichen sozialen Umfeld mit positiven Gedanken pflegt.«

Sogar ein Psychoonkologe, der darauf spezialisiert ist, das seelische Wohlbefinden von Krebspatienten zu verbessern, vertritt einige Zeit später die gleiche Theorie: »Ich bin überzeugt, dass dies zwar das Leben der Betroffenen erleichtert, aber nicht zur Genesung beiträgt.« Mir können die beiden die Überzeugung, dass die Visualisierungstechnik hilft, nicht nehmen.

Glücklicherweise gibt es andere Ärzte, die in der positiven Einstellung des Patienten eine wesentliche Grundlage zur Gesundung sehen – und ihn darin unterstützen. Immerhin zeigt eine Langzeitstudie der Uniklinik Kiel, dass Tumorpatienten eine doppelt so hohe Überlebenschance haben, wenn ihre Behandlung von einer Psychotherapie begleitet wird. Ich finde es nahe liegend, dass solche Hilfe bewirkt, eine positivere Einstellung zu gewinnen. Allerdings halte ich es in diesem Moment noch für unnötig, eine Psychotherapeutin aufzusuchen.

Den Begriff »Kampf« für den Umgang mit dem Krebs streiche ich aus meinem Vokabular. Ich interpretiere meinen Weg eher als Prozess. So, als wolle man – um einen unverhältnismäßig harmlosen Vergleich zu bemühen – eine eigene Macke loswerden, beispielsweise die Angewohnheit, jeden Satz mit einem »oder?« zu beenden.

Klar ist er ein Biest, dieser Tumor. Nach der Lektüre einiger Bücher wie dem von Simonton verstehe ich ihn aber immer mehr als einen Teil von mir, denn seine Zellen gehören zu meinem Zellenvolk. Wenn ich visualisiere, mag ich mir jedenfalls nicht einen Krieg von gegeneinander antretenden Zellen vorstellen, selbst wenn das der Realität entspricht. Das Putzteam ist mir sympathischer. Es wäre schön, wenn ich mit meinen Vorstellungskräften auf der Zellebene Einfluss ausüben könnte.

Monate später wird mir bei der Lektüre von Büchern über die Geschichte anderer Krebspatienten auffallen, dass amerikanische Autoren den Heilungsweg zumeist als Kampf beschreiben. Bei Europäern ist dagegen eher die Rede davon, dass man seit dem Ausbruch der Krankheit das Leben viel bewusster genieße. Die kulturellen Unterschiede machen also auch vor dem Krebs nicht halt.

Ein weiteres Thema für mich ist die Sterbehilfe. Der Anblick meiner Mutter in ihren letzten Tagen bedrückte mich natürlich. Sie war immer mehr abwesend, konnte kaum noch kommunizieren und hatte trotz des Morphiums auch Schmerzen. Als ich damals stundenlang mit einem Wattestäbchen ihren Mund befeuchtete, kam mir der Gedanke, bei mir selbst für eine ähnliche Situation vorzusorgen.

Nach ihrem Tod war dieses Anliegen schnell wieder in Vergessenheit geraten. Schließlich wähnte ich mich eine Ewigkeit vom eigenen Lebensende entfernt. Die Operation änderte das. Ich forderte im Internet das Beitrittsformular eines Vereins an, der darauf spezialisiert ist, Menschen mit unheilbarer Krankheit ein Gift zu besorgen und sie in den Tod zu begleiten. In der Schweiz wird diese Praxis toleriert. Das zieht allerdings Sterbewillige aus ganz Europa an, wie der hässliche Ausdruck »Sterbetourismus« und eine breite Diskussion vor allem in Deutschland und Großbritannien zeigen.

Ich erzähle der Kinesiologin von meiner Absicht. »Das führt in eine völlig falsche Richtung«, warnt sie. »Ihr Fokus sollte darauf gerichtet sein weiterzuleben.« Das leuchtet ein. Ich werfe das Beitrittsformular der Sterbehilfeorganisation in den Müll. Sofort fühle ich mich besser. Die Idee, einem langwierigen Todeskampf ein vorzeitiges Ende zu setzen, kann ich zwar nachvollziehen. Auch, dass man den Willen dazu frühzeitig bekunden muss. Ich habe aber keinen Grund, das mit vorauseilender Ordnungswut bereits jetzt in die Wege zu leiten.

Später treffen Zahlungserinnerungen des Vereins ein. Ich rufe an, erkläre meine Situation. Die Sekretärin zeigt kein Verständnis. »Auch wenn Sie Ihre Meinung geändert haben, müssen Sie den Beitrittsbetrag bezahlen. Auf dem Internetformular haben Sie Ihren eindeutigen Willen ausgedrückt, auch ohne Unterschrift.« Ich bin schockiert über den Mangel an Mitgefühl. Irgendwann erhalte ich keine Mahnungen mehr.

Meine nächste Station auf der Suche nach vertrauenswürdigen komplementären Heilmethoden ist die Lukas-Klinik in Arlesheim bei Basel. Diese Heilstätte ist anthroposophisch ausgerichtet. Die dort praktizierten Methoden fußen auf der Lehre von Rudolf Steiner, dem umstrittenen österreichischen Philosophen, der auch die Gründung der Rudolf-Steiner- respektive der Waldorfschulen angeregt hat.

Nicht nur zur Makrobiotik, auch zur Anthroposophie habe ich eine spezielle Beziehung – weniger aufgrund eigener Erfahrungen, sondern weil ich den für die Bewegung wichtigsten Ort, Dornach, gut kenne. Meine Mutter ist in diesem Dorf aufgewachsen. Die Nachbargemeinde von Arlesheim beheimatet das Goetheanum, die Zentrale der anthroposophischen Organisation. Das auffällige (Kritiker sagen: monströse) Gebäude ist nach Steiners Ideen gestaltet und weist keine rechteckigen Winkel auf.

In meiner Jugend war ich oft in Dornach, um meine Oma zu besuchen. Mit der anthroposophischen Gemeinde hatte meine Familie kaum zu tun. Das Dorf ist zweigeteilt in Einheimische und zugezogene Steiner-Jünger. Allerdings ist die Anthroposophie dort so präsent, dass mir Rudolf Steiner bereits als Kleinkind ein Begriff war.

In Arlesheim wiederum ist nicht nur die Lukas-Klinik angesiedelt, sondern auch die anthroposophisch ausgerichtete

Heilmittel-Firma Weleda. Sie stellt unter anderem ein Krebsmedikament her – Iscador –, ein Extrakt aus Mistelpflanzen. Laut Steiner besteht eine Analogie zwischen dem parasitären Wachstum einer Mistel und dem des Krebses.

Einige halten das Produkt für wirkungslos, Iscador hat aber auch unter schulmedizinisch orientierten Ärzten Anklang gefunden. In der Schweiz wird das Medikament von der obligatorischen Krankenversicherung bezahlt. Es soll helfen, die Immunabwehr zu stärken – was ja genau meine Absicht ist.

Es ist nicht leicht, in der Lukas-Klinik einen freien Termin zu finden. Das Warten lohnt sich aber. Zum ersten Mal erlebe ich, dass sich ein Arzt Zeit nimmt und nicht nur Fragen über meine Krankheit stellt, sondern über weitere Aspekte meines Lebens. Er hört mir aufmerksam zu und verschreibt mir – wie zu erwarten – Iscador.

Drei Tage nach der Operation hatte ich mit meinem Vater über ganzheitliche Methoden gesprochen. Er erzählte mir damals bereits von dieser Mistelkur. Als er erwähnte, man müsse sich die Flüssigkeit unter die Haut spritzen, sagte ich ihm, das komme nicht in Frage.

Seither ist viel passiert. Vor allem musste ich mir nach der Thrombose das Blutverdünnungsmittel fast eine Woche lang täglich selbst spritzen. Die Furcht vor Nadeln habe ich dabei verloren. Natürlich freue ich mich nicht darauf, mich wegen Iscador zweimal pro Woche zu piksen. Aber die Nadel ist kein Grund mehr, ein Medikament abzulehnen.

Drei Wochen nach der Operation

Nach der Operation hatte ich dem Chefchirurgen Professor Yonekawa geschrieben, mich für die gelungene Arbeit bedankt und den Wunsch geäußert, ihm die Hand zu schütteln. Sein Sekretariat schlug einen Termin vor, nun stehe ich in seinem Büro.

Er blättert in einem Dossier – es sind meine Unterlagen. »Setzen Sie sich«, bittet er mich. Der Termin beim japanischen Leiter der neurochirurgischen Klinik ist ein Kontrast zu den Begegnungen mit Therapeuten alternativer Behandlungsmethoden. Yonekawa bleibt distanziert und deutet mit kurzen Blicken auf die Uhr an, dass er nicht viel Zeit zur Verfügung hat. Sein Händedruck ist genauso fest wie seinerzeit bei der Vorbesprechung zur OP.

Dieses Mal betrachte ich aber auch seine gleichmäßigen, präzise arbeitenden Finger. Er arbeite, so hört man, mindestens sechs Tage in der Woche und scheue auch vor Eingriffen nicht zurück, die von anderen Spezialisten als zu kompliziert abgelehnt wurden. Das führt Leute aus der ganzen Welt zu ihm.

»Was möchten Sie wissen?«

»Ich habe zwei persönliche Fragen. Erstens frage ich mich, warum Sie Hirnchirurg geworden sind.«

Ich kann überhaupt nicht nachvollziehen, dass jemand seine Erfüllung darin findet, anderen Leuten den Schädel zu öffnen und Gewebe herauszuschneiden. Das sage ich ihm natürlich nicht. Schließlich bin ich sehr froh, dass es Menschen gibt, die diesbezüglich anders ticken.

»Als ich ein Kind war, gab es im Fernsehen eine Serie über einen Neurochirurgen. Das war damals ein seltener Beruf und hat mich interessiert.«

Yonekawa lächelt milde. Ich habe den Eindruck, er wolle nichts weiter zu diesem Thema erzählen.

»Meine zweite Frage ist, ob Sie sich von diesem anstrengenden Beruf irgendwie erholen können.«

Er zögert nur kurz. »Am Wochenende spiele ich Tennis oder fahre Ski. Oder ich gehe mit meiner Frau wandern.«

Ich spreche ihn noch auf meine Operation an: »Nach dem Eingriff haben Sie mir gesagt, ich hätte gut kooperiert. Im Operationsbericht heißt es ebenfalls, ich hätte gut mitgewirkt. Was bedeutet das?«

»Sie haben aktiv teilgenommen und die Fragen beantwortet. Das gab uns die Gewissheit, dass wir nicht zu viel herausoperiert haben.«

Ein anderer Arzt erzählt mir später, das bei einer solchen Wachoperation verwendete Betäubungsmittel mache Patienten mitunter so müde, dass sie das Operationsteam anherrschen, man solle sie gefälligst in Ruhe lassen.

Die Audienz beim Chirurgen neigt sich dem Ende entgegen, ich bemerke, dass er wieder auf die Uhr schaut.

»Ich möchte Ihre Zeit nicht länger beanspruchen.«

»Besten Dank für Ihren Besuch. Ich bin zuversichtlich für Sie, wenn man das bei einem Grad vier überhaupt sagen kann. Es ist schwierig, aber ich meine, wir können nicht alle hundert Jahre alt werden. Nutzen Sie Ihre Zeit, schauen Sie, dass sie möglichst angenehm wird. Nehmen Sie Bestrahlung und Chemotherapie in Anspruch.«

Seinen Rat werde ich vorerst nicht ganz befolgen. Was die Chemotherapie anbelangt, habe ich zu diesem Zeitpunkt noch große Zweifel. Das Treffen hat mich aber gefreut. Professor Yonekawa ist immerhin mein Lebensretter. Meine Dankbarkeit ist entsprechend groß. Das klingt, als würde ich ihn zum Halbgott erhöhen. Dabei halte ich ihn keineswegs für überirdisch und unfehlbar. In der Klinik ist auch Kritisches über den Chef zu hören. Aber wer auch immer von ihm redet, tut das mit Respekt und einer gewissen Ehrfurcht.

Allerdings hat es auch dieser Meisterchirurg nicht gewagt, die Klinik neu auszurichten und die Patienten als Menschen in den Mittelpunkt zu stellen. Der Fokus liegt auf dem Entfernen akuter Probleme. Wie man den Eingriff in den eigenen Körper verarbeitet, wie man das neue Leben meistert, bleibt den Betroffenen selbst überlassen.

Einmal mehr denke ich daran, wie schön es gewesen wäre, von einer Person durch den Spitalaufenthalt geführt zu werden. Ich war total orientierungslos, als ich nach Hause kam. Wusste nicht, was ich noch alles zu regeln hatte. Und als ich mir den Kopf anstieß, blitzte ich mit der am Telefon geäußerten Bitte um Hilfe in der neurochirurgischen Klinik ab. Zudem waren mir durch unbedarfte Äußerungen der Ärzteschaft im Krankenhaus sogar noch Hindernisse auf den weiteren Weg gelegt worden.

Das Personal ist überlastet, das ist mir klar. Es fehlt die Zeit, sich in die Patienten einzufühlen. Letztere wiederum sind alle im Ausnahmezustand, entsprechend gewiss nicht pflegeleicht. Vermutlich müssen sich die Leute im Spital von all den Schicksalen distanzieren, mit denen sie täglich konfrontiert werden – um nicht unterzugehen. Das sollte aber nicht in Gegenwart der Patienten geschehen. Bestimmt wäre es gut, wenn alle Ärztinnen und Ärzte, Spezialistinnen und Pfleger einmal pro Jahr einen Tag und eine Nacht aus der Perspektive eines Patienten erlebten, um eine Ahnung davon zu bekommen, wie ausgeliefert man sich in dieser Situation fühlt. Möglich, dass ihnen dann bewusst würde, wie selbst harmlose, positiv gemeinte Aktionen oder Gesten Furcht und Verunsicherung auslösen.

Ein Patient ist kein Kunde, der im Geschäft mit der Hilfe eines Beraters eine Wahl trifft. Es geht schließlich nicht um die Unterschiede der Funktionsweise von zwei Fernsehgeräten. In den meisten Situationen wurde mir einfach gesagt, was zu tun war. Und den Anweisungen der Ärzte wagte ich kaum zu widersprechen.

Später an diesem Tag wage ich mich an eine weitere Visualisierung, um meinen Zellen Zuspruch zu geben. Dabei gerate ich in Trance. Jedenfalls begegnet mir eine Vision meines schon lange verstorbenen Großvaters. Ich werde ihn immer mit seiner Vorliebe für amerikanische Oldtimer verbinden. Er fuhr Straßenkreuzer aus vergangenen Zeiten, Marke Cadillac. Sie sahen aus wie Schiffe, mit sich aufbäumenden, flossenartigen Hecklichtern, wuchtigen verchromten Stoßstangen und einer gigantisch langen Motorhaube.

Nun steht Opa vor mir, wünscht mir alles Gute und sagt, meine verstorbenen Verwandten würden auf mich aufpassen. Als Beweis, dass er tatsächlich mein Großvater ist, erzählt mir der Geist eine Anekdote:

Er habe meinen Vater in jungen Jahren mit seinem Auto fahren lassen. Papa hat mir nie so etwas erzählt. Die Cadillacs meines Großvaters waren zwar Gebrauchtwagen, aber man konnte sich im Lack spiegeln, als wäre er am gleichen Tag in der Fabrik erst aufgetragen worden. Die Oldtimer schienen ihm sehr viel zu bedeuten. Für mich war es sonnenklar, dass er niemanden ans Steuer gelassen hätte.

Als ich wieder bei klarem Verstand bin, rufe ich ganz aufgeregt meinen Vater an. »Ja«, bestätigt er, »tatsächlich durfte ich jeweils Opas Wagen ausleihen. Damit habe ich im Luzern der Fünfzigerjahre auch Mädchen zum Tanzen ausgeführt. Damals ließen sich diese meterlangen Autos noch ohne Furcht vor einer Buße am Straßenrand abstellen.«

Wir sind beide überrascht. Was ist passiert? Hatte ich tatsächlich Kontakt mit meinem Großvater im Jenseits? Oder hat mein Hirn eine längst vergessene, einst zum Besten gegebene Geschichte meines Vaters hervorgekramt? Ich ertappe mich wieder einmal dabei, alles kritisch zu hinterfragen. Und erfreue mich einfach an diesem Erlebnis. Es macht mir Mut.

In der Stadt begegnen mir gelegentlich Arbeitskolleginnen und -kollegen. Kaum jemand weiß, wie es um mich steht. Offenbar gehen alle vom Schlimmsten aus, jedenfalls schauen sie mich an, als stünde ihnen ein Gespenst gegenüber. Es ist wohl an der Zeit, wieder etwas von mir hören zu lassen. Ende Januar melde ich mich bei der Redaktion via internes Blatt des *Tages-Anzeigers*:

»Vielen Dank für all die Briefe, die Anteilnahme hat mir wirklich gutgetan. Von der Operation – und einer Thrombose als Folge davon – habe ich mich gut erholt, auch wenn ich immer noch etwas erschöpft bin. Ich bin jetzt wieder ein bisschen kontaktfreudiger, treffe mich gern mit Leuten, brauche aber immer noch viel Zeit für mich selbst. Die Diagnose ist leider erschreckend, die Lage sehr ernst. Dennoch bin ich voller Zuversicht und Lebenswillen. Meine Zukunft sehe ich unter diesen Umständen allerdings nicht als London-Korrespondent. Mir bedeutet die Nähe zu Zürich, meiner Freundin und allen Freunden seit diesen Geschehnissen mehr denn je. Wie mein Job künftig aussehen wird, für diese Prognose ist es jetzt noch zu früh. Aber ich habe begonnen, mich für neue Themen zu interessieren und darüber zu recherchieren. Ein Dasein ohne Schreiben kann ich mir nicht vorstellen.«

Tatsächlich verspüre ich in diesen Tagen erneut die Lust, mich journalistisch zu betätigen. Mit den Themen, die ich in meiner Botschaft an die Redaktion erwähne, meine ich auch medizinische Angelegenheiten, mit denen ich rund um meine Operation in Berührung gekommen bin. Einmal mehr muss ich jedoch feststellen, dass ich noch keine Artikel schreiben kann. Es gelingt mir nicht, mich genug zu konzentrieren, um den Ablauf eines längeren Textes zu planen. Vorerst bleibt es bei Notizen.

Grund zur Hektik besteht nicht. Mindestens für die nächsten zwei Monate bin ich krankgeschrieben. Ich will aber beweisen, dass ich noch zu etwas fähig bin. Zudem mache ich mir Sorgen um meine Zukunft: Wie geht es nach der Auszeit mit mir, dem Todkranken, weiter? Bin ich später überhaupt noch in der Lage, meinen Beruf auszuüben? Was, wenn nicht? Vielleicht ist es müßig, mir Gedanken darüber zu machen, was ich in einem halben Jahr tue. Gut möglich, dass der Tumor diese Frage bereits vorher beantwortet. Wenn es aber so gut läuft, wie ich mir das erhoffe, muss ich mich dann wieder dem Zeitdruck einer Arbeit für die Tageszeitung aussetzen?

Derzeit kann ich mir das nicht vorstellen. Nach wie vor habe ich Mühe, mir neue Namen zu merken. Vergesse sogar Wörter, die mir eigentlich bestens bekannt sind. Basilikum etwa habe ich jahrelang auf dem Balkon angepflanzt und damit Speisen aufgewertet. An den portugiesischen Begriff – »Manjericão« – kann ich mich gut erinnern. Vielleicht wegen eines brasilianischen Liedes, dessen Text ich auswendig kenne. Der deutsche Ausdruck dagegen kommt mir nicht in den Sinn.

Ich verwechsle auch Wörter. »Rucksack« statt »Schlafsack«, das lässt sich noch nachvollziehen. Allerdings sage ich sogar »Magen« statt »Namen« oder »Bett« statt »Buch«. Meine Aufmerksamkeitsspanne ist viel kürzer als vor dem Eingriff.

Glücklicherweise lassen solche Defizite Monat für Monat etwas nach. Den früheren Zustand werde ich aber nie mehr erreichen. Ich spüre, dass ich selbst bei einem erfreulichen Verlauf nicht mehr fähig sein werde, so zu arbeiten wie früher. Ich bin durch die Krankheit und ihre Behandlung in meiner Leistungsfähigkeit eingeschränkt.

Im Moment stelle ich mir vor, dass ich, sobald mir die Ärzte keine Arbeitsunfähigkeit mehr bescheinigen, ein paar Monate unbezahlten Urlaub mache. Dass ich mich nicht zu sorgen brauche, weil ich für diese Situation durch den Staat und meinen Arbeitgeber versichert bin, merke ich erst viel später. Sozialberater weisen mich darauf hin. Immerhin wurden von meinem Lohn jahrelang auch Beiträge dafür abgezogen.

Vorerst greift ohnehin die Lohnversicherung. Allerdings richtet sich die Versicherungsgesellschaft beim von ihr ausbezahlten Ersatzlohn einzig nach dem Einkommen in dem Moment, als ich für arbeitsunfähig erklärt worden bin. Was ich in den Jahren zuvor im Durchschnitt verdient habe, ist unerheblich. Dummerweise musste ich meinen Lohn Anfang Dezember für den Start in London auf ein Sechzig-Prozent-Pensum reduzieren. Das war nur vorübergehend gedacht, bis ich zusätzlich zum Wirtschaftsteil auch für das Auslandsressort des *Tages-Anzeigers* Artikel über Großbritannien geliefert hätte. In der Zwischenzeit wollte ich zusätzlich für andere Publikationen schreiben, um das Leben in der teuren Metropole zu finanzieren. Dazu ist es in den drei Wochen im Dezember allerdings nie gekommen.

Obwohl ich erst knapp einen Monat vor dem Eintritt ins Krankenhaus mit dem Teilzeitjob begann, ist mein Ersatzlohn nun bis auf Weiteres auf einen Bruchteil des einstigen Einkommens reduziert.

Zu diesem Zeitpunkt mache ich mir kaum Gedanken darüber, ob das gerecht ist. Überlebt zu haben zählt mehr. Wenn die Lohnversicherung in spätestens zwei Jahren ausläuft, droht mir die Invalidität. Meine Klischeevorstellungen lassen mich in diesem Zusammenhang eher an Gehbehinderte oder Blinde denken. Als hätte meine Situation nichts mit einem solchen Schicksal zu tun.

Ich werde Monate später Leute treffen, die Ähnliches erlebt haben wie ich. Sie machen mir bewusst, dass es keinen typischen Verlauf gibt – weder für die Krankheit noch für die Rückkehr ins Arbeitsleben. Es gibt Patienten, die so schnell wie möglich ihren Beruf wieder aufnehmen. Sie finden Sicherheit in der Illusion, alles wäre so wie zuvor. Anderen fehlen schlicht die Kraft oder einstige Fähigkeiten, in die Arbeitswelt zurückzukehren. So oder so kann man nur hoffen, dass der Arbeitgeber Verständnis zeigt.

Für mich ist es wichtig, mir genügend Zeit zu nehmen, um mich von der Operation und allem danach zu erholen. Jeden Tag spüre ich deutlicher, dass ich nichts überhasten darf. Zu groß ist die durch die Krankheit verursachte Zäsur, um sie ohne Erholungsphase und große Reflexion zu überwinden. Nicht zu unterschätzen ist auch der Zeitaufwand für die unzähligen Termine bei Ärzten und im Spital.

Vom Schreiben kann ich aber nicht lassen. Ein Notizbuch begleitet mich seit den Tagen rund um die Operation, hilft mir, die Situation zu bewältigen. Ich notiere Folgendes:

»Der Verband ist weg, die Thrombose klingt ab, ich verspüre kaum noch einen Schmerz im Bein. Vom Kopf ganz zu schweigen – kein Druck mehr. So lebt es sich angenehm. Wer weiß, ob ich je wieder eine so symptomfreie und energiegeladene Zeit erlebe. Die Euphorie der ersten Woche (damals noch im Spital) ist vorbei, der niederschmetternde Befund und die dumme Geschichte mit dem Blutgerinnsel haben mich auf den Boden der Realität zurückgeholt. Aber meine Stimmung ist nach wie vor heiter. In gewissen Bereichen geht es mir, so absurd dies klingen mag, besser denn je. Ich bin glücklich mit meiner Freundin, und es ist auch schön, meine Freunde wieder zu treffen.

Am meisten zu schaffen macht mir die Sorge, dass ich für die anderen nicht mehr Eric, sondern ein todkranker Krebspatient bin. Deshalb spreche ich Leute genau auf diese Befürchtung an – und werde das damit wohl verhindern können. Meine Aussichten sind gewiss nicht rosig. Grad vier, das ist sehr ernst. Die Ausgangslage könnte jedoch nicht besser sein: relativ jung, körperlich fit, Tumor praktisch vollständig entfernt. Zudem habe ich eine große Lebenslust und den Willen, mich von diesem Krebs nicht töten zu lassen.«

10. BESTRAHLUNG

Einen Monat nach der Operation

Meinen Kopf kann ich keinen Millimeter weit bewegen. Ich liege flach auf einem Apparat, eine Maske hält mein Gesicht fest, die Krempe ist angeschraubt. »Wir werden den Raum gleich verlassen«, teilt mir eine Helferin mit. Ihre Kollegin hält einen Schraubenzieher in der Hand. »Falls etwas nicht in Ordnung ist, können Sie sich jederzeit über eine Gegensprechanlage bemerkbar machen.«

Die Maske liegt aber so dicht über meinem Mund, dass ich nur Grunzlaute äußern kann. »Lasst mich hier raus«, würde ich am liebsten rufen. Es ist eine unheimliche Situation. Aber einmal mehr muss ich mich damit trösten, dass mir dieser Vorgang ja helfen soll. Hände und Füße sind frei beweglich. Ich werde mit einer Kamera überwacht, könnte also im schlimmsten Fall mit der Hand um Hilfe winken. Vorausgesetzt, jemand behält den Bildschirm tatsächlich im Auge. Die beiden Helferinnen lassen mich allein zurück, es wird vorübergehend dunkel. Die Liege hebt und dreht sich.

Bereits vor der OP hatten die Ärzte gemeint, das Entfernen des Tumors allein reiche nicht aus. Ohne zusätzliche Behandlung kehre er sehr schnell zurück. Erste Maßnahme ist nun die Bestrahlung der operierten Gegend. Die Radiotherapie hat in den letzten Jahren Fortschritte gemacht. Die Maschinen sind heute viel präziser als noch vor ein paar Jahren.

»Dank Computerberechnungen beschränkt sich die Bestrahlung auf das Gebiet, wo zuvor der Tumor war«, erklärte mir eine Radioonkologin in der Vorbesprechung. Tatsächlich: Der Strahlkopf der Maschine wird während einer Behandlung dreimal in eine neue Position gebracht, die unterschiedlich gerichteten Strahlen treffen sich an der Tumorstelle. Entsprechend konzentriert sich dort mehr als neunzig Prozent der Dosis, und deswegen muss ich auch exakt in der richtigen Position liegen. Aber die Strahlen prallen am Ziel nicht von einem unüberwindbaren Hindernis ab, sondern dringen weiter in den Kopf. Das heißt, dass mir trotz aller Präzision der halbe Schädel verstrahlt wird.

Im Behandlungsraum warte ich auf die radioaktiven Partikel, die in meinen Kopf dringen werden. Versuche, an etwas anderes zu denken. Beispielsweise an den Urlaub in Portugal, zusammen mit Alice, vor ein paar Monaten. Irgendwann kommen drei Helfer herein und schrauben mich los. Ich gehe davon aus, dass die Bestrahlung längst erfolgt ist. Meine Befreier erklären aber: »Wir müssen die Übung leider abbrechen, wir können den Plan nicht finden.« Das verschwundene Formular wird gebraucht, um sicherzustellen, dass ich an den richtigen Stellen bestrahlt werde.

Draußen ziehe ich eine Zeitung aus der Tasche, will mir so die Zeit vertreiben. Einmal mehr komme ich kaum zum Lesen. Die Radioonkologin, die mir den Verlauf der Behandlung erklärt hatte, eilt durch das Wartezimmer. Offenbar war das entscheidende Blatt meines Radiologieplans in das Dossier eines anderen Patienten geraten. Ist das bedenkliche Schlamperei? Oder zeugt es von sorgfältiger Kontrolle, weil die Unterlagen so gut überprüft werden, dass die Behandlung erst beginnt, wenn das richtige Formular vorliegt?

Ich werde erneut auf der Liege positioniert. Wieder eilt das Personal aus dem Raum. Ich bleibe zurück, allein mit dem Gerät, gefesselt. Komme mir vor wie in der Folterszene eines Films à la James Bond. Allerdings habe ich trotz der gespenstischen Maschine keinen Grund zu fliehen.

Mit einem tiefen Surren bringt sich der Apparat in die erste der drei Stellungen. Pro Position dauert die Bestrahlung rund dreißig Sekunden. Ich höre jeweils ein Klicken und erneut ein Surren, in diesem Fall allerdings ein schrilles, scharfes. Der Durchmesser des Strahlenbündels beträgt ungefähr fünf Zentimeter.

Die Radioaktivität wird künstlich erzeugt. »Im Raum bleibt keine Kontamination zurück«, erklärt ein Pfleger. Das scheint zu stimmen, denn sonst käme das Personal nicht bereits wenige Sekunden nach der letzten Bestrahlung in den Raum zurück, um mich von der Fesselmaske zu befreien. Ein Unbehagen lässt sich trotzdem nicht vermeiden.

Tag für Tag – insgesamt dreißigmal – muss ich für diese Behandlung ins Krankenhaus gehen. Lästig, doch die Prozedur tut wenigstens nicht weh. Mit dem Fahrrad traue ich mich noch nicht zu fahren. Dafür kenne ich bald die besten Verbindungen, um mit Bus und Tram ins Spital zu gelangen.

Bei schönem Wetter gehe ich einen Teil zu Fuß zurück, entdecke dabei eine neue Lieblingsstrecke durch die Ottikerstraße. Die Jugendstilhäuser dieser wenig befahrenen, steilen Straße sind mir noch nie aufgefallen.

Aber auch die Bestrahlung, so die Radioonkologin, sei nicht genug: »Sie brauchen zudem eine Chemotherapie.« Mit der Chemie an die Hirnzellen zu gelangen ist allerdings schwierig. Die Hirnblutschranke verhindert, dass Wirkstoffe vom Körper in den Kopf gelangen.

Diese Schutzhülle soll das Gehirn vor Krankheitserregern schützen. Also auch vor dem Gift der Chemotherapie. Der Wirkstoff greift schnell wachsende Zellen an. Ein solcher toxischer Effekt ist bei Krebskranken erwünscht, denn auch Tumorzellen wachsen schnell. Dass das Medikament meistens nicht unterscheidet zwischen erwünschten und bösartigen Zellen, muss man als Nebenwirkung hinnehmen. Das führt zu Haarverlust und Hautproblemen.

Eine Ärztin hätte mir die für mich vorgesehene Art der Chemotherapie erläutern sollen. Der Termin kam wegen eines Missverständnisses aber nicht zustande. Was mir noch einmal zeigt, wie praktisch es wäre, für die verschiedenen Stationen bei der Behandlung im Krankenhaus eine Ansprechperson zu haben. Meine wichtigste Anlaufstelle ist nach wie vor der Hausarzt. Es liegt auf der Hand, dass er die Abläufe in der Klinik nicht kennen kann.

Schließlich erklärt mir die Radioonkologin eher nebenbei, wie die Chemotherapie für mich funktioniert: »Den größten Erfolg verspricht eine kombinierte Therapie, also Bestrahlung und Chemotherapie zur gleichen Zeit. Sie können zunächst aber auch nur auf das eine setzen und mit dem anderen zuwarten – bis sich der Tumor zurückmeldet. Zudem sind noch keine wirklich zuverlässigen Resultate für dieses relativ neue Chemomedikament vorhanden.«

So eine Behandlung will ich nicht über mich ergehen lassen. Die durchschnittliche Verlängerung des Lebens respektive Hinauszögerung des Todes durch die Chemotherapie wird auf rund drei Monate beziffert. Wenn diese Spanne so kurz ist, ziehe ich es vor, die verbleibenden Wochen oder Monate bei möglichst hoher Lebensqualität zu verbringen.

Ein intakter Geschmackssinn beispielsweise ist mir lieber als eine durch Chemie verursachte Dauerübelkeit. Schließlich würde ich die verbleibenden Mahlzeiten gerne genießen. Außerdem würde die Behandlung auch meine Immunabwehr schwächen. Ich will lieber darauf setzen, die Abwehrkräfte zu stärken.

Dass solche Durchschnittswerte extreme Ausschläge aufweisen – positive wie negative –, ist mir noch nicht bewusst.

Im besten Fall könnte ich mit der Behandlung viel mehr Überlebenszeit gewinnen. Ich gehe zu diesem Zeitpunkt zudem davon aus, dass die Chemotherapie in meinem Fall sehr heftig sein muss, damit ein Teil der Wirkstoffe die Hirnblutschranke überwindet. Bis vor ein paar Jahren war das tatsächlich noch so, aber die Krebsforschung macht glücklicherweise Fortschritte. Wäre ich besser informiert worden, hätte ich mich vermutlich für eine Chemotherapie parallel zur Bestrahlung entschieden.

In der Klinik für Radioonkologie kennen mich bald alle. Ein großer Teil des Personals ist aus Groningen im niederländischen Friesland. Vom Studiensemester in Amsterdam her spreche ich noch ein bisschen Niederländisch, nutze die Gelegenheit, ein paar Sätze zu wechseln. Der Umgang ist freundlich und routiniert, die Stimmung so, als ginge es um eine Physiotherapie und nicht um hoch radioaktive Teilchen.

Dass das hier keine lockere Massageübung ist, zeigt sich höchstens an der Maske, die mir jeden Tag übergestülpt wird. Und daran, dass alle Angestellten fluchtartig den Raum verlassen, bevor die Bestrahlung losgeht.

Einmal frage ich einen Helfer, warum immer alle hinauseilten. Trotz der hohen radioaktiven Dosis, die mir verpasst wird, muss ich ja angeblich nicht damit rechnen, andere Teile des Körpers zu schädigen. Der Apparat, so hatte man mir gesagt, sei sehr präzise, und außerhalb des Strahls trete keine Gefahr auf.

Der Angesprochene verwendet einen drastischen Vergleich: »Für uns Helfer wäre es so, als erlebten wir hinter einer dünnen Wand eine Schießerei mit. In diesem Fall könnten wir von einer verirrten Kugel am Knie getroffen werden. Bei Ihnen hingegen ist es so, als wären Sie auf der anderen Seite der Mauer und neben Ihnen würde eine Bombe explodieren. Dann bräuchten Sie sich nicht mehr um einen Streifschuss zu sorgen.«

Am Unispital gibt es insgesamt vier Bestrahlungsräume, alle sind nonstop belegt. Das zeigt, wie verbreitet Krebs ist. Jeder Zweite bis Dritte wird einmal im Leben davon befallen sein, und mehr als ein Viertel der Menschen sterben daran. Nach Herz-Kreislauf-Beschwerden (etwa siebenunddreißig Prozent) ist Krebs in der Schweiz mit sechsundzwanzig Prozent die zweithäufigste Todesursache.

Eine Woche nach dem ersten Bestrahlungstermin – es ist Mitte Februar – verspüre ich leichte Kopfschmerzen. Das weckt böse Erinnerungen. Ist die Radioaktivität schuld? Bei der Radioonkologin frage ich nach. »Nein, das kann nicht sein«, antwortet sie. »Es ist selten, dass die Bestrahlungstherapie eine solche Reaktion hervorruft. Und wenn, würde das nicht bereits nach einer Woche geschehen.«

Auf dem Heimweg kaufe ich mir Kastanien, steige mit dem wärmenden Papierbeutel in den Bus. Als ich die erste Frucht schäle, ist mir plötzlich übel. Ich mag nichts essen. Zu Hause mache ich eine Visualisierungsübung. Für den Bestrahlungsvorgang stelle ich mir eine orangefarbig bekleidete Task-Force vor, die dem in Weiß gehüllten Putzteam mit heftigen Chemiemitteln zu Hilfe eilt. Ich schlafe darüber ein, so müde bin ich.

Alice weckt mich, als sie von der Arbeit nach Hause kommt. Es ist früh am Abend. Noch immer verspüre ich keinen Hunger, mir ist schlecht, ich bin bedrückt. Grüble darüber nach, was die Krise verursacht haben könnte. Reaktionen wegen der Bestrahlung hatte ich keine erwartet. Ich fühlte mich gesund und robust. Ist es eine Magenverstimmung? Oder Vorzeichen einer Grippe? Mit der Niedergeschlagenheit umzugehen ist schwierig. Bisher fühlte ich mich immer gut und glücklich. Jetzt habe ich Angst, in Depressionen zu verfallen.

Als ich im Bett liege, überkommt mich eine Woge von Erinnerungssprenkeln. Ich kann sie nicht recht platzieren, weiß nicht, ob es tatsächlich erlebte Momente sind oder ob ich träume. Dieses Gefühl kenne ich aus dem vergangenen Jahr. Es wurde jeweils von Sprachaussetzern begleitet. Entsprechend bin ich sehr beunruhigt, habe keine Ahnung, an wen ich mich wenden soll.

Die Symptome verschwinden schnell, am nächsten Tag geht es mir wieder besser. Allerdings werde ich stets schläfriger. Das hatte man mir als Folge der Behandlung prophezeit. Daran kann ich nichts ändern, aber vielleicht ist es an der Zeit, meinen Tablettenkonsum zu beschränken. Kortison beispielsweise, das Antischwellmittel. Der Hirntumor ist jetzt weg, mein Kopf muss sich also nicht mehr mit einer Schwellung schützen. Kann ich das Medikament sogar absetzen? Immerhin schwächt es auch mein Immunsystem. Ich weiß nicht, wer mir fachkundige Hilfe geben könnte.

Ich reduziere auf die Hälfte der verschriebenen Dosis. Epilepsie-Anfälle, so denke ich, hatte ich keine. Deshalb schlucke ich auch von diesen Pillen weniger. Ich gehe davon aus, dass sie eine reine Vorsichtsmaßnahme sind. Bald werde ich merken, welch großem Irrtum ich erlegen bin.

An einigen Bestrahlungstagen lasse ich mich von Tina, einer befreundeten Shiatsu-Therapeutin, mit Massagen behandeln. Das entspannt und lässt mich die Schläfrigkeit besser ertragen. Einmal liege ich in ihrer Praxis auf der Matte und will etwas sagen, als plötzlich der Boden wegbricht, Wörter um mich herum tanzen. Ich kann sie nicht fassen. Richte mich auf, will Tina, die mich erschrocken ansieht, erklären, was in mir vorgeht. Aber ich kann keinen Satz formulieren. Strenge mich an, probiere, mich zu konzentrieren. Mache erneut einen erfolglosen Versuch, gebe auf.

Furchtbar, dass ich nicht einmal sagen kann, was mit mir passiert. Hallo, das kenne ich doch! Nach ein paar Minuten kann ich wieder sprechen. Stockend versuche ich, Tina zu erzählen, was los war.

Der Winter ist bald vorbei, auf dem Heimweg schneit es aber heftig. Wegen des Wetters fällt der Bus aus. Ich gehe zu Fuß, genieße die Stimmung der winterlichen Stadt und erfreue mich einmal mehr am Blick auf die Häuser der Ottikerstraße.

Unterwegs komme ich an einer Plakatwand vorbei. Die Werbung eines Apfelsaftherstellers zeigt ein Gesicht mit zwei Augenpaaren übereinander. Der Zusammenhang zum angepriesenen Produkt bleibt rätselhaft. Mich erinnert das Motiv sehr unangenehm an den Tag, als ich alles doppelt sah.

Die Wortstörung von vorhin lässt mich nicht los. Im Jahr zuvor hatte ich so etwas mehrmals erlebt, offenbar war es eine Folge des Hirntumors. Ist das seine Rückkehr, bereits ein paar Wochen nach der Operation? Das wäre erschreckend. Selbst die düstersten Prognosen haben mich nicht auf ein so schnelles Wiederauftauchen der bösartigen Zellen vorbereitet. Mir kommen drei andere Gründe in den Sinn, die den Sprachstreik erklären könnten: die Bestrahlung, die anthroposophische Misteltherapie oder meine eigenmächtige Reduktion des Kortisons.

Mein Hausarzt kann mir nicht erklären, warum ich wieder Sprachausfälle hatte. Ich bin sein erster Patient mit dieser Krebsart. Durchschnittlich hat es ein Allgemeinmediziner im Lauf seiner Karriere mit höchstens drei Hirntumorpatienten zu tun. Der Doktor hofft, dass die Radioonkologin Auskunft geben kann.

Aber auch sie kann es nicht wirklich: »Laut der letzten Röntgenaufnahme ist die Schwellung tatsächlich verschwunden, so, wie Sie vermutet haben. Die Störung kann auch auf den Vernarbungsprozess der Wunde im Schädel zurückzuführen sein. Setzen Sie doch die Kortison-Tabletten ab.« Mache ich gern. Zudem halte ich Rücksprache mit der Lukas-Klinik in Arlesheim. Der Arzt dort kann sich kaum vorstellen, dass der Rückfall mit den Iscador-Injektionen zu tun hat. »Aber hören Sie doch vorsichtshalber mit dem Mistelmedikament auf, bis Sie Genaueres wissen.«

Auch wenn es nun weniger Pillen sind, verliere ich oft die Übersicht. Habe ich schon eine der roten geschluckt? Was ist mit den weißen? Wenn ich mich nicht mehr daran erinnern kann, riskiere ich, zu viele zu schlucken. Das will ich aber nicht.

In einer Apotheke frage ich nach einem kleinen Behälter. Man gibt mir ein Röhrchen. Das ist eher unpraktisch. Ich muss stets alle Tabletten in die Handfläche schütten, um die richtigen herauszupicken. Beim nächsten Mal erhalte ich ein Plastikdöschen. Blau, mit zwei Abteilen. Flach, passt gut in die Hosentasche. Am Morgen befülle ich es mit der täglichen Dosis. Wenn ich am Mittag eine Pille vergesse, nehme ich sie am Abend.

Die Box erinnert mich an Besuche bei meiner Großmutter in Dornach. Stets wurden üppige Speisen aufgetischt. Noch mehr bestaunte ich aber ein transparentes Schächtelchen neben Omas Teller – gefüllt mit Tabletten in verschiedenen Farben. Sie sahen aus wie Smarties. Gern hätte ich davon probiert, doch man sagte mir immer: »Nein, das ist nichts für dich.« Was den Inhalt natürlich noch aufregender machte. Wer hätte gedacht, dass ich dereinst – viel jünger als meine Großmutter damals – selbst eine solch kleine Pillendose bei mir tragen würde.

Zwei Monate nach der Operation

Das rustikal ausgetäfelte Wartezimmer ist grell erleuchtet. Nach wie vor komme ich täglich in die radioonkologische Abteilung. Zwei Wochen Strahlentherapie habe ich noch vor mir. Jedes Mal werde ich mit schlimmen Schicksalen konfrontiert. Die meisten Leute sind älter als ich.

Wenn jemand allein dasitzt, sieht man gleich, ob es sich um einen Patienten oder um eine Begleitperson handelt. Wer sich mit einem Kopftuch oder einer Mütze bedeckt, leidet unter Haarausfall, normalerweise verursacht durch eine parallel dazu laufende Chemotherapie.

Oft wirken Angehörige besorgter als die zu bestrahlenden Personen selbst. Häufig kommen erwachsene Töchter – seltener Söhne – ihrer Mutter zuliebe mit. Wenn die Mama dann im Bestrahlungsraum ist, schaut der Nachwuchs nervös um sich, lächelt zwar, aber etwas verkrampft, wohl um den Anschein zu erwecken, es sei ein ganz normales Wartezimmer.

Andere Besucher – jung und trotzdem wegen einer Behandlung hier – zwinkern einem verschwörerisch zu, so, als wollten sie sagen: »Mist, aber es kann eben jede und jeden treffen.« Den Außenstehenden spürt man an, dass sie froh sind, dieser Wartekammer bald wieder entfliehen zu können.

Das geht den Patienten natürlich auch so. Ihnen steht aber nur eine Pause von vierundzwanzig Stunden bevor. Einige sind stationär, werden gleichzeitig im Krankenhaus behandelt. Teilweise ist ihr Zustand so schlecht, dass sie im Spitalbett oder im Rollstuhl, einen Tropf am Arm, hierhergebracht werden. Und manchmal sind diese Krebskranken so bleich, dösen vor sich hin, dass ich mich frage, ob es wirklich nötig ist, sie diesen Mühseligkeiten zu unterwerfen.

Während der Bestrahlung riecht es stark nach Autoabgasen,

als wäre der Raum eine dicht befahrene Straße. »Das kommt vom Ozon, das durch die Bestrahlung entsteht«, erklärt mir ein Pfleger. In dieser Umgebung gibt es dafür offenbar keine Grenzwerte.

Nach den Bestrahlungen fühle ich mich schlapp, brauche ein Nickerchen. Zudem werden die Haare auf meinem Kopf rar. Sie fallen in absurden Mustern aus, als Kreise mit Durchmessern von mehreren Zentimetern rund um die am meisten bestrahlten Stellen. Aber was reingeht, kommt auch wieder raus. Bald verliere ich auch auf den gegenüberliegenden Stellen die Haare. Ebenfalls in runden, teilweise auch eckigen Formen. Absurd, dass mein Kopf jetzt zuoberst am dichtesten behaart ist, obwohl ich dort auch ohne Radiotherapie auf dem Weg zur Glatze bin.

Alice rasiert mir alle paar Tage den Schädel kahl, damit das Muster nicht so deutlich sichtbar ist. Trotzdem zeigen Stoppeln, wo Haare nachwachsen und wo nicht. Wegen der Bestrahlung verfärbt sich zudem meine linke Stirnhälfte knallrot, als hätte ich mich stundenlang einseitig der Sonne ausgesetzt.

»Ich war lange bei offenem Fenster im Auto unterwegs«, witzle ich, wenn jemand fragt. Die Betreuerin rät vorderhand von Salbe ab. »Ihre Haut wird weich vom Eincremen, das sollte sie aber möglichst nicht sein.« Zum Glück betont meine Freundin immer wieder, ihr seien das Schachbrett und der rote Fleck egal. Selbst wenn es nicht so wäre, im Moment würde ich nichts anderes hören wollen. Ein Blick in den Spiegel zeigt, wie komisch das Haarflickwerk auf meinem Schädel aussieht.

Kurz nach der Operation wirkte ich gesünder als jetzt. Je länger die Bestrahlungstherapie dauert, desto mehr sehe ich so aus wie das Klischee eines Krebspatienten. Zaza schenkt mir eines Tages überraschend mehrere Kopfbedeckungen, originell verpackt und beschriftet: eine elegante Wollmütze für die First Class (Marke Hugo), ein schickes Béret für die Businessclass und eine karierte Dächlikappe für die Economyclass (vom Flohmarkt).

Die Hüte kommen mir äußerst gelegen, denn mein eigener Bestand war eher dürftig – selbst mitten im Winter habe ich kaum je eine Mütze getragen. Nun ziehe ich immer eine über. Es ist kalt, da fällt das erst recht nicht auf. Während dieser Zeit lese ich das Buch des ehemaligen Velorennfahrers Lance Armstrong über seine Krebsgenesung. Er schreibt, dass er jähzornig wird, wenn man ihn zum Beispiel auf seine Mütze anspricht. Ich habe da mehr Glück. Dank Zazas gutem Geschmack erhalte ich nur Komplimente.

Im Behandlungsraum hingegen bleibe ich ungeschützt – auch gegenüber dummen Sprüchen.

»Wächst das Haar später nach?« Meine Frage ist rhetorisch. Schon ein paarmal habe ich gehört, dass es nach der Behandlung meistens wieder zurückkommt. Dennoch höre ich es lieber noch einmal.

»In der Regel ja«, antwortet die Helferin.

»Hängt das nicht davon ab, ob die Haarwurzeln noch ganz sind?«

»Ja, aber wir wissen nicht, wie es bei Ihnen ist. Das wissen nur Ihre Haarwurzeln, *haha*. Wir können höchstens versuchen, ihre Haarwurzeln zu hypnotisieren, *haha*. Im Moment ist Glatzetragen ja eh in, *haha*. Ich weiß nicht, wie lange das geht, bis die zurück sind. Vielleicht wachsen die nie nach. Aber dann zahlt ihnen die Altersvorsorge, äh, die Invalidenversicherung eine gute Perücke, *haha*.«

Sie zurrt mir die Maske fest. Die Frau mieft nach Nikotin, es trieft aus allen Poren. Früher hätte ich das gar nicht wahrgenommen, jetzt bin ich aber extrem empfindlich. Kein Wunder, dass ich die Tage bis zum Ende der Therapie zähle.

Gegen Ende der Bestrahlungszeit kommt mich Luís besuchen, einer meiner besten Kumpels aus Portugal. Mittlerweile wohnt er in Brüssel und arbeitet als Korrespondent für eine Wirtschaftszeitung seiner Heimat. Er begleitet mich an einem Tag ins Spital. Während ich bestrahlt werde, darf er in den Kontrollraum. Die Helferinnen und Helfer erklären ihm den Ablauf. Das ist bestimmt abwechslungsreicher, als im Wartezimmer die anderen Wartenden verkrampft anzulächeln. Trotzdem kommt er mir bedrückt vor, als ich aus dem Bestrahlungsraum herauskomme.

Luís war schon ein paarmal in Zürich, kennt viele meiner Freunde. An diesem Abend zieht er mit einigen von ihnen durch die Bars, bleibt in einem Club hängen bis in die frühen Morgenstunden. Ich bin ein bisschen traurig, nicht dabei zu sein. Früher hatte ich ihn durch das Zürcher Nachtleben geführt und ihm neue Lokalitäten gezeigt. Jetzt habe ich keine Energie für so etwas.

Am Morgen machen wir Schichtwechsel: Als Luís um sieben Uhr eintrudelt und sich schlafen legt, stehe ich auf. Gehe duschen, schaue mich beim Rasieren im Spiegel an. Wieder muss ich an das Wort »Demut« denken. Ich brauche der verpassten Party nicht nachzutrauern, kann froh sein, überhaupt noch zu leben.

Mir kommen die Todesanzeigen in den Sinn, die ich mir seit der Operation regelmäßig anschaue. Ohne das zu planen. Beim Durchblättern einer Zeitung bleibe ich einfach auf diesen Seiten hängen. Als Erstes schaue ich, wie alt die Leute waren. Sind jüngere darunter, lese ich nach, ob die Todesursache erwähnt wird. Oft ist dann die Rede von »schwerer Krankheit« – und das bedeutet meistens Krebs.

Mitte März besucht mich mein Tumor im Schlaf. Ich träume, dass ich mit Alice in London bin. Auf der Straße werde ich überfallen. Ich bitte einen anderen Typen, mir zu helfen. Er reagiert nicht. Wütend schreie ich ihn an: »Ich bin so enttäuscht, dass du mich im Stich lässt. Schließlich hatte ich hier leben wollen!« Zeige ihm meine Narbe. Zum Kerl, der mich überfallen will, sage ich: »Mir geht es schon schlecht genug, warum musst du ausgerechnet mich belästigen?« Er schleicht sich davon. Ab dieser Nacht taucht der Krebs in meinen Träumen häufig als Motiv auf.

11. WECHSELBAD

Eine Bekannte empfiehlt mir einen Heiler aus dem Kaukasus-Gebiet: »Er reist regelmäßig in die Schweiz, um hier Leuten Energie zu übertragen. Derzeit ist er für ein paar Tage in Rheinfelden, hat noch freie Termine.« Natürlich verlangt er ein Entgelt. Viel habe ich aber nicht zu verlieren. Ich verlasse mich auf den Tipp, reise hin, suche die Mehrzweckhalle am Ende des eigentlich schmucken Städtchens.

Diese Gegend ist jedoch voll hässlicher Gebäude aus den Achtzigerjahren, Beton dominiert. In einem Raum treffen sich gerade die Weight Watchers. Zum Schamanen geht es durch eine andere Tür. Ich sehe ein paar Rentnerinnen hinter einem Tisch sitzen. Ein paar leere Stühle. Daneben ein Mann – speckige Haut, übergewichtig, fettige Haare. Er trägt ein mit Schweißflecken bedecktes T-Shirt. Vermutlich hat er die falsche Tür erwischt. Aber nein, er entpuppt sich als der Heiler, für den ich extra hierhergekommen bin.

Magische Hände mag er besitzen, allerdings sieht er alles andere als gesund aus. Sein Team, die älteren Damen – ausnahmslos Einheimische – sind trotzdem begeistert, erzählen mir von vielen Leidenden, denen er geholfen haben soll.

Ich muss etwa eine Stunde im Vorraum warten. Ein paar Frauen aus seinem Fanclub versuchen unterdessen, mir geführte Reisen in seine Heimat schmackhaft zu machen. Auf so etwas will ich mich nicht einlassen, bleibe unverbindlich. Die Behandlung kostet hundert Franken, ich muss im Voraus bezahlen.

Als der Heiler mir die Audienz gewährt, schildere ich ihm kurz meine Situation. Dann kommt er mit seiner Hand über meine Stirn, bleibt still. Ich spüre eine Wärme in meinem Kopf. Nach zehn Minuten ist der Spuk vorbei, ich werde entlassen. Später stelle ich fest, dass auch meine eigene Hand Wärme ausstrahlt, wenn ich sie über den Kopf halte.

Seine Assistentinnen wollen genau wissen, ob etwas passiert sei.

»Ich habe nicht viel gemerkt.«

»Ein richtiger Effekt tritt erst ein, wenn Sie weitere Termine vereinbaren. Am besten kommen Sie gleich morgen noch einmal. Sie haben Glück. Der Meister bleibt noch eine ganze Woche in der Schweiz.«

»Morgen habe ich mich bereits verabredet, ich kann nicht kommen.«

»Sie müssen jetzt an sich denken. Oder kommen Sie in Begleitung und verbinden das mit einem Ausflug nach Rheinfelden.«

»Morgen muss ich ins Spital.«

Was mich dort erwartet, erwähne ich nicht. Die Damen verdrehen die Augen, denken vermutlich: »Wer zum Heiler kommt, braucht keine Klinik.« Sie sagen aber nichts. Die hundert Franken für die »Energieübertragung« hätte ich mir sparen können. Über das Geld ärgere ich mich jedoch nicht wirklich. Immerhin kann ich diesen Nachmittag unter der Kategorie »skurrile Erlebnisse« abbuchen. Das Beispiel zeigt mir allerdings, wie dreist solche Scharlatane die Verzweiflung Krebskranker ausnutzen. Was für eine schäbige Art, zu Geld zu kommen.

Drei Monate nach der Operation

Ich verabrede mich mit einigen Leuten aus dem Unispital, die rund um die OP mit mir zu tun hatten. Und bin froh, dass sie sich Zeit dafür nehmen. Alle schildern die Ereignisse aus einer anderen Perspektive und helfen mir, das Puzzle der für mich so einschneidenden Tage zusammenzusetzen.

»Patienten haben nach einem Eingriff kaum Lust, Ärzten und Pflegern aus der schwierigen Zeit erneut zu begegnen«, erklärt mir etwa der Anästhesist. »Ich kann das gut verstehen. Von den meisten höre ich leider erst wieder bei einer weiteren Operation – oder wenn sie gestorben sind. Insofern hoffe ich, dass ich von Ihnen nie mehr etwas erfahre. Sie verstehen schon, wie ich das meine.« Zum Abschied wünscht er mir alles Gute für meine Gesundheit.

Auch mit Freunden unterhalte ich mich über die schwarzen Tage um die Jahreswende, lasse mir von ihnen erzählen, wie sie die Zeit erlebt haben. Diese Gespräche helfen mir beim Verarbeiten.

Es wäre in diesem Moment leichter, alles ruhen zu lassen. Ich erinnere mich aber an die Kinesiologie-Stunden, die mir zeigten, dass emotionale Wunden, die ich durch Schweigen und Ignorieren zu überstehen glaubte – vor allem der Tod meiner Mutter –, sich später umso heftiger wieder bemerkbar machten. Deshalb ist es mir lieber, diese Geschehnisse nicht einfach zu verdrängen. Abgesehen davon ist die Bedrohung so akut, dass ich sie ohnehin nicht wegdenken kann.

Dagegen prallen Dinge, die mich früher geärgert hätten, jetzt an mir ab. Gleichzeitig bin ich seit der Operation deutlich sentimentaler als zuvor. Sogar alltägliche Situationen – zum Beispiel, wenn ich ein Lied von früher höre oder erfahre, dass sich ein befreundetes Paar getrennt hat – bringen mich zum Weinen. Mir ist das eher peinlich. Gegenüber Alice lasse ich mir meistens nichts anmerken, wische mir unauffällig die Augen trocken.

Auf der einen Seite bin ich beeindruckt von Menschen, die

ich zuvor nur flüchtig kannte und die jetzt viel Verständnis für meine Situation haben. Andererseits habe ich keine Geduld mehr für Leute, die mir hohl und oberflächlich vorkommen. Zu einigen von ihnen habe ich nach dem Spitalaufenthalt den Kontakt abgebrochen. Sie können nicht nachvollziehen, was Alice und ich durchgemacht haben. Es fehlt eine gemeinsame Kommunikationsbasis.

Ende März gehe ich bei schönem Wetter zum ersten Mal wieder joggen. Mein Körper hat sich nach der Strahlentherapie einigermaßen erholt. Die körperlich gute Verfassung vor der Operation hat mir bestimmt geholfen, die Strapazen zu überstehen. Meine Sportmanie hat sich jedoch gelegt. Zwar liegt mir viel daran, mich regelmäßig zu bewegen. Das wird mir von den Ärzten im Spital wie auch von meinem Hausarzt empfohlen. Aber an die Schmerzgrenze gehe ich nicht mehr. Wenn ich mich nicht fit fühle, lasse ich den Sport sein. Absurd: Ich bin überzeugt, die Signale meines Körpers besser wahrzunehmen, obwohl ich und ein Ärzteteam ihn in letzter Zeit eifrig malträtiert haben.

Der erste Lauf nach wochenlanger Unterbrechung tut mir jedenfalls gut. Ich atme tief durch, beginne mit gemächlichem Trab. Die Route führt entlang der Limmat stadtauswärts. Entspannt und glücklich nehme ich die Bilder auf, die sich an diesem herrlichen Tag bieten. Es sind viele Leute draußen, alle genießen die Sonne. Ich spüre, wie meine Lebensgeister geweckt werden.

In der darauf folgenden Woche habe ich wieder einen Tomografie-Termin, gefolgt von einer Besprechung in der neurochirurgischen Klinik. Die Bilder aus dem MRI-Apparat sind erfreulich. Nicht, dass ich das selbst erkennen würde. Der Assistenzarzt, der mir immer locker auf die Schulter geklopft hat, beteuert aber: »Der Tumor wurde sehr sauber entfernt.« Im Bericht heißt es später: »Keine Indizien für Tumorreste.«

Der Arzt stellt mir Fragen, prüft mein Verhalten. Ich muss einer Linie folgen. Habe Mühe, kippe um. Mein Gott, bin ich tollpatschig. Das fällt auch dem Befrager auf:

»Haben Sie seit der Operation epileptische Anfälle gehabt?«

»Nein, ich habe nie etwas bemerkt.«

Irgendwann kommt eine mir unbekannte Ärztin dazu. Sie heißt Bjeljac, ist Leiterin der Poliklinik. Die Frau hat eine einnehmende Ausstrahlung, blonde Haare, würde glatt als Schauspielerin in einem Hollywood-Streifen durchgehen.

Wir diskutieren übers Autofahren. Bisher hatte mir niemand gesagt, dass ich das nicht mehr darf. Offenbar gibt es klare Regeln, wie lange man nach einer Hirn-OP und dem letzten epileptischen Anfall warten muss, bis man sich wieder hinters Steuer setzen darf: Minimum ist ein halbes Jahr. Das erfahre ich erst jetzt. Für mich ist das kein Problem. Ich besitze kein Auto, benutze das Fahrrad, die Straßenbahn oder den Zug. In den Ferien hätte ich aber keine Sekunde gezögert, ein Auto zu mieten.

»Wissen Sie überhaupt, was ein epileptischer Anfall ist?«, fragt Frau Bjeljac, die das Gespräch mittlerweile dominiert.

»Natürlich, mit zuckenden Gliedern am Boden liegen, röcheln, aus dem Mund schäumen. Nicht mehr ansprechbar sein.«

Erst jetzt erfahre ich, dass Epilepsie auch ganz anders auftreten kann. Zum Beispiel als Sprachstörung, kombiniert mit einem Déjà-vu-Gefühl. Was ich schon häufig erlebt habe, ist also nicht das Comeback des Krebses, sondern ein leichter Epilepsie-Anfall. Kein »grand mal«, kein »großes Böses«, wie die heftigste Form von Epilepsie heißt, sondern eine Vorstufe, ein sogenannter »speech arrest«, ein »Sprachaussetzer«.

All diese unangenehmen Momente im vergangenen Jahr,

plötzlich stumm beim Abendessen, während des Joggens, am Telefon – Epilepsie! Wäre der Tumor an einem anderen Ort des Gehirns entstanden, hätte sich die Epilepsie entsprechend unterschiedlich manifestiert, beispielsweise durch Gliederlähmungen oder vorübergehend getrübtes Sehvermögen.

Solche Gehirnerdbeben können Anzeichen für Hirntumor sein. Hätte ich das geahnt, wäre ich wohl viel früher im OP-Saal gelandet, zu einem Zeitpunkt, als die Wucherung noch kleiner war. Allerdings hätte ich Alice dann wohl kaum kennengelernt ...

Der Tumor fraß sich in meine Gehirnwindungen, zerstörte dadurch gesunde Zellen, unterbrach Synapsen und andere Verbindungen. Heute ist an der gleichen Stelle eine Narbe im Kopfinneren. Nach wie vor werden elektrische Signale fehlgeleitet, sie entladen sich unkontrolliert ins Gehirn. Und das verursacht die für mich so peinlichen Funktionsstörungen.

Ohne Behandlung riskiere ich, dass die Epilepsie-Anfälle häufiger und heftiger werden. Dabei habe ich die Dosis der entsprechenden Pillen aus eigenem Antrieb reduziert, einfach weil mir nicht bewusst war, was ich damit aufs Spiel setze.

»Warum hat mir niemand gesagt, dass das Epilepsie sein kann?«, frage ich.

»Herr Assistenzarzt«, sagt die Chefin, »wie kommt es, dass niemand Herrn Baumann informiert hat? Und warum weiß er nicht, dass er vorerst kein Auto fahren darf?« Der Assistenzarzt blättert nervös in seinen Unterlagen, windet sich um die Antwort. Es gibt keine Erklärung, außer, dass er es versäumt hat.

Ich mag mich nicht wirklich aufregen. Epileptiker. Das bin ich also auch noch. Unter anderen Umständen wäre ich schockiert gewesen, hätte mein Pech nicht fassen können. Jetzt bin ich eher erleichtert. Endlich weiß ich, woher diese Sprachstreiks rühren. Unkontrollierbare hirnelektrische Aktivitäten. Im Vergleich zum bösartigen Hirntumor erscheint mir das harmlos.

Mit Epilepsie ist nicht zu spaßen, aber es handelt sich dabei um ein fassbares Krankheitsbild und lässt sich medikamentös behandeln. Epilepsie zerstört unter Umständen zwar Hirnzellen, führt jedoch in der Regel nur dann zum Tod, wenn man in einer gefährlichen Situation bewusstlos wird – beispielsweise bei hohem Tempo hinter dem Steuer. Wenn ich für ein paar Minuten die Sprache verliere, bedeutet das nach der Operation nicht, dass der Krebs weiter wächst, sondern dass Neuronen sich weiterhin ziellos entladen.

Frau Bjeljac schlägt vor, das bisherige Mittel durch eine andere Epilepsie-Prophylaxe zu ersetzen. Die täglich geschluckten Medikamente bewirken nämlich Zahnfleischwucherungen. Schon das Wort klingt abschreckend. Was sich dahinter verbirgt, ist wirklich kein Spaß: Rund um mein Gebiss entstehen neue, zerfurchte Gebirge und Täler.

Ändert sich etwas im Mund, befühlt man mit der Zunge mechanisch, beinahe manisch immer wieder das neue Element. So geht mir das auch mit dem expandierenden Zahnfleisch. Beim Küssen ist zwar nichts zu spüren, Zahnseideln hinterlässt aber Blutspuren. Von Tag zu Tag werde ich weniger von den alten Pillen nehmen und dafür mehr von den neuen. So verschwindet die Berglandschaft in meinem Mund. Dafür wird mich das neue Mittel müde machen. Als wäre ich nicht schon von der Bestrahlung schläfrig genug ...

Chefärztin Bjeljac versucht, mich von der Chemotherapie zu überzeugen. »Im Durchschnitt kommen damit Rezidive drei Monate später«, höre ich einmal mehr. Was bedeutet dieser Mittelwert für mich? Warum sollte ich mit einer solchen Behandlung anfangen, wo sich der Krebs zurückgezogen hat? Für mich ist die Chemotherapie ein Schreckgespenst. Höchstens in einer ganz verzweifelten Situation könnte sie für mich zum Rettungsanker werden. Zum Glück muss ich mich nicht sofort für oder gegen die onkologische Empfehlung entscheiden.

Iscador, das anthroposophische Heilmittel, injiziere ich nach Rücksprache mit der Lukas-Klinik wieder regelmäßig. Mit den Sprachaussetzern hatte es offenbar nichts zu tun.

Auf die Besprechung der Bilder folgt eine neuropsychologische Untersuchung. Ich lege Wert darauf, nicht mehr von der Sprachexpertin vom letzten Mal befragt zu werden. Ihrer alles andere als subtilen Befragetechnik möchte ich mich nicht noch einmal aussetzen.

Dieses Mal werde ich wie vor der Operation vom Abteilungsleiter geprüft. Der Test ist anspruchsvoll, aber fair. »Verbal leicht reduzierte spontane Ideenproduktion«, heißt es später im Bericht. Und: »Diskrete Störung der Wortfindung für komplexe Beschreibungen.« Das habe ich bereits bei meinen Versuchen gespürt, einen journalistischen Artikel zu schreiben. Immerhin scheint die Wortfindung passiv in Ordnung zu sein. Den Satz aus dem Bericht habe ich jedenfalls verstanden.

Der »Mentalstatus« sei im Übrigen normal, heißt es weiter im Befund. Im Vergleich zum Zustand »unmittelbar postoperativ« – also beim letzten Test, der mich total aus dem Konzept gebracht hatte – habe er sich »sogar verbessert«. Ich bin also nicht so verrückt, wie zu befürchten war – auch ohne Rehabilitationskur.

Mich auf etwas zu konzentrieren, Namen und Worte im Gedächtnis zu behalten, bereitet mir nach wie vor Mühe. Frau Bjeljac erklärt mir, warum. Vor dem Eingriff hat sich der Tumor vermutlich bereits in heikle Bereiche der Sprachfindung des Gehirns hineingefressen. Die Zellen fanden offenbar neue

Wege für die zuvor beim Sprachgebrauch verwendeten Abläufe. Dann kam die OP. Nicht dass es dazu eine Alternative gegeben hätte, aber selbst ein äußerst vorsichtig vorgehender Chirurg musste in Kauf nehmen, weitere für die Kommunikationsfähigkeit entscheidende Zellen zu zerstören. »Die seither erfolgende Vernarbung schränkt deren Fähigkeit weiter ein«, so die Leiterin der Poliklinik, »daraus resultiert ein Substanzdefekt im Gehirn.«

Schlussendlich gibt die Bestrahlung der sensitiven Materie noch den Rest. »Das lässt sich nicht reparieren, selbst wenn Sie täglich stundenlang Ihr Gedächtnis trainieren«, warnt mich Frau Bjeljac. »Es ist nicht so, dass durch knifflige Übungen neue Synapsen-Verbindungen entstehen, die das Manko überwinden. Was kaputt ist, ist kaputt. Das Gehirn kann zwar neue Wege entwickeln, um die alten Geschicke zu erreichen. Sätze zu formulieren oder Wörter abzurufen wird Ihnen jedoch nie mehr so schnell gelingen wie früher.«

Es ist brutal, das zu hören. Aber es erklärt mir auch, warum ich größere Mühe habe, mir etwas zu merken, und vergesslich bin, als wäre ich ein Greis.

Am Wochenende stoßen wir mit ein paar guten Bekannten auf den erfreulichen Teil der Nachrichten aus dem Krankenhaus an, auf die guten Bilder. Am nächsten Tag telefoniert Alice mit einem Onkologen, den sie kennt. Er relativiert: »Das ist eine gute Ausgangslage, aber nach der Operation und der Bestrahlung ist das oft so. Mittelfristig ... Na ja, es handelt sich um eine Nummer vier, das ist heimtückisch.«

Ich gehe durch ein Wechselbad der Gefühle. Auf Hoffnungsschimmer folgen Momente, die mir meine ungewisse Zukunft deutlich vor Augen halten. In der Zeitung lese ich beispielsweise von den Plänen der Stadtregierung, das Straßenbahnnetz in Zürich auszubauen. So soll die Linie acht künftig vom Stadtkreis vier über die Hardbrücke in den Stadtkreis fünf führen. Das wäre eine tolle Verbindung, denke ich mir. Eine, die ich bestimmt häufig benutzen würde. Und sehe das voraussichtliche Eröffnungsjahr: 2012. Wie soll ich das erleben? Meine Aussichten sind so begrenzt! Werde ich Weihnachten je wieder im Familienkreis verbringen? Muss ich mich darauf einstellen, nie mehr Geburtstag feiern zu können? Bleibt mir wenigstens noch ein Sommer?

Meine Grübeleien schlagen natürlich auch Alice auf den Magen. Bald kennt sie mich länger im postoperativen Zustand als zuvor. Kaum hatten wir uns gefunden, schlug das Schicksal zu. Dass meine Freundin all das auf sich nimmt und zu mir hält, grenzt an ein Wunder. Ich weiß nicht, ob ich ihr häufig genug sage, dass ich sie liebe. Frage mich, ob ich ihr ausreichend zu verstehen gebe, wie viel es mir bedeutet, mit ihr zusammen zu sein.

Sie gibt mir die Kraft, in dieser Situation nicht einzubrechen. Krebs bringt viele Paare auseinander. Dass und wie es passiert, kann ich nachvollziehen. Diese Krankheit ist morbid, belastet eine Beziehung mit ungewohnten Gefühlen und großen Ängsten auf beiden Seiten.

Ein bisschen weiß ich ja, wie es sich anfühlt, wenn nahestehende Personen an Krebs erkranken. Schließlich habe ich das bei meiner Mutter erlebt. Wenn es aber um den Partner, um die Partnerin geht, ist man im alltäglichen Leben noch stärker davon betroffen. Dass sich in diesen kritischen Momenten unsere Liebe sogar noch intensiviert, ist ein großes Glück.

Die guten MRI-Befunde geben uns vorübergehend etwas Gelassenheit. Große Pläne können wir nicht schmieden. Mindestens bis zum Sommer bin ich weiterhin krankgeschrieben. Nach sechs Wochen Bestrahlung wagen wir einen längeren Aufenthalt in London. Wir werden rund zwei Monate dortbleiben.

Meine Freundin nimmt sich dafür unbezahlten Urlaub. Entsprechend freue ich mich auf unsere Zeit in Großbritannien und hoffe, dass wir dort wieder Momente der Unbeschwertheit erleben werden.

Ich erinnere mich an den Satz eines englischen Hirnchirurgen, den ich nach meinem Spitalaufenthalt angerufen hatte. »Genieße die ersten Monate nach der Operation«, sagte er. »So gut wird es dir vermutlich nie mehr gehen.« Mir war klar, was er meinte: Es werden wohl meine letzten Monate sein.

Wenn das so ist, sollte ich auf meinen Bauch hören und jetzt beschließen, was ich in der verbleibenden wertvollen Zeit machen will. Mein »letzter Traum« wäre wohl eher eine Reise in ein unbekanntes, fernes Land als ein paar Wochen in einer mir vertrauten Stadt nicht allzu weit weg von Zürich.

Insofern ist London ein schnöder Vernunftentscheid. Zugunsten der Infrastruktur und der medizinischen Zuverlässigkeit in der westlichen Hemisphäre. Im Dezember hatte ich dort unter widrigsten Umständen eine Wohnung gefunden, nun will ich sie auch ein wenig nutzen. Zudem ist der Gedanke an den Tod nach wie vor sehr abstrakt.

Es ist vielleicht naiv, so zu tun, als sei ich eine Ausnahme, als könne mir dieser Hirntumor weniger antun als anderen Menschen. Aber das Verdrängen fällt in diesem Fall leicht. Ich bin nicht interessiert an der Konfrontation mit der brutalen Realität. Immerhin habe ich mir ein Bündel aus Methoden der komplementären Medizin zusammengestellt. Nach wie vor gehe ich davon aus, dass es mir nützt.

Abschiedsfest bei uns in der Wohnung. Ein paar Dutzend Leute. Und tolerante Nachbarn. *London Calling* von The Clash spiele ich vor dieser Abreise mehrmals, wobei ich den Lautstärkeregler immer weiter nach rechts drehe.

Justus Köhncke ist aber *der* Knüller auf der improvisierten Tanzfläche im Wohnzimmer. Der deutsche Musiker und Produzent hatte sich früher mit House-Musik einen Namen gemacht, sein in dieser Zeit erschienenes Album *Doppelleben* verknüpft minimalistische Elektrolieder mit deutschem Pop, hart an der Schmerzgrenze zu Schlagern. Eine unwiderstehliche Mischung.

Zaza sagt zu mir: »Hey, du entdeckst immer noch die besten Songs.« Kürzlich habe sie in einer Disco ein Lied von Köhncke gehört. Alle seien total ausgeflippt und hätten sich gefragt, was das sei. Sie habe die Musik aber bereits von der CD gekannt, die ich ihr kurz nach der Operation gebrannt hatte. Ich fühle mich zwar weit entfernt vom aktuellen musikalischen Puls, aber dieses Lob freut mich sehr.

12. LONDON CRAWLING

Vier Monate nach der Operation

»Siehst du das Haus dort drüben? Das ist es.« Wir steigen aus dem Doppeldeckerbus, eine große Tasche im Schlepptau. Endlich kann ich Alice meine Londoner Wohnung zeigen. Es ist aber auch bitter, hierher zurückzukommen. Die Möbel aus der Schweiz erinnern mich an die damalige Aufbruchstimmung. Ich stelle mir mein Leben vor, wenn nichts passiert wäre und ich als Korrespondent in England arbeiten würde. Wenigstens muss ich nun keine Fernbeziehung führen.

Im Briefkasten liegen Werbebriefe – und eine Rechnung für die Gemeindesteuer. Jeder Hausbesitzer oder Mieter muss sie zahlen. Die Höhe der Steuer hängt von der Wohnfläche ab.

Ich versuche, den Behörden des Stadtbezirks Shoreditch klarzumachen, was mir passiert ist, dass ich in letzter Zeit nicht hier war, sondern in einem Spital in meiner Heimat, und dass ich unter diesen Umständen nicht zahlen mag. Schließlich bin ich wieder in Zürich gemeldet und entrichte dort auch Gemeindesteuern. Aber ich stoße auf kein Verständnis.

»Diese Steuer gilt für alle, egal wie krank«, bellt mich ein Angestellter an.

»Und wenn ich nicht bezahle?«

»Dann treiben wir den Betrag ein.«

»Na und? Ich wohne im Ausland!«

»Wir finden Sie auch dort.«

Das kann ich mir nicht so recht vorstellen. Die Behörden wissen ja nicht einmal, aus welchem Land ich stamme. Aber die Diskussion wird mir zu blöde. Ich bezahle.

Zwei Monate bleiben wir hier. Und versuchen als Erstes, einen Drahtesel zu knacken. Ich hatte vorsorglich zwei Velos aus der Schweiz nach England verfrachten lassen. Dummerweise hatte ich eines davon abgeschlossen – und den Schlüssel verloren. Das Hinterrad bleibt nun verriegelt, das Schloss ist viel zu massiv, um es mit einer Zange aufzubrechen.

Ich schaue im Telefonbuch nach, rufe mehrere Schlosser an. Die halten das alle für eine verdächtige Angelegenheit. Keiner will mir helfen. Dabei ist das fragliche Velo ein Erbstück aus dem Nachlass meiner Mutter. Ein Fahrradverkäufer kennt weniger Skrupel. »No problem«, sagt er, ich solle einfach bei ihm vorbeikommen.

Gemeinsam schleppen Alice und ich das Rad zum Laden. Selbst mit professioneller Ausrüstung braucht der Händler eine halbe Stunde, um das Schloss zu öffnen. Schweiß läuft ihm über die Stirn, er berechnet zwei Pfund extra für den außerordentlichen Aufwand.

London ist nicht gerade velofreundlich, auch wenn sich die Lage in den letzten Jahren deutlich verbessert hat. Wir halten uns an Nebenstraßen oder radeln den Grand Union Canal entlang, der ohne Ampeln und Kreuzungen bis ins Zentrum führt. Verkehrsregeln scheinen aber auch in dieser Idylle zu gelten. »Wrong side«, faucht uns ein Velofahrer an, als wir ihm auf der für England falschen Seite – von uns aus rechts – entgegenkommen.

Das Fahrvergnügen halten wir in einem Artikel für den Reiseteil des *Tages-Anzeigers* fest. Ich schreibe, Alice fotografiert. Vor ihrer Arbeit als Kamerafrau war sie als freie Fotografin tätig. Wir setzen weitere aktuelle Geschichten für die Zeitung um, beispielsweise über den Premierminister dieser Zeit, Tony Blair, und das von ihm gekaufte, unglaublich teure Haus mitten in der Stadt.

Ich bin beim Verfassen der Texte ziemlich nervös. Schließlich habe ich seit vier Monaten nichts mehr veröffentlicht. Fasse aber Mut für weitere Versuche. Ein bisschen fühlt es sich doch an, als sei ich Korrespondent in London. Nach dem zweiten gemeinsamen Streich witzelt mein Chef: »Offenbar habt ihr dort ein Pressebüro eröffnet.«

Passende Visitenkarten habe ich auch schon: Nach der Einlieferung ins Krankenhaus erhielt ich einen Bogen mit rund zwanzig Adressaufklebern. Sie waren für die Patientenkarten gedacht, von denen ich auf meinem Weg durch das Unispital in jeder Abteilung eine neue erhielt. Aufgeprägt ist mein Geburtsdatum, ein Strichcode – und meine Adresse in London. Ich klebe sie jetzt auf meine alten Visitenkarten vom *Tages-Anzeiger*. Oder auf Briefe – als Absenderangabe.

Fünf Monate nach der Operation

Alice fliegt für zehn Tage in die Schweiz, um etwas Geld zu verdienen. Am Abend vor ihrer Abreise gehen wir mit einem befreundeten Pärchen zu einem Konzert von Mylo, einem Schotten, der Rock und Elektro mischt. Nach dem Auftritt spüre ich das meine Epilepsie-Anfälle normalerweise einleitende Déjà-vu – ein unbestimmtes Gefühl, die Situation schon einmal erlebt zu haben.

Wir gehen aus dem Saal. Ich zittere, aber nicht der Temperatur wegen. Versuche mich zu erinnern, wie die Band auf der Bühne aussah. Es gelingt mir nicht, obwohl das Konzert erst vor einigen Minuten zu Ende ging. Wenig später ist der Spuk vorbei. Meine Beine sind zwar noch wackelig, aber ich kann sprechen, als wäre nichts passiert.

Seit dem letzten Spitalbesuch in Zürich weiß ich zwar, dass

ein solcher Aussetzer nichts Schlimmes bedeuten muss. Trotzdem bin ich beunruhigt. Offenbar hat auch die höhere Dosis der Anti-Epilepsie-Tabletten, die mir der Hausarzt verschrieben hat, nichts genutzt.

Im Bioladen um die Ecke erspähe ich einen Zettel, der für einen Qigong-Kurs wirbt. Das erinnert mich an den Kollegen in Zürich, der das Verschwinden seines Hirntumors auf intensives Qigong-Training zurückführt. Seit er mir davon erzählt hat, will ich mich unbedingt in die chinesische Bewegungs- und Energielehre einführen lassen. Nun nehme ich die Gelegenheit wahr.

Der Lehrer in London ist sympathisch, unaufgeregt, erklärt die Übungen präzise, mischt sich immer wieder unter die Teilnehmer, um deren Haltung sanft zu korrigieren. Als er mir den Vortrag eines Qigong-Professors empfiehlt, folge ich gern seinem Ratschlag.

Umso mehr bin ich erstaunt, dass sich der chinesische Experte in der Veranstaltung knallhart und extrem abgehoben gibt. Er betont den Einfluss von Qigong auf die Gesundheit und erwähnt mehrmals, dass er mit seiner Philosophie schon vielen Leuten geholfen habe. Was diese Philosophie genau enthält, sagt er aber nicht. Zudem macht er sich über Personen lustig, die laut ihm ihrer Krankheit erlegen seien, weil sie ihm nicht vertraut und den Übungen eines anderen Lehrers mehr Glauben geschenkt hätten. Lacht kurz und hämisch, fast, als würde er gurgeln. Ein Wochenendseminar – Thema: »Heilung durch Qigong« – würde bei diesem Meister rund tausend Pfund kosten – so viel wie die Miete meiner Wohnung. Im Preis inbegriffen sind ein paar Stunden Vortrag, aber keine individuelle Konsultation. Selbst das Mittagessen geht extra.

Ich spreche den Chinesen in der Pause an: »Entschuldigung, warum ist der Heilkurs so teuer?«

»Fragen Sie meine Assistentin«, antwortet er und wendet sich ab. Offenbar hat er keine Zeit für zweifelnde Qigong-Interessenten. Das Thema ist für mich vorerst erledigt.

Ein paar Tage später ist mir schwindelig, als ich aufwache. Alles dreht sich, ich bin beunruhigt. Stundenlang liege ich lethargisch im Bett. Schließlich rufe ich meinen Hausarzt in Zürich an. Er empfiehlt, den Phenytoin-Spiegel bestimmen zu lassen.

Phenytoin ist der Wirkstoff meines Epilepsie-Präparats. Ist der Wert zu hoch, kann Schwindel als Nebenwirkung auftreten. Wo soll ich das messen? Ich telefoniere mit Angus, meinem Freund am anderen Ende Londons. Er rät mir, die Walk-in-nursery, eine Art Notfallstation, beim Bahnhof King's Cross aufzusuchen.

Mit der U-Bahn fahre ich zwei Stationen, kämpfe mich einmal mehr durch den King's-Cross-Komplex. Walk-in? Keine Spur. »Es gibt hier kein medizinisches Zentrum, gehen Sie doch in irgendein Hospital«, rät mir ein Gentleman am Infoschalter. »Das nächste ist wohl das an der Old Street.« Von dort bin ich gerade gekommen.

Ich will mit dem Bus zurückfahren, aber Baustellen dominieren die Gegend, der ganze Bahnhof wird umgekrempelt. Bis ich herausfinde, wo die Haltestelle ist, habe ich bestimmt mehrere Busse verpasst. Zwei Stunden nach meinem Aufbruch bin ich wieder zurück in meinem Quartier – und weiß immer noch nicht, was mich plagt.

An der City Road sehe ich ein Krankenhaus – wahrscheinlich das, das der Herr in der Bahnhofsauskunft gemeint hatte. Der Wartesaal ist zum Bersten voll. Daneben steht ein NHS-Zentrum. NHS ist die Abkürzung von National Health System, dem britischen Gesundheitssystem. Die Behandlungen in solchen Zentren und in den damit verbundenen Krankenhäusern sind gratis. Im NHS-Wartezimmer sieht es allerdings noch schlimmer aus als im Hospital. Es gibt nicht genügend Sitzgelegenheiten, Wartende kauern auf dem Boden.

Jemand erklärt mir, ich müsse woanders hin, tief ins East End. »Das Royal London Hospital in Whitechapel nimmt Ausländer auf. Nehmen Sie den Bus Nummer 205.«

Also fahre ich hin und versuche es bei der Aufnahmestation für ambulante Fälle. Unzählige warten, die Luft ist zum Schneiden, intensiver Schweißgeruch dominiert den Raum. Es ist heiß. Zwei Mitarbeiterinnen hinter dem Schalter tragen Kopftuch, von ihren Gesichtern ist nur wenig zu sehen. Im Wartesaal sitzen turbanisierte Asiaten. Unter anderen Umständen würde mich die multikulturelle Atmosphäre faszinieren. Im Moment ist mir aber nur eins wichtig: Ich möchte so schnell wie möglich an die Reihe kommen.

Mit einem Angestellten kann ich kurz sprechen. »Ich werde Ihnen einen Termin bei einem Allgemeinmediziner organisieren. Warten Sie, bitte.« Ich nehme Platz, höre nie wieder von ihm. Neben mir sitzt ein junges Pärchen, – er mit Lederhosen und amerikanischem Akzent, sie punkig geschminkt und mit hochtoupierter Gelfrisur.

»Wir sind an achter Stelle«, sagt er zu ihr. »Wenn das in diesem Tempo weitergeht, müssen wir rund vier Stunden warten.« Als ich das höre, wird mir noch schwindliger. Ich bin ungefähr die Nummer zwanzig in der Reihe. Bei der Patientenaufnahme frage ich nach einem Glas Wasser, der Wasserspender im Wartesaal ist leer.

»Wasser haben wir nicht.«

»Und wenn ich in Ohnmacht falle?«

»Wir haben einfach kein Wasser.«

»Leere Becher?«

»Auch das nicht.«

Ich gehe aufs Klo. Hier gibt es Wasser. Ich trinke einen Schluck, reiße WC-Papier ab, befeuchte es und lege mir die Pampe auf die Stirn. Das kühlt ein wenig. Aber ich will endlich wissen, was mit mir los ist.

Auf einer Visitenkarte notiere ich die Schweizer Telefonnummer von Alice. Gehe zur Schaltertheke. »Bald werde ich ohnmächtig«, sage ich den Ladys, die mich kaum zur Kenntnis nehmen. Ich reiche ihnen die Karte. »Rufen Sie in diesem Fall bitte diese Nummer an.« Kehre um, setze mich auf eine Bank und schließe die Augen.

Meine Aktion beschleunigt die Dinge. Eine der Empfangshilfen bringt mich zur Notfallstation. In den Spitalgängen kommen mir Erinnerungen an die Operation hoch. Es ist schmuddeliger hier, die Wartezeiten sind länger als zu Hause. Im Gegensatz zu damals weiß ich heute jedoch, was die schlimmste Diagnose sein könnte. Das Wort »Hirntumor« würde mich nicht mehr aus heiterhellem Himmel in den Abgrund stoßen. Leider kann ich nicht damit rechnen, dass meine Freundin aufkreuzt – ich erreiche sie nicht einmal per Telefon. Sie ist noch bei der Arbeit.

Selbst in der Notfallstation dauert es ewig. Ich vertreibe mir die Zeit mit Lesen, aber das fällt nicht leicht. Alles dreht sich. Die mitgebrachten Zeitungen habe ich trotzdem alle bald durchgeblättert. Ich beobachte ein Junkie-Pärchen: Sie hat Schluckauf und hält Röntgenaufnahmen ihrer Lunge in der Hand. Er rennt den Flur auf und ab, schreit alle an, die auch nur im Entferntesten nach Personal aussehen.

Eine Krankenschwester versucht ihn zu beruhigen. Er gerät nur noch mehr außer sich. Sie, die Ruhe in Person, antwortet: »No, it's not that we're trying to get rid of you« – »nein, es ist nicht so, dass wir euch loswerden wollten«. Er mault herum, sieht schlussendlich ein, dass es sinnlos ist, sich hier weiter aufzuspielen, zieht seine Partnerin Richtung Ausgang hinter sich her und sagt leise »bye«.

Die Schwester grinst und ruft ihm hinterher: »It was a pleasure« – »es war ein Vergnügen«. Im Royal London Hospital ist es so lebhaft und immer hart an der Grenze zum Erträglichen, als wäre man in einer Fernsehserie.

Trotz der Abwechslung ist die Warterei ermüdend. Also zücke ich wieder die Visitenkarte und weise auf eine mögliche Ohnmacht hin. Der Trick bewirkt erneut eine rasche Reaktion.

Allmählich kommt die Untersuchung in Gang. Zuerst nimmt mir eine Pflegerin den Puls und reicht mir ein Gläschen. »Gehen Sie damit auf die Toilette.« Dann zapft mir ihr Kollege eine Blutprobe ab. Er ist von Kopf bis Fuß tätowiert und sieht sehr grimmig aus. Sein Stich ist aber so sanft, dass ich kaum etwas spüre.

Neben mir sagt eine zierliche Krankenschwester – dem Äußeren nach vermutlich aus Indien – zu einer wohlgenährten, blonden Kollegin mit rotem Hautteint: »I need to get some help from your lovely hands« – »ich brauche die Hilfe deiner entzückenden Hände«.

Endlich komme ich zu einer Ärztin. Sie ist in meinem Alter, sehr freundlich. Als ich ihr die aus der Schweiz mitgebrachten Zusammenfassungen über meine Operation zeige, macht sie große Augen. Sie sind zwar auf Deutsch verfasst, aber die entscheidenden Fachausdrücke aus dem Lateinischen versteht sie problemlos. Ihr wird klar, wie gefährlich der Tumor ist und dass im Ernstfall schnell gehandelt werden muss.

Der Phenytoin-Spiegel wird gemessen, er liegt im normalen Bereich. Ich komme für einen Computerscan unter ein Röntgengerät. Die Aufnahmen brauchen nicht viel Zeit. Danach bin ich wie auf Nadeln, jede Minute kommt mir vor wie eine Ewigkeit. Rund zwanzig Minuten werde es dauern, bis die Bilder vorlägen, hatte die Ärztin gesagt.

Hat es etwas zu bedeuten, dass ich schon eine halbe Stunde auf die Ergebnisse warte? Um Himmels willen – geht es wieder um Leben oder Tod? Selbst die Sekunden wollen kaum vorwärtskommen. Dreiunddreißig Minuten ist es her, dass ich geröntgt wurde. Dreiunddreißigeinhalb. Vierunddreißig ...

Plötzlich sehe ich die Ärztin, stürze mich auf sie. »Ach hier sind Sie!«, erwidert Mrs Doctor. »Wir haben Sie gesucht!« Ich hatte nichts davon bemerkt. Egal, sie hat grundsätzlich gute Nachrichten, zumindest kommt es mir so vor.

»Auf den Aufnahmen ist nichts Verdächtiges festzustellen. Allerdings ist die Auflösung des Apparats nicht sehr genau. Ich würde deshalb gern eine präzisere Magnetresonanztomografie von Ihrem Kopf machen. Das ist aber nur möglich, wenn Sie eine Nacht im Spital bleiben. Dann sind Sie als stationärer Patient registriert. Sonst müssen Sie wochenlang auf einen Termin für die Tomografie-Aufnahmen warten.«

Es wäre bestimmt abenteuerlich, in einem Bett des Royal Hospital London zu übernachten. Im Moment finde ich die Vorstellung aber furchtbar. Ich bin schon mehr als fünf Stunden hier, würde viel lieber in meiner Wohnung übernachten. Eine Freundin hatte mich mal gewarnt, wie gut belegt die Patientenzimmer in England seien.

Schichtwechsel. Ich habe es mit einer neuen Ärztin zu tun. Diese ist noch sympathischer und umsichtiger als ihre Vorgängerin. Ich höre, wie diese ihrer Nachfolgerin bei der Übergabe zuflüstert: »He's very sensitive and he rides a bike« – »er ist sehr sensibel und fährt Fahrrad«. Mich amüsiert die Charakterisierung. Für ein Gespräch weist mich die Neue in ein leer stehendes Zimmer.

»Setzen Sie sich doch aufs Bett«, sagt sie. Ich zögere. Die

Liege ist blitzblank, bestimmt frisch bezogen. Ich möchte dem Personal mit einem erneuten Lakenwechsel nicht unnötige Arbeit verursachen, eine Sitzgelegenheit würde mir reichen. Die Ärztin erwidert: »Don't worry, it's clean, it's just been made« – »keine Sorge, es ist ganz sauber«. Offenbar hat sie mein Zaudern falsch verstanden.

Sie kümmert sich darum, dass ich nicht im Krankenhaus übernachten muss und dennoch einen Termin für eine Magnetresonanz-Aufnahme in der darauf folgenden Woche erhalte. Und entlässt mich. Ich bin erleichtert. Zwar weiß ich nach wie vor nicht, was es mit dem Schwindelgefühl und der Gleichgewichtsstörung auf sich hat. Aber es scheint sich um nichts Tragisches zu handeln.

Am nächsten Morgen sind alle Symptome verschwunden, obwohl ich im Krankenhaus keine einzige Tablette zu mir genommen habe. Ein paar Tage später fahre ich mit dem Velo für eine weitere Kontrolle zum Krankenhaus in Whitechapel. Dieses Mal ohne Aufenthalt im Wartesaal. Ich gehe direkt in das Büro der Ärztin in der neurologischen Abteilung. Dort erfahre ich, dass die Tomografie-Untersuchung wegen Überlastung auf einen neuen Termin in zwei Monaten verschoben worden ist.

»Dann werde ich wieder in der Schweiz sein«, sage ich. Und bin zuversichtlich, dass bis dann nichts Schlimmes passiert. Im medizinischen Bericht kommt die Neurologin zu dem Schluss: »Die Untersuchung hat keine Auffälligkeiten ergeben.« Lustig finde ich die Prioritätensetzung im ersten Satz des ausgedruckten Befunds: »Eric Baumann ist ein vierunddreißigjähriger, rechtshändiger Korrespondent einer Schweizer Zeitung.«

Am Montag der folgenden Woche stehe ich in der Empfangshalle des kleinen Londoner City-Flughafens. Die Zollkontrolle spuckt einen Geschäftsmann nach dem anderen aus, alle ziehen einen Rollkoffer hinter sich her. Endlich sehe ich Alice. Und bin so froh, dass sie zurück ist. Wir umarmen uns minutenlang. Es waren nur eineinhalb Wochen, aber seit wir zusammen sind, waren wir noch nie so lange getrennt.

Tage später machen wir einen Ausflug nach Cornwall, der Grafschaft im äußersten Südwesten Englands. Vor der Abreise nach London hatte mich das Wirtschaftsteam des *Tages-Anzeigers* mit einem ganz speziellen Geschenk verabschiedet: einem Gutschein für zwei Übernachtungen zu zweit in einem Hotel direkt an der spektakulär zerklüfteten Küste – inklusive Anreise. Dort angekommen, stoßen wir auf meine Kollegen an.

Als ich unter der Dusche stehe, ändert sich die Stimmung schlagartig. Am Hoden entdecke ich einen Knoten. Verdächtig. Sofort will ich zu einem Arzt, obwohl Wochenende ist und wir an einem abgelegenen Ort nächtigen.

Am Tag darauf ist alles wieder in Ordnung. Vermutlich war es lediglich eine entzündete Talgdrüse. Früher hätte ich kaum so aufgeregt reagiert. Nun möchte ich aber nicht ein zweites Mal etwas verdrängen, das sich später als gefährlich herausstellt. Dummerweise geht dabei die Verhältnismäßigkeit verloren: statt mit gesundem Menschenverstand reagiere ich wie ein Hypochonder.

Eine Woche später – es ist bereits Juni – fliegen Alice und ich nach Barcelona. Dort wollen wir das *Sónar* besuchen, ein mehrtägiges Konzertfestival für elektronische Musik. Ich melde mich als Journalist an, besorge uns Presseausweise und verspreche dem Kulturteil des *Tages-Anzeigers*, etwas darüber zu schreiben. Das habe ich in früheren Jahren auch schon gemacht. Die Aufgabe sollte mir also leichtfallen.

Mitten in der Altstadt, im Barri Gòtic, mieten wir eine Wohnung. Von dort aus ist es nicht weit zum Festival. Das Tagesprogramm des *Sónar* findet im Macba statt, dem Museum für zeitgenössische Kultur, auf der anderen Seite der Ramblas.

Das Abendprogramm lassen wir aus, da diese Konzerte weit draußen im unwirtlichen Industrieviertel stattfinden und erst nach Mitternacht beginnen. Für mich in meinem Zustand ist das zu spät, die Fahrt dorthin zu aufwendig.

Christof und Zaza, die diese Tage ebenfalls in Barcelona verbringen, schauen eines Morgens nach einer schonungslos durchfeierten Nacht bei uns vorbei. Wir frühstücken gemeinsam. Sie erzählen von ihren Erlebnissen. Mir wird erneut bewusst, dass ich ruhiger geworden bin.

Am Samstag endet das Festival. Ich habe versprochen, montags meinen Artikel per Mail zu übermitteln. Einen Computer habe ich nicht dabei. Am Sonntag nummeriere ich Zeilen und Spalten auf karierten Blättern, um die vereinbarte Länge des Textes abzuzählen. So machte ich das auch früher, als ich Mitte der Neunzigerjahre mit Freunden Vietnam, Laos und Kambodscha bereiste und in Schweizer Zeitungen über meine Eindrücke berichtete. Warum sollte mir das jetzt nicht mehr gelingen?

Ich stelle mehrere Thesen auf, versuche einen Anfang. Und scheitere daran, die Wörter und Zeilen zu einem Text zu verdichten. Auf meiner Stirn perlt der Schweiß. Ich gebe der Schreibmethode die Schuld. Mir fehlt eine Tastatur! Matt schleppe ich mich zu einem Internetcafé gleich um die Ecke, quetsche mich in eines der Kabäuschen. Aber auch vor dem Bildschirm schaffe ich es nicht, einen Artikel über das mir so vertraute Thema zu schreiben. Für heute gebe ich auf.

Am nächsten Morgen unternehme ich einen weiteren Anlauf. Irgendwann flimmern mir Wörter und Abschnitte vor den Augen. Soll ich den Text darauf fokussieren, dass Gitarren in diesem Jahr beim Festival erstmals eine große Rolle gespielt haben? Dass das Stilspektrum radikal erweitert wurde? Oder soll ich über die DJs und Musiker schreiben, die am Strand ihre Soundanlagen aufgebaut haben und dort spannendere Musik vom Stapel lassen als ihre Kollegen auf dem Festival selbst? Und was ist mit dem Publikumsansturm, der das *Sónar* zu ersticken droht?

Es wird mir zu viel, ich rufe den zuständigen Redakteur an, sage: »Sorry, ich schaffe das nicht.« Er zeigt Verständnis und schlägt vor, den Bericht um einen Tag zu verschieben. Mir ist es lieber, gleich ganz abzusagen. Für die Zeitung kein großes Problem. Platz für den Text ist zwar reserviert, die Kulturredaktion findet aber schnell einen Ersatz: Ein anderer Journalist, der auch am *Sónar* war, liefert einen pfannenfertigen Artikel ab.

Was war los mit mir? Der Zeitdruck war nicht groß, ich hatte zwei Tage fürs Schreiben zur Verfügung. Eigentlich hätte ich die säuberlich notierten Textfragmente nur in eine vernünftige Abfolge bringen müssen. Recherche war keine nötig. Trotzdem war ich überfordert. Dass ich geduldig mit mir sein sollte, statt krampfhaft meine Situation mit dem Zustand vor der Operation zu vergleichen, ist mir im Grunde klar. Der Unterschied wurde mir jetzt aber unangenehm deutlich vor Augen gehalten.

13. ZWEITER ALBTRAUM

Ein halbes Jahr nach der Operation

Wir liegen im Gras, ein paar Meter weiter unten fließt die Sihl. Freunde haben am Stadtrand von Zürich ein Sommerfest organisiert. Ein paar Leute baden, andere tanzen vor dem DJ-Pult. Was für ein schöner Moment, was für ein wunderbarer Sonntagnachmittag. Zum Glück sind Alice und ich rechtzeitig zur warmen Jahreszeit nach Zürich zurückgekommen.

Die Wohnung in London ist geräumt, ein Umzugsunternehmen wird meine Habe bald in die Schweiz bringen. Den größten Teil des Mobiliars habe ich an Diana und meine Nachbarn verschenkt, denn bei Alice ziehe ich in eine bereits eingerichtete Wohnung ein. Nur die Stereoanlage, ein paar Pfannen, zwei Stühle und mein Futon müssen mit ... Es kommen doch ein paar Kisten zusammen.

Mein »Landlord« hatte zum Glück nicht darauf beharrt, dass ich den zwölfmonatigen Mietvertrag erfülle respektive bezahle. Das Kapitel London ist damit definitiv abgeschlossen.

Eine Woche später kommt mein Unglückstag. Er beginnt mit einem frühen Termin. Um Viertel vor acht Uhr liege ich zum dritten Mal in der Magnetresonanz-Röhre. Drei Monate zuvor war mir der Tomograf noch wohlgesinnt. Auf den Bildern war vom Tumor nichts mehr zu sehen. Allerdings hatte das nicht viel zu bedeuten. Die Operation lag erst ein Vierteljahr zurück. Außerdem hatte ich gerade die Bestrahlungstherapie hinter mir. Kein guter Moment für eine zuverlässige Beurteilung. Die Strahlen könnten das Hirngewebe vorübergehend aufquellen lassen und die Identifizierung von Tumorzellen erschweren.

Heute wird es also ernst, und ich bin nervös. Um mich abzulenken, passe ich jeden Moment auf, was gerade passiert. Die Betreuerin kennt mich noch. Bereits im Winter hatte sie mich zum Gerät geführt. Ich erzähle ihr von der Bestrahlung, und sie sagt: »Das ist eine gute Sache.« Und sie erkundigt sich nach der Chemotherapie. »Die mache ich nicht«, antworte ich. Ihre Gesichtszüge frieren ein. Das kann sie offensichtlich nicht nachvollziehen, vielleicht hält sie mich für einen verschrobenen Fundamentalisten. Sie stellt keine weiteren Fragen, sondern zieht ihr Programm routiniert durch. »Sie dürfen sich nicht bewegen«, betont sie. »Sonst ist das Bild verschwommen.«

Bald klopft, hämmert und dröhnt es über mir. Hinter dem Lärm verbergen sich elektromagnetische Signale, die das Gewebe in meinem Kopf in Schwingung bringen. Wenn die Signale abgeschaltet werden, schwingen die Gewebearten in unterschiedlicher Geschwindigkeit aus. Das Gerät misst dieses Phänomen und errechnet damit ein Abbild des Inneren meines Kopfs. Das Magnetfeld im Apparat ist zwar so stark, dass es einen Herzschrittmacher beeinträchtigen kann. Steckt aber kein Metall im Körper, ist der Tomograf im Gegensatz zum strahlenden Röntgengerät unbedenklich – zumindest nach aktuellem Erkenntnisstand.

Mit Ohrenstöpseln schütze ich mich vor den Geräuschen. Die Klopfabfolge wiederholt sich. Es klingt bisweilen so tanzbar, dass der Klangteppich einem Technoschuppen gut anstehen würde. Zwischendurch erfolgt ein einzelner, dumpfer Ton. Trotz der akustischen Kulisse schlafe ich ein, es ist angenehm warm in der Röhre.

Die Betreuerin weckt mich, spritzt Kontrastmittel in meine Armvene. Die Chemikalie verdeutlicht auf der Aufnahme, wo Blut fließt. Eine Anreicherung inmitten der grauen Gehirnzellen – auf dem Negativbild weiß zu sehen – würde auf einen Hirntumor deuten. Die Geschwulst bildet sogar eigene Blutbahnen. Die Prozedur dauert etwa dreißig Minuten, dann werde ich auf der Liege aus dem Tunnel herausgezogen.

Eigentlich gehe ich davon aus, dass die Bilder noch nicht vorliegen. Trotzdem bitte ich um eine erste Einschätzung. Prompt führt mich die Betreuerin in einen Raum mit mehreren Computern. An einem Monitor zeigt sie mir zuerst die Aufnahmen von vor drei Monaten. »Hier sehen Sie das Loch nach der Operation. Alles in Ordnung.«

Dann schaltet sie zu den neuen Bildern um. »Das ist das Foto mit Kontrastmittel.« Ich erwarte, dass sie auf die Stelle deutet, wo das Loch war, und sagen wird, es sei erfreulich gut zugewachsen. Aber nein, sie weist auf einen weißen Fleck am Rand des Lochs. »Das hier ist ein Rezidiv.« Rezidiv? Der Krebs ist zurück! Praktisch am gleichen Ort wie zuvor. »Die Umrisse sind deutlich zu erkennen«, bestätigt sie. Ein Todesurteil? Mir läuft es kalt über den Rücken.

Vor dem Spital setze ich mich auf eine Bank. Warum nur bin ich allein hierhergekommen? Ich bräuchte jetzt jemanden, dem ich von meiner Fassungslosigkeit erzählen könnte, jemanden mit Verständnis für meine Trauer. Hoffentlich ist Alice daheim. Wie ich nach Hause gekommen bin, weiß ich später nicht mehr.

Return of the Glioblastom. Was für ein Comeback. Der Schreck geht durch Mark und Bein, er trifft mich sogar stärker als bei der ersten Diagnose in der Notfallstation. Vor einem halben Jahr kam alles so unerwartet, dass ich es lange nicht glauben konnte und mich im falschen Film wähnte. Zudem war die Ausgangslage damals ganz anders: Ich wusste nicht, was auf mich zukommen würde, hatte keine Ahnung von Hirntumoren. Nun weiß ich viel zu viel.

Zum Beispiel, dass man von einem Frührezidiv spricht, wenn der Krebs nach so kurzer Zeit zurückkehrt. Der Rückfall – das ist mir aus den Statistiken bekannt – reduziert die Lebenserwartung im Durchschnitt auf ein halbes Jahr. Ich hatte mich monatelang täuschen lassen, mir eingeredet, ich hätte genug Grund zur Hoffnung. Nun die brutale Erkenntnis: Ich bin keine Ausnahme.

Bei mir lag die Wahrscheinlichkeit also nicht bei null, sondern bei hundert Prozent. Und ich Narr glaubte dem Traum nach dem Eingriff, als meine Mutter sagte, es sei noch nicht so weit für mich. Die Bestrahlung hätte ich mir sparen können. Außer Haarausfall hat sie mir nichts gebracht. Dass sich auf meinem Haupt langsam wieder etwas regt, gibt mir jetzt kaum Trost. Ebenso wenig die Tatsache, dass heute der bislang heißeste Tag des Jahres ist. Vor diesem Hintergrund kann ich den Sommer nicht genießen.

Mittags treffe ich mich wie verabredet mit einem Kollegen, der Tumore unterhalb des Gehirns und in den Lymphknoten überlebt hat. Dank Bestrahlung und Chemotherapie sind sie weggeschmolzen. Er muss zwar alle zwei Monate zur Kontrolle, der Verlauf seiner Krankheit ist jedoch erfreulich.

Am Nachmittag gehe ich zu einem Arzt, der mich in eine Klinik für chinesische Medizin einweist. Ich erzähle ihm, was ich mir heute am Vormittag anhören musste. Ausgerechnet er, ein Allgemeinarzt, betont, ich solle nicht aufgeben, denn die Schulmedizin habe ihre Grenzen. Stattdessen könne ich auch die spirituelle Seite mehr ausschöpfen. Schön, das zu hören. Die Wirkung seiner Worte verpufft aber schnell.

Ich bin zu träge, um die Zeitung zu lesen. Das ist mir seit der Operation nie mehr passiert. Ich bin wie gelähmt vor Angst, Todesgedanken kommen immer wieder auf. So intensiv waren sie noch nie. Bisher hatte ich immer das Gefühl, es gebe Hoffnung. Dabei würde ich mir gern eine glückliche Zukunft ausmalen.

Positive Gedanken. Positive Gedanken! Sich vorstellen: In einem Jahr bin ich immer noch am Leben. Ich werde gesund. Ach, die Fantasie. Eine halbe Minute lang kann ich mir alles einreden. Dann wird mir erneut der Ernst der Lage bewusst. Wie soll ich in dieser Situation nicht verzweifeln? Als ich am Nachmittag schwimmen gehe, in den Fluss eintauche, denke ich: »Zum letzten Mal?« Später liege ich auf der Wiese, blinzle in die Sonne. Und frage mich: »Werde ich das je wieder erleben?«

Die Tage sind kostbar wie nie zuvor, vergehen aber einfach so, flutschen mir durch die Finger wie glitschige Fische. Manchmal überlege ich mir: Soll ich das überhaupt noch machen? Bringt es etwas, eine Gitarre zu kaufen und das einst erlernte Spiel wieder aufzunehmen? Lohnt es sich, das in einer Kiste entdeckte Briefmarkenalbum aus meiner Jugendzeit zu verkaufen? Was soll ich mit den paar Münzen, die ich dafür erhalte? Wenn mir nur wenig Zeit bleibt, soll ich ab jetzt bei allem den persönlichen Nutzen maximieren?

In diesen Tagen habe ich einen Termin beim Zahnarzt. Er zeigt mir die freiliegenden Zahnhälse, die ich mir durch jahrelangen Druck beim Putzen eingehandelt habe. Daher die Empfindlichkeit meiner Zähne. Wenn sie mit etwas Saurem in Berührung kommen, rächen sie sich mit heftigen Zahnschmerzen, die mitunter stundenlang andauern. Egal, denke ich mir, darüber brauche ich mir keine Sorgen mehr zu machen.

Anschließend schlendere ich durch die Bahnhofstraße. Alte Leute kommen an mir vorbei. Wie würde ich wohl aussehen, wenn ich betagt wäre? Immerhin bleiben mir ein paar Gebrechen erspart, wenn ich jung sterbe.

Mein Handyvertrag läuft aus. Wenn ich ihn nur für ein Jahr verlängere, könnte ich schneller den Anbieter wechseln. Unterschreibe ich gleich für zwei Jahre, würde ich ein neues Gerät preiswerter erhalten. Ich muss nicht lange überlegen. Klar, zwei Jahre. Hört sich gut an. Für die Telefongesellschaft geht die Rechnung wohl nicht auf, da ich die monatlichen Grundgebühren kaum bis zum Ende der Vertragsfrist zahlen werde. »Sie müssen drei Monate vor Ablauf kündigen«, sagt der Verkäufer. »Sonst läuft der Vertrag automatisch weiter.« Ja, ja. Mit meinem Tod erlischt der Vertrag gewiss, sage ich mir. Der Gedanke wirkt wie ein Hieb.

Zum ersten Mal überlege ich mir, meine niedergeschriebenen Gedanken über die Krankheit zu einer Erzählung zusammenzufügen. Ich schreibe sehr gern – unabhängig davon, wie begrenzt meine Zeit ist. Und als Journalist ist es doch meine Aufgabe, das Erlebte zu protokollieren. Was einem als Patient passiert und wie man sich als Todgeweihter fühlt – das ist eine heiße Story, wie man in einer Redaktionssitzung sagen würde. Ich komme aber nicht vom Fleck.

Lange überlege ich über einen guten Einstieg. Und frage mich, ob ich so etwas überhaupt lesen würde, wenn mir nichts passiert wäre. Vermutlich nicht. Schließlich hatte ich solche Texte früher immer gescheut, wollte nicht damit konfrontiert werden, was einem alles Schlimmes zustoßen kann. Soll ich das nun anderen Menschen zumuten? Und selbst wenn ich diese Widerstände überwinde, auf was würde die Geschichte hinauslaufen?

Die positive Geschichte: Ich habe alles überstanden, *tralala*, ich habe dem Krebs getrotzt. Das kommt gut an, wäre mir auch am liebsten, lässt sich aber nach derzeitigem Kenntnisstand nicht umsetzen. Oder die Wie-gehe-ich-damit-um-Geschichte:

Steht derzeit bei mir im Vordergrund. Und natürlich die Es-wird-alles-schlimmer-Story: Für Dramaturgie wäre gesorgt. Zu dumm, dass das die mir blühende Variante zu sein scheint.

Die Worte des Chirurgen kommen mir wieder in den Sinn: »Wir können nicht alle hundert Jahre alt werden.« Zynisch? Natürlich hat er recht, so ist die Natur. Die Welt hätte unter einigen zusätzlichen Problemen zu leiden, wenn alle erst im Greisenalter abträten. Diese Überlegung hilft aber nicht weiter, wenn man zu denen zählt, die schon mit Mitte dreißig das Zeitliche segnen müssen. Als ich zwanzig war, kam mir dreißig alt vor. Mittlerweile muss ich sagen, in diesem Alter fängt das Leben zwar nicht erst richtig an, aber man fühlt sich immer noch jung.

Einige Pärchen scheuen keinen sexuellen und medizinisch-technischen Aufwand, um sich ihren Wunsch nach einem Kind zu erfüllen. Andere hingegen werden in unpassenden Situationen mit Nachwuchs belastet. Ähnlich ist das mit dem Tod: Gewisse Leute sehen keinen Sinn mehr im Leben, möchten sich gern umbringen, treffen Vorbereitungen und scheitern womöglich bei ihrem Versuch. Andere sehen sich gegen ihren Willen plötzlich mit dem Sensenmann konfrontiert.

Etwas Trost finde ich bei dem Gedanken, dass ich selbst bei einem frühen Tod keinen Grund hätte, die Welt als ungerecht zu beurteilen. Schließlich habe ich für mein Alter schon sehr viel erlebt, musste nie am Hungertuch nagen, durfte immer wieder spannende Leute kennenlernen, bin geliebt und von meinen Eltern unterstützt worden. Das ist mehr als andere in ihrem ganzen Leben erfahren. Am Ende könnte ich also sagen: Schade, dass es bereits vorbei ist. Danke für alles, was mir gegönnt worden ist.

Ich fürchte mich nicht vor dem Tod. Wenn ich tot bin, bin

ich tot. Das Jenseits ist bestimmt etwas Schönes. Angst habe ich hingegen vor dem Sterben. Wenn das kurz und schmerzlos ginge ... Die Wahrscheinlichkeit ist aber nicht groß. Erneut muss ich an meine Mutter denken, an ihren geschundenen, wund gelegenen Körper, der ihr nicht mehr gehorchen wollte.

Drei Tage nach der Magnetresonanz-Aufnahme bin ich einmal mehr im Krankenhaus. Für eine Besprechung. »Ambulante Kontrolle« wird der Termin dort genannt. Frau Bjeljac, die Chefin der Poliklinik, übernimmt die Aufgabe gleich von Anfang an selbst. Zu ihrem Namen fällt mir keine Eselsbrücke ein, aber ich kann ihn mir auch so merken.

Sie lässt keine Zweifel offen. »Wenn wir nichts machen, verdoppelt sich die Größe des Tumors von Monat zu Monat. Derzeit beträgt der Durchmesser einen Zentimeter.« Ich rechne: In einem Monat zwei Zentimeter, in zwei Monaten vier Zentimeter, in drei Monaten ... So weit mag ich gar nicht denken.

Kaum vorzustellen, was die Geschwulst in dieser Zeit in meinem Kopf anrichtet, wenn sie nicht gestoppt wird. Irgendwann würde sie zu viel Platz einnehmen, das Zentrum meines Gehirns würde zusammengedrückt. Schluss. Finito. Ich war schockiert, als mir der Oberarzt kurz nach der Operation in Aussicht stellte: »Wenn Sie in fünf Jahren noch hier sind, wären Sie eine seltene Ausnahme.« Nun merke ich, wie gnädig seine Prognose formuliert war, sehe meine Lebensaussichten auf ein paar Wochen reduziert. Wäre mir doch wenigstens noch ein weiterer Sommer vergönnt!

Die Aufnahmen des Computertomografs in London hatten nichts angedeutet. Allerdings ist ein solches Gerät auch weniger präzise als ein Magnetresonanztomograf. Letzterer schneidet den Schädel im Abstand von zwei Millimetern virtuell in Scheiben. Ausgedruckt wird zwar nur jeder zweite dieser Querschnitte, also ein Bild alle vier Millimeter. Im Ernstfall könnte man aber auf die engmaschigeren Bilder zurückgreifen.

Ein Computerscan ist zwar billiger, schafft aber nur Abfolgen mit einem Abstand von acht Millimetern. Dass er das gesamte Gehirn mit einer gewissen Dosis Strahlen belastet, ist ein weiterer Nachteil. Gut möglich, dass der neue Tumor vor anderthalb Monaten in England noch zu klein war und zwischen zwei Untersuchungsschichten fiel.

Nach der ersten OP stand für mich fest, dass ich keine zweite über mich ergehen lassen will. Jetzt gehe ich davon aus, dass sich das nicht vermeiden lässt. Aber Chefärztin Bjeljac plant nichts dergleichen.

»Sie spüren ja noch nichts vom Rezidiv. Statistisch gesehen ist die verbleibende Lebenszeit nach einer zweiten Hirnoperation deutlich kürzer als nach der ersten. Man erwischt tendenziell weniger Tumorzellen als zuvor. Was Sie aber unbedingt brauchen, ist die Behandlung mit einer Chemotherapie.«

Die Ärztin lobt ein für Hirntumore geeignetes Mittel als Erfolg versprechend. »Es gibt Patienten, die es bereits seit rund fünf Jahren anwenden. Die Nebenwirkungen sind verhältnismäßig gering: Übelkeit ist wahrscheinlich, Haarausfall praktisch ausgeschlossen.«

Sie erklärt mir die Funktionsweise und macht klar: »Das ist keine intravenöse Therapie. Sie müssen dafür nicht ins Krankenhaus kommen, sondern können bei sich zu Hause Kapseln einnehmen.« Drei Monate zuvor wollte ich nichts davon hören. Nun lasse ich mich leicht überzeugen. Die Chemotherapie wird vom Schreckgespenst zur großen Hoffnung.

Temodal heißt das Medikament, das mir helfen soll. Der darin enthaltene Wirkstoff namens Temozolomid ist schon lange bekannt. Dass er aber die berüchtigte Hirnblutschranke überwinden und Tumorzellen am Wachsen hindern kann, wurde vor etwas mehr als einem Jahrzehnt entdeckt. Deshalb ist das Mittel erst seit ein paar Jahren auf dem Markt.

Die für Temodal verwendete Substanz ist durch ein Patent gesichert. Gut möglich, dass auch andere verwandte, aber nicht schützbare Wirkstoffe ähnlich gute Resultate erzielen. Pharmafirmen haben jedoch kein großes Interesse daran, das herauszufinden. Wenn alle Konkurrenten Zugriff darauf hätten, würde das Mittel sofort kopiert und billiger auf den Markt gebracht. Im Falle von Temodal wäre das für die Patienten natürlich von Vorteil. Allerdings hätte der amerikanische Pharmakonzern Schering-Plough unter diesen Umständen kaum die aufwendigen klinischen Studien finanziert, die notwendig sind, um überhaupt die Zulassung für ein Medikament zu erhalten.

Mir wird ein Vier-Wochen-Rhythmus verschrieben. An fünf aufeinanderfolgenden Tagen muss ich die Pillen schlucken. Dann folgt eine dreiundzwanzigtägige Pause bis zur nächsten fünftägigen Medikamentenphase. Ich sollte die Kapseln auf nüchternen Magen einnehmen, das heißt zwei Stunden zuvor nichts essen und trinken. Damit es mir nicht allzu übel wird, erhalte ich außerdem ein Antibrechmittel. Auf Alkohol muss ich in der heiklen Phase strikt verzichten.

Frau Bjeljac drückt mir ein Rezept in die Hand. Ein paar Etagen weiter unten kann ich in der Spitalapotheke die erste Packung der Chemotherapie gleich abholen. Ein Preisschild klebt auf dem Karton. Ich denke, mich um eine Ziffer geirrt zu haben, schaue noch einmal genau hin. Aber ich habe richtig gelesen, es ist tatsächlich ein Betrag mit vier Stellen vor dem Komma. Fünf Temodal-Tabletten kosten 2291,30 Franken. Das Flugticket für eine Weltreise wäre billiger. Eine einzige Pille ist mehr wert als zwanzig CDs.

Zum Glück muss ich das nicht selbst finanzieren, das Mittel steht auf der Medikamentenliste der Krankenkasse. Diese wird allerdings eigens bei meinem Hausarzt nachfragen, ob ich Temodal tatsächlich brauche.

Eine Grundversicherung ist für alle Einwohner der Schweiz obligatorisch. Die Leistung ist zwar staatlich genau definiert, wird aber von rund drei Dutzend Gesellschaften angeboten. Die Versicherten sind in ihrer Wahl frei, können also das billigste Angebot wählen. Man kann auch ohne Probleme wechseln, da alle Krankenkassen jeden Einwohner, jede Einwohnerin für die Grundversicherung akzeptieren müssen – ohne Gesundheitsprüfung und ohne Fragebogen.

Entsprechend habe ich jene Versicherung gewählt, die am wenigsten kostet. Mir wird jetzt klar, warum sie so günstig ist: Ich muss die Behandlungen, Tests und alle Medikamente erst selbst bezahlen, die Quittungen einschicken und dann warten, bis mir die Ausgaben zurückerstattet werden. Andere Versicherungen übernehmen diese Kosten von Anfang an selbst. Mit der Zeit warte ich einfach ab, bis die Krankenkasse den fälligen Betrag auf mein Konto überwiesen hat. Erst dann bezahle ich die Rechnungen, selbst wenn ich mir damit eine Mahnung einhandle.

Die Angelegenheit sorgt im Grunde lediglich für viel Verkehr auf meinem Konto. Früher wies die Monatsabrechnung ein paar Tausender im Plus und ein paar Tausender im Minus aus. Jetzt geht es um fünfstellige Beträge, ohne dass sich der Saldo am Ende des Monats verändert. Als nach Monaten unerwartet die Rechnung für die Bestrahlungstherapie im Briefkasten liegt, muss ich aber doch erst mal kräftig schlucken: 17 000 Franken, Zahlungsfrist binnen zehn Tagen.

Immerhin wurde mir die Rechnung für den Spitalaufenthalt und die Operation nie zugestellt. Netterweise hat die Klinik sie offenbar direkt an die Krankenkasse geschickt. Bestimmt war die Summe so groß wie ein durchschnittliches Jahresgehalt. Mir reichte der Schock, als mich die Spitalbuchhaltung im Krankenbett mit der Falschmeldung erschreckte, meine Versicherung werde dafür nicht aufkommen.

Shiatsu-Massagen, Kinesiologie und andere komplementärmedizinische Behandlungen muss ich grundsätzlich selbst bezahlen. Dabei hatte mir meine Krankenversicherung ein attraktives Bündel an Zusatzversicherungen angeboten, darunter eine, die solche alternativen Behandlungen auch ohne Verschreibung durch einen Arzt deckte. Allerdings war das, bevor ich nach London ging. Ich schlug die Offerte in den Wind, dachte mir: »Was will ich damit im Ausland?« Jetzt habe ich keine Chance mehr auf eine erweiterte Versicherung.

Früher konnte ich bei Gesundheitsfragebogen immer die Kästchen auf der einen Seite ankreuzen: Nein, ich brauche keine Medikamente. Operation ist für mich ein Fremdwort. Chronische Leiden kenne ich nur vom Hörensagen. Jetzt muss ich das Häkchen oft auf der anderen Seite machen, bei »ja«, und einen halben Aufsatz als Erklärungshilfe liefern. Das setzt die Chancen für einen erfolgreichen Antrag auf null. Ich versuche es trotzdem bei mehreren Krankenkassen, stelle den Antrag auf eine Zusatzversicherung, aber die Antwort ist stets negativ.

Ich bin jetzt ein Risiko, die Gefahr von massiven Krankheitskosten ist zu hoch. In einem Brief versuche ich einer Firma die Entscheidung damit zu erleichtern, dass ich auf meine beschränkte Lebenserwartung und entsprechend kalkulierbare maximale Ausgaben hinweise. Aber auch das fruchtet nichts. »Es tut uns leid, aber wir können Ihnen kein Angebot unterbreiten.«

Bevor ich die erste Temodal-Pille schlucke, lese ich die Packungsbeilage durch. Übelkeit und Erbrechen seien »sehr häufige Nebenwirkungen«, ebenso eine Abnahme der weißen und roten Blutkörperchen, was zu Blutungen, Fieber und Infektionen führen könne.

Eine weitere Liste der Nebenwirkungen – immerhin nur als »häufig« bezeichnet – nennt fast alle erdenklichen Symptome, inklusive Kopfschmerzen, Verstopfung und Durchfall, Bauchschmerzen, Gewichtsverlust, Juckreiz oder gar Kreislaufkollaps. Ähnliche Risiken nennt auch die Packungsbeilage zu meiner Epilepsie-Prophylaxe.

Aus Furcht vor juristischen Auseinandersetzungen versuchen sich die Pharmakonzerne mit der Erwähnung aller möglicher, teilweise sehr unwahrscheinlicher und eher absurder Nebenwirkungen zu schützen. Sogar bei einem Alka-Seltzer wird vor Asthma, Magengeschwüren und Verwirrtheitszuständen gewarnt.

Mir bleibt keine Wahl, selbst wenn alle diese Hinweise berechtigt wären. Also öffne ich am Abend die Verpackung der unglaublich teuren Chemotherapie und nehme das Fläschchen heraus. Ein Stück Watte sichert die fünf Pillen. Mit einem kleinen Schluck Wasser würge ich eine davon hinunter. Mir scheint, mein Körper leiste Widerstand. Am zweiten Tag stelle ich mir vor, dass es kein Gift sei, das ich da schlucke, sondern eine ganz normale Vitamintablette. Der simple Trick funktioniert, das Medikament flutscht leichter durch die Kehle.

Die unmittelbaren Folgen dieser Rosskur sind weniger schlimm als befürchtet. Natürlich wird mir schlecht. Damit musste ich rechnen. Für diesen Fall wurde mir ja das Antibrechmittel verordnet. Eine dieser Pillen schlucke ich vor der Chemotherapie, eine weitere tagsüber.

An gewisse Nahrungsmittel ist vorübergehend nicht zu denken, Käse beispielsweise. Knoblauch oder Curry lassen mich würgen. Tee trinke ich sonst in allen Sorten, jetzt mag ich nur noch lauen Pfefferminzaufguss. Mein Appetit bleibt mir dagegen erhalten, auch die Haare und der Gleichgewichtssinn. Und ich verspüre weder Juckreiz noch Bauch- oder Kopfschmerzen. In diesen Tagen schone ich mich, suche Erholung bei Shiatsu-Massagen und Akupunktur-Behandlungen. Die langfristigen Konsequenzen der von mir eingenommenen Chemie sind unbekannt. Harmlos ist das Mittel bestimmt nicht. Es macht mich noch mehr schlapp und träge.

Aber immerhin gibt es mit Temodal tatsächlich ein Medikament, das bei Glioblastom und anderen Hirntumoren etwas bewirken kann. Keine Selbstverständlichkeit. Noch zu Beginn des neuen Jahrtausends wurde in solchen Fällen vor allem auf die Bestrahlung gesetzt – auf eine Therapie also, die bei mir gar nichts bewirkt hat.

Hirntumor ist eine relativ seltene Krebsart. In der Schweiz werden jedes Jahr rund fünfhundert bösartige Hirntumore diagnostiziert, in Deutschland sind es rund zehnmal so viel. Glioblastom ist die gefährlichste, aber auch häufigste Variante. Sie macht rund die Hälfte der Fälle aus.

In der Schweiz erkranken jährlich insgesamt etwa vierunddreißigtausend Menschen neu an Krebs, in Deutschland etwa dreihundertfünfzigtausend. Bösartige Hirntumore machen also knapp eineinhalb Prozent aus. Im Gegensatz dazu sind gut dreißig Prozent der Patientinnen von Brustkrebs betroffen. Bei den Männern kommt an erster Stelle (ebenfalls etwa dreißig Prozent) der Prostatakrebs. Logisch, dass in diesen Bereichen stärker geforscht wird. Bei Erfolg kann man mehr Menschen heilen – und höhere Gewinne erzielen.

Allerdings sterben mehr als die Hälfte der Krebsopfer an seltenen Tumoren, bei denen meist nicht bekannt ist, welche Faktoren die Krankheit verursachen. Wichtige Krebsprogramme wie Präventionsmaßnahmen und auf Risikogruppen ausgelegte Massentests helfen in diesen Fällen nicht. Nötig wären stattdessen mehr Forschungsgelder für Medikamente.

Als ich die fünf Tage des ersten Chemo-Zyklus hinter mir habe, gehe ich bei der Krebsliga vorbei, einer Schweizer Organisation für Krebskranke und deren Angehörige, die Gratisdienstleistungen anbietet. Dort empfiehlt man mir unter anderem eine Psychotherapie. Bisher fand ich, dass es mir gut geht, mich Alice ausreichend unterstützt und ich deshalb ein solches Angebot nicht brauche. Das Rezidiv hat eine neue Ausgangslage geschaffen. In dieser bedrohlichen Lage halte ich weitere Hilfe für unumgänglich.

Ich erhalte die Adresse einer Psychotherapeutin, die sich seit Jahren mit den spezifischen Sorgen von Krebskranken beschäftigt und auch Bücher zum Thema geschrieben hat. Bei ihr melde ich mich an, bin froh, ohne Hemmnisse über die schlimme Ausgangslage sprechen zu können. Die Therapeutin inspiriert mich zu weiteren Visualisierungen.

Meine Freundin geht derweil in eine Selbsthilfegruppe. Im Kreis anderer Angehörigen von Krebskranken hat sie Gelegenheit, über die eigenen Erfahrungen und Ängste zu sprechen. Ihr fällt auf, dass vor allem Frauen an solchen Treffen teilnehmen. Offenbar bereitet es Männern mehr Mühe, sich einzugestehen, die Krise nicht allein bewältigen zu können. Mir als Patient ist es das erste halbe Jahr nach der Operation nicht anders ergangen. Sogar mit Alice habe ich selten über die schlechten Aussichten gesprochen. Ich zog es vor, die Tage zu zweit zu genießen, ohne die ganze Zeit das düstere Thema präsent zu halten.

14. KLEINER GURU

Einen Monat nach der schlimmen Diagnose – es ist Juli – nehme ich an einem fünftägigen Qigong-Kurs für Krebskranke teil. Er findet in der Nähe von Stuttgart statt. Ein Verwandter hat mir die Veranstaltung empfohlen. In einem Prospekt habe ich gelesen, dass viele Menschen dank des Seminarleiters ihre Krankheit besiegt hätten. Es handelt sich dabei um einen Chinesen, der sich »Großmeister« nennt und vorgibt, einer berühmten Qigong-Dynastie aus dem Reich der Mitte zu entstammen. Bereits mit sechzehn Jahren sei er ein »wahrer Wunderheiler für das Volk« genannt worden.

Gewöhnlich lassen solche Worte bei mir die Alarmglocken klingen. Aber mir bleibt derzeit nichts anderes übrig, als auch gegenüber vollmundigen Versprechungen offen zu sein. Hinzu kommt, dass dieser Lehrgang preiswert ist: zweihundert Euro, inklusive Logis und Kost – also vierzig Euro pro Tag. Nicht, dass mir meine Gesundheit nichts wert wäre. Im Gegensatz zu seinem Kollegen in London scheint es diesem Qigong-Meister aber nicht nur ums Geld zu gehen. Was für ihn sprechen würde.

Der Kurs beginnt unauffällig. An einem Dienstagnachmittag treffen sich rund fünfundzwanzig Personen im großen Saal eines Gasthofs. Als Mittdreißiger zähle ich zu den jüngsten, als Mann bin ich noch stärker in der Minderheit. Die Geschlechtsgenossen lassen sich an einer Hand abzählen. Bei Krebskranken ist Qigong, wie auch die Psychotherapie, offenbar eher Frauensache.

Ein paar tragischen Fällen steht der Tod bereits ins Gesicht geschrieben; die meisten aber sind voller Hoffnung. Wie ich selbst können viele noch nicht so recht fassen, dass ihr Leben wegen einer Diagnose plötzlich in Frage steht. Alle suchen eine Antwort auf das »wie weiter?«. Und erhoffen sich diese vom chinesischen Wunderheiler.

In den Neunzigerjahren hat er die Deutschen als sein Volk erkannt und sich in Berlin niedergelassen. Geleitet wird das Seminar – wie ich mit der Zeit merke – allerdings nicht von ihm selbst, sondern von zwei Assistentinnen. Er taucht nur für einige wenige Momente auf.

Die eine Übungsleiterin kommt aus seinem Heimatland. Mir fallen sofort ihre harten Gesichtszüge auf. Flankiert wird sie von einer weiteren Asiatin, die alles auf Deutsch übersetzt. Sie ist die Freundlichkeit in Person. Ergänzt werden die beiden durch eine deutsche Ärztin, die dem Ganzen einen seriösen, wissenschaftlichen Anstrich geben soll. Sie verteilt Fragebogen, um herauszufinden, ob sich der Gesundheitszustand verändert.

Hinzu kommt ein Organisator, sehr groß, etwas ungelenk. Der »Guru«, wie ihn der eifrige Riese freudestrahlend nennt (»ich meine das im positiven Sinn«), kommt nach der Vorstellrunde zur Tür herein. Alle drehen sich zu ihm hin und begrüßen ihn mit einem angeblich von ihm kreierten Gruß: gebeugt, Hände wie zum Gebet vor dem Herzen gefaltet, die beiden Daumen und die kleinen Finger liegen aneinander, die anderen Finger sind wie eine Blüte nach außen gespreizt.

Die anschließende Klatschorgie dauert minutenlang. Eine Frau gerät so sehr in Ekstase, dass sie wegen Erschöpfung gehen muss und die Eröffnungsworte verpasst. Am Ende der Abendvorstellung bin ich verschwitzt – und hundemüde. Kräftigen darf man sich mit einem Glas Wasser, das vom Meister gesegnet wurde, muss es aber mit beiden Händen umfassen. Wohl, um die Heilwirkung halten zu können.

Wir verbringen den zweiten Tag mit simplen Übungen. Eine Stunde lang geht die ganze Gruppe im Kreis. Dazu bewegen wir die Hände in regelmäßigen runden Formen. Die nächste Aufgabe ist, kräftig und ruckartig Luft aus dem Mund zu pressen.

Beim Essen sitze ich am Tisch neben einer Veteranin. Sie hat schon mehrere Seminare besucht und will genau wissen, was ich vom Kurs halte. Mir kommt der Gedanke, sie sei als Spitzel von der Führungstroika auf mich angesetzt. Zu essen gibt es Spätzle und eine Gemüsebeilage aus der Dose. Eigentlich war vegetarische Ernährung angekündigt, die Küche ist aber nicht darauf vorbereitet. Aufgetischt wird das normale Menü, einfach ohne Fleisch.

Am Tag darauf findet die erste »Energieübergabe« in Anwesenheit des Großmeisters statt. Wir sitzen im Halbkreis, Rücken zum Podest, wo unser Guru thront. Zu Beginn halten wir uns an den Händen. Er beginnt zu singen – auf Chinesisch, ohne Übersetzung.

Nach einer Minute fangen die Ersten an zu zucken. Bald höre ich Leute schnaufen, kreischen, flennen. Neben mir kippt eine Frau mit dem Oberkörper nach vorn und bäumt sich wieder auf. Unaufhörlich. Eine andere mit raspelkurzen Haaren schluchzt lauthals los. Während unten im »Stüble« die Gäste ihre Bierhumpen stemmen, heben im Stock darüber die Kursbesucher ab. Der Mann vor mir geht wimmernd zu Boden, streckt Arme und Beine aus. Fast alle haben die Augen geschlossen – auch die Ärztin, die uns im Namen der Forschung beobachten soll. Unser Mentor hält die Hände hoch, die Innenflächen auf uns gerichtet. Später geht er durch das Getümmel, berührt alle kurz an der Stirn.

Bei mir tut sich nichts.

Am nächsten Tag merke ich noch deutlicher, wie sehr einige Teilnehmer dem Qigong-Lehrer verfallen sind. Eine Frau hat sogar einen dem Meister gewidmeten Tanz kreiert: eine Abfolge von Schritten, die den Blütengruß ins Zentrum stellt. Eine andere erzählt: »Ich bin so froh, dass meine Kinder erwachsen und ausgeflogen sind.« Sie konzentriert sich auf die vorgegebenen Übungen, praktiziert sie sechs Stunden am Tag. Zu einer bestimmten Zeit verbeugt sie sich in Richtung Berlin, der Stadt des Großmeisters.

»Jeden Abend um neun schickt er Energie auf Distanz«, strahlt sie. »Wie kommst du denn zurecht, wenn du bei fremden Leuten eingeladen bist?«, will ich wissen. »Das kommt nie vor«, antwortet sie treuselig. »Seit ich diesen Zirkel kenne, bleibe ich zu Hause.«

Eine andere Frau besucht viermal pro Jahr ein Qigong-Seminar. Dafür macht sie keine Ferien mehr. »Das findet jedes Mal an einem anderen Ort statt. So habe ich auch Abwechslung.« Alle peitschen sich gegenseitig mit Angaben über die tägliche Übungsdauer auf. Einer der wenigen Männer sagt: »Es bedrückt mich, dass ich am Reisetag nur eine Stunde Qigong praktizieren konnte.«

Später lerne ich eine neue Qigong-Technik kennen: Dabei schlägt man einen Reissack um den eigenen Rumpf. Das sieht aus wie eine Selbstgeißelung, tut aber nicht wirklich weh. Der Sack ist ein zugeknoteter Baumwollschlauch, der mit Getreidekörnern und Kräutern gefüllt ist. Diejenigen, die schon auf anderen Seminaren des Gurus waren, haben ihren eigenen mitgebracht, die Neuen kaufen sich einen für dreißig Euro. Ich zögere. Mir ist die Erklärung, warum es für diese Akupressur eine Reismischung braucht, zu albern. Die Chinesin erzählt irgendetwas von Schallwellen, Resonanz und Yin-Yang.

Als ich frage, ob ich einen Beutel ausleihen könne, wird sie unwirsch: »Auf keinen Fall!« Sonst würde ich die gespeicherten Energiewellen einer anderen Person mit meinen durcheinanderbringen. Daraufhin will ich wissen, warum unsere Lehrerin zur Demonstration den Reissack einer Kursbesucherin benutzt. Das bringt sie in Rage: »Ich bin viel weiter als ihr alle. Deshalb wertet mein Hantieren einen Beutel nur auf.«

Ich sperre mich weiter gegen das Utensil, hole im Zimmer ein Tuch und knüpfe eine Ecke zu einem Knoten. Ein guter Ersatz für den Reissack, wie ich finde. Die anderen schauen mich an, als sei ich nicht ganz zurechnungsfähig. Die Übungen mit der Wundertüte dauern mehr als zwei Stunden. Irgendwann wird es mir zu dumm, und ich kaufe auch eine.

Als alle zum Abendessen eilen, lasse ich den Zimmerschlüssel versehentlich im Unterrichtsraum liegen. Was mache ich nun mit dem Reissack? Erneut hochgehen mag ich nicht. Deswegen deponiere ich ihn vor der Zimmertür. Eine Teilnehmerin sieht das und ist entsetzt: »Der gehört doch nicht auf den nackten Boden!« Ich denke, sie meint, der Beutel solle nicht dreckig werden. »Er liegt auf einer Plastiktüte«, werfe ich ein. Sie setzt zu einem weiteren Kommentar an, schüttelt dann aber den Kopf und geht wortlos an mir vorbei. Vermutlich wollte sie mir klarmachen, dass der Reissack Energie verliert, wenn man ihn ebenerdig aufbewahrt. Dann realisierte sie wohl, dass bei mir Hopfen und Malz verloren ist.

Theorieunterricht am nächsten Tag. Einige Teilnehmer erzählen, was sich bei ihnen geändert hat, seit sie die in früheren Seminaren gelernten Übungen praktizieren. Bei positiven Effekten führt die übellaunige Assistentin des Meisters das aufs Qigong zurück. Sind sie ausgeblieben, werden ihr zufolge die Übungen nicht sorgfältig genug ausgeführt. Sie nimmt die Frau mit den kurzen Haaren bei der Hand und hält gleichzeitig deren Reissack hoch. »Dieser Beutel gibt Auskunft über die Besitzerin«, sagt sie und kritzelt etwas Wirres auf das Flipchart. »Man sieht, dass das Blut der Kursbesucherin schlecht und klumpig ist.« Die Qualität gibt sie mit einem Prozentwert an – zu vier Stellen hinter dem Komma.

Dann spricht sie davon, dass sich die Teilnehmer in drei Gruppen zu je einem Drittel einteilen ließen. »Das erste Drittel ist sehr gefährdet, das zweite hat je nach Intensität und Dauer der Übungen noch eine Chance auf Heilung, das letzte Drittel ist bereits über der Schwelle und gerettet.« Alle sitzen da, erschlagen von diesem Vortrag. »Fragen?« Niemand meldet sich. »Interessant«, sagt die Chinesin, »dass niemand fragt, was mit den fehlenden zehn Prozent ist. Drei mal dreißig ergibt neunzig.«

Jemand aus der Menge korrigiert: »Nein, das stimmt nicht. Ein Drittel von hundert Prozent ist dreiunddreißig und ein Drittel Prozent. Es fehlen keine zehn Prozent.« Sie ist wütend. »Das wäre eine spannende Antwort gewesen, aber ich sage nichts mehr. Ihr verdient es nicht.« Als Zuckerbrot nach der Peitsche gibt uns ihre Kollegin – die Übersetzerin – einige aufmunternde Sätze mit auf den Weg und kümmert sich in der Pause um die betrübte Frau, deren Blut angeblich in schlechtem Zustand ist.

Für die Kursbesucherinnen und -besucher ist der entmutigende Vortrag später kein Thema mehr. Es kreist ohnehin alles nur um die Qigong-Übungen und darum, wie viel Glück diese angeblich bringen. Dabei stehen in Deutschland Neuwahlen bevor, und London wird von einer Anschlagserie erschüttert. Unsere Gruppe ignoriert diese Ereignisse. Die Leute lassen auch keine Kritik zu. Wenn ich vom Großmeister und seinen Gehilfinnen spreche, blicken sie ängstlich um sich.

Was ist los?, frage ich mich. Die anderen Teilnehmer sind

doch vernünftige Menschen. Dennoch scheint niemand das Seminar in Frage zu stellen. Womöglich verhindert meine skeptische Einstellung weitere Erfahrungen und den Beginn des Heilungsprozesses. Oder aber ich durchschaue die ganze Sache und schütze mich dank dieser Haltung davor, in eine Sekte einzutauchen.

Ich überlege, vorzeitig abzureisen. Bleibe aber trotzdem, weil ich hoffe, weitere Übungen zu erlernen. Zu Hause kann ich sie ja ohne den ganzen Firlefanz ausführen.

Dass Misstrauen angebracht ist, merke ich am folgenden Tag, als ich von der Übersetzerin wissen will, wie viel Wert der Großmeister der Ernährung beimisst. Die vegetarische Kost scheint ein Hinweis zu sein, dass es ihm etwas bedeutet. Ihr Kommentar: »Wenn man die Übungen korrekt praktiziert, kann man irgendetwas essen.« Genauso argumentieren die Makrobioten – nur umgekehrt.

Dem deutschen Assistenten stelle ich weitere Fragen. »Das Qi fließt«, ist seine Standardantwort. Ergänzt von »irgendwie«. Während des Theorieunterrichts mitzuschreiben ist verpönt. »Sonst kann man sich nicht auf den Kurs konzentrieren.« Unterlagen werden keine verteilt. »Was zählt, ist die Praxis.«

Die chinesische Qigong-Philosophie wird weltweit von Millionen Menschen angewendet. Es gibt unzählige Schulen, aber hier mag keiner hören, dass es auch Alternativen zu diesem Großmeister gibt. Der Kult um ihn gipfelt in Erzählungen, zum Beispiel darüber, dass er kein Geld und keine Türklinke in die Hand nimmt, weil das seine Energie »verschmutzen« würde. Diese niederen Tätigkeiten erledigen Helferinnen und Helfer für ihn. Mein Einwand, dass solche Harmlosigkeiten seine Kraft kaum beeinträchtigen könnten, wird einmal mehr mit verständnislosen Blicken quittiert.

Die eine Leiterin – Anhängerin der Schocktherapie – kurbelt die Legendenbildung weiter an, als sie uns erzählt, der Großmeister habe ein drittes Auge, mit dem er ins Innere anderer Menschen sehen könne. »Deshalb braucht er sich unsere Geschichten gar nicht anzuhören. Wenn jemand verloren, also dem Tod geweiht, ist, sagt er aus Rücksicht nichts. Überhaupt beantwortet er Fragen nie mit Ja oder Nein. Man muss seine Antworten zu interpretieren wissen.«

Am letzten Abend gibt es erneut eine Energieübermittlung. Wir sitzen im Halbkreis. Eine Frau zuckt bereits, kaum hat der Großmeister den Saal betreten. Inmitten all der Schreie und Stampfgeräusche habe ich plötzlich ein Flashback, fühle mich in die qualvolle Zeit rund um meine Operation zurückversetzt. Ich öffne die Augen, der groß gewachsene Organisator steht hinter mir. »Ich muss hier raus«, flüstere ich ihm zu und erkläre, was in mir vorgeht. Als ich aufstehe, murmelt er mir zu: »Was mit den anderen um dich herum passiert, betrifft dich nicht. Das im Krankenhaus hast du längst hinter dir. Dein Leid ist vorbei.«

Der Impuls bringt mich in eine optimistische Stimmung. Als der Großmeister am Schluss die obligate Runde macht und kurz seine Hand auf meine Stirn legt, fühle ich ein Prickeln und bin danach so glücklich, dass ich alle umarmen könnte. Wenig später liege ich im Bett und grüble über das Erlebte nach. Vielleicht verfiel ich der Massenhysterie. Oder war es mehr als Hokuspokus?

Was der Großmeister beabsichtigt, bleibt unklar. Womöglich will er uns mit seinen guten Kräften einfach helfen. Einen Rolls-Royce wird er sich bei den bescheidenen Seminargebühren jedenfalls nie leisten können. Auffällig sind jedoch seine hohen Absätze, die er mit langen Schlaghosen kaschiert. Bestimmt will er so seine geringe Körpergröße kompensieren. Seltsam ist auch sein Wachhund: die Assistentin, die mit ihren Aussagen Furcht auslöst. All das lässt eher vermuten, dass er einen Geltungsdrang hat und angebetet werden will.

In großzügige und verständnisvolle Menschen hat uns der chinesische Maestro in diesen Tagen jedenfalls nicht verwandelt. Am Schluss gibt es Krach mit dem Wirt. Dieser verlangt für das heiße Wasser und alle Teebeutel, die er uns den Kurs über zur Verfügung gestellt hat, hundert Euro. »Hundert Euro für heißes Wasser?«, kreischt eine Teilnehmerin. »Der hat sie wohl nicht alle!«

Große Aufregung, bis jemand vorrechnet, wie wenig das eigentlich ist. Wir haben alle mehrmals täglich Tee getrunken. Das ist nicht einmal ein Euro pro Tag und Person respektive etwa zwanzig Cent pro Tasse. Kommt dazu, dass die Gäste bei anderen Veranstaltungen am Abend noch ein paar Bier trinken – und dafür ordentlich Geld springen lassen. Wir dagegen waren so abstinent, dass man hätte glauben können, das Blaue Kreuz halte hier ein Treffen ab. Also bezahlt jeder aus der Gruppe einen Anteil, einige allerdings murrend und auf den Cent genau abgezählt.

Als wir uns zum Abschied versammeln, hält der Großmeister seine Hände über mitgebrachte Wasserflaschen, Äpfel und Reiscracker. Er segnet die Lebensmittel. Unentgeltlich. Hunderte von Gegenständen stehen mittlerweile da. Kein Wunder, denn dieses Mal kostet deren energetische Aufbereitung ja nichts. Ich besorge mir ebenfalls eine Flasche, stelle sie hin. Lache über mich selbst.

An der Haltestelle im Dorfzentrum warte ich auf den Bus, der mich zum nächsten Bahnhof bringen soll. Neben mir sitzt eine ältere Frau, die mich in ein Gespräch verwickelt. Ihre Geschichte fesselt, steht im Kontrast zu den fünf Kurstagen, an denen sich alles um die eigene Krankheit und den angeblichen Erlöser drehte. Früher wohnte die Frau in Siebenbürgen, einer Region, die heute zu Rumänien gehört.

»Während des Krieges wurden dort so gut wie alle Frauen vergewaltigt«, erzählt sie und lässt dabei offen, ob das auch ihr Los gewesen war. »Nach dem Krieg bin ich in Sibirien gelandet, verbrachte sieben Jahre in einem Straflager. Auch mein Vater und mein Bruder waren dort interniert, haben sich zufällig beim Kohleschippen wiedergetroffen.« Was mich überrascht: Trotz dieser schlimmen Erlebnisse findet die Frau: »Die heutige Jugend hat es schwerer, muss sich ständig ändernden wirtschaftlichen und gesellschaftlichen Umständen anpassen«.

Zurück in der Schweiz, zurück in meinem neuen Alltagsleben, kommt mir das, was ich in dem Dorf nahe Stuttgart erlebt habe, immer seltsamer vor. Meine ersten Schritte mit Qigong haben mich nur verwirrt.

Gern würde ich mich unbeschwert damit vertraut machen. Ich bin überzeugt, dass die langsamen Bewegungen und der Fokus auf die eigene Energie mir guttäten. Der Erfolg meines Bekannten, der von den Ärzten längst abgeschrieben worden war und sich ohne medizinische Hilfe – laut ihm alleine dank Qigong – vom Hirntumor befreien konnte, lässt mich nicht los.

In Zürich nehme an einem Kurs teil, der ebenfalls fünf Tage dauert, allerdings nur über den Mittag. Zudem richtet er sich nicht speziell an Krebskranke, sondern steht allen offen. Geleitet wird er von einem Thailänder. Wir lernen die Acht Brokate kennen, jene klassischen Qigong-Übungen, von denen ich bereits viel gehört hatte. Sie sind einfach, animieren und energetisieren aber über Meridiane die wichtigen Körperorgane. Endlich wird mir klar, was es damit auf sich hat. Seither praktiziere ich diese acht Teilbewegungen fast jeden Tag gleich nach dem Aufstehen eine Viertelstunde lang.

Wenig später fällt mir in einem Bioladen ein Zettel auf, der Werbung für einen regelmäßigen einstündigen Qigong-Kurs macht. Der Unterricht findet einmal die Woche statt, ganz in der Nähe. Der Lehrer ist ein Schweizer, der lange in Indien gelebt hat, aber angenehm auf dem Boden geblieben ist. Ein Typ, mit dem man abends auch gern mal ein Bier trinken geht. Was für ein Kontrast zu den beiden Chinesen, dem abgespacten Guru in Deutschland und dem barschen Lehrer in London! Auch die Teilnehmer sind locker drauf, suchen Entspannung von der Arbeit, aber keinen neuen Lebensinhalt. Endlich habe ich einen mir passenden Zugang zur Qigong-Lehre gefunden.

15. AUFATMEN

Neun Monate nach der Operation

In der Kabine ziehe ich meine Kleider aus, hänge sie an einen Haken. Schlüpfe in eine grüne Hose und ein grünes Oberteil, beides in großzügig bemessener Einheitsgröße. Sieht aus wie eine Gefängnisuniform. Für mich könnte der Kleidungswechsel aber ein Schritt in die Freiheit sein, die Freiheit vom unmittelbar drohenden Tod. Ich bin im Tomografie-Raum des Unispitals. Drei Monate ist es her, dass ich hier von der Rückkehr meines Hirntumors erfuhr. Wie schön wäre es, dieses Mal zu hören, der Tumor sei nicht weitergewachsen.

Ich tauche in die Röhre ein, schon lange war ich nicht mehr so nervös. Dieser Apparat prüft meinen Kopf – zu einem erfreulichen Resultat kann ich nichts beitragen. Als müsste ich ein Examen absolvieren, dürfte mich aber nicht darauf vorbereiten. Letztes Mal hatte ich die Betreuerin nach den Bildern gefragt, als ich aus dem Tomografietunnel kam. An diesem Morgen ist sie nicht anwesend, ein Kollege von ihr hat Dienst. Auch bei ihm erkundige ich mich nach den Aufnahmen. »Ich kann Ihnen keine Auskunft geben«, sagt er. »Sie sehen die Fotos dann bei der Besprechung mit der Chefärztin.«

Vertrösten auf die Besprechung in der Poliklinik – das ist vermutlich der normale Ablauf. Schließlich müssen die Aufnahmen erst mit den alten verglichen werden, um zu einem Urteil zu gelangen. Möglicherweise ist der Betreuer aber auch instruiert worden, mir auf keinen Fall etwas zu sagen, selbst wenn er bereits auf dem Computerbildschirm erkenne, dass sich die Situation verschlimmert habe.

Beim letzten Termin hatte ich Chefärztin Bjeljac ja erzählt, wie schockiert ich war, im Tomografie-Keller beiläufig vom Rezidiv zu erfahren. Gut möglich, dass das eine Rückmeldung zur Folge hatte.

Frau Bjeljac versprach mir seinerzeit, sich im Falle schlechter Nachrichten binnen vierundzwanzig Stunden nach der MRI-Aufnahme bei mir zu melden. Selbst wenn der Anruf ausbleibt, bleibe ich beunruhigt.

Erneut muss ich an eine Schulsituation denken: Nach den Abschlussprüfungen im Gymnasium mussten wir einen Nachmittag lang zu Hause warten. Wer durchfiel, wurde telefonisch benachrichtigt. Kam kein Anruf, war das eine indirekte Bestätigung: Man hatte bestanden. Und traute der Sache doch nicht so ganz. Einige erlaubten sich den Scherz, es bei Schulkollegen klingeln zu lassen: »Reingelegt!« – »Du Idiot!«

Ich würde jetzt auch lieber mit eigenen Ohren hören, dass alles in Ordnung ist, statt mich auf ein nicht eingetroffenes Telefonat verlassen zu müssen. Es könnte ja sein, dass der schlechte Befund einfach irgendwo in den verschlungenen Wegen des Spitals stecken geblieben ist. Der Termin bei der Chefärztin ist erst in einer Woche. Muss ich jetzt tagelang bibbern?

Am nächsten Tag fahre ich mit Alice nach Bern, um dort ein paar Freunde zu treffen. In einer Brasserie notiert der Kellner unsere Bestellung: »Zweimal Cappuccino, einen Espresso, zwei Tee.« In diesem Moment klingelt mein Handy. Es ist eine Nummer aus dem Unispital. Das darf doch nicht wahr sein! Bestimmt ist das der befürchtete Anruf innerhalb von vierundzwanzig Stunden! Ich schnelle hoch, ziehe eine Grimasse und mache mit der Hand eine Geste, als würde mir der Kopf abgeschnitten. Haste nach draußen. Im Lokal ist es zu laut, ich will jedes Wort verstehen. »Hallo?« Chefärztin Bjeljac ist am Telefon und sagt: »Herr Baumann, ich habe gute Nachrichten für Sie!«

Da stehe ich, mitten auf einem belebten Platz in Bern. Eilen Leute an mir vorbei? Fährt eine Straßenbahn vor? Ich nehme nichts wahr, fühle mich wie in einem Kokon. Meine Knie zittern. Wie habe ich diesen Augenblick herbeigesehnt! Wie gut, dass die Leiterin der Poliklinik ihre Anrufprinzipien ausnahmsweise beiseitegelassen hat. »Der Tumor ist stabil geblieben, hat sich nicht vergrößert«, klingt es aus dem Handy. »Die Dichte des Tumors ist sogar etwas zurückgegangen.« Am liebsten würde ich allen Menschen um den Hals fallen. Alice stürmt aus dem Lokal: »Und? Und?« Ich küsse sie, stammle atemlos: »Gut, gut, gut!«

»Weniger dichtes, jedoch größenstationäres Rezidiv eines Glioblastoma multiforme temporal links«, heißt es später im Bericht der Poliklinik. Nüchtern betrachtet heißt das: Der Befund ist toll, die Gefahr keineswegs gebannt. Es geht weiter im gleichen Rhythmus mit der Chemotherapie: Alle vier Wochen werde ich fünf Tage lang die entsprechenden Pillen schlucken müssen.

Die Nachricht aus dem Spital gibt uns allerdings Zuspruch für den Wohnungswechsel. Unser jetziger Vermieter hatte uns gekündigt, er will die Wohnungen im ganzen Haus sanieren. Überschattet war die Suche nach einer neuen Bleibe bisher vor allem durch die Unsicherheit, ob Alice bald allein wohnen würde.

Etwas Passendes zu finden ist so oder so nicht leicht, da der Wohnungsmarkt in Zürich extrem ausgetrocknet ist. Schlussendlich finden wir aber ein neues Zuhause an einer spannenden, gleichzeitig aber auch lauten Straße. Zum Glück sind die Fenster gut isoliert.

Ein weiterer Lichtschein taucht auf: Silvia, die Frau meines Freundes André, bringt in diesen Tagen ein Kind auf die Welt. Die beiden wählen mich als Götti für den frisch geborenen

Rafael. Ich fahre zu einer Klinik im Zürcher Vorort Kilchberg. Dort darf ich den drei Tage alten Göttibuben in die Arme nehmen. Der Gegensatz zwischen uns – ich, der wohl nach wie vor todgeweihte Krebspatient; er, der Säugling, dessen Leben gerade begonnen hat – haut mich beinahe um. Das ist der Zyklus, dem wir alle nicht entkommen: Geburt und Tod. Aber ich lasse mir nichts anmerken, denke an das ermutigende Resultat der letzten Untersuchung im Spital.

Wie viel hinter der Geste steckt, mich als Götti auszuwählen, wird mir erst Monate später bewusst, als André mir erzählt, dass er mit Silvia lange diskutiert habe. Schließlich ist das Risiko hoch, dass ihr Sohn seinen Paten bald verliert. »Wir waren uns dann aber einig«, wird mir mein Freund berichten, »wir glauben daran, dass du gesund wirst.«

Dabei wissen die beiden nur zu gut, wie gefährlich ein Glioblastom ist. Silvias Mutter leidet unter demselben Hirntumor, lag sogar zur gleichen Zeit wie ich im Unispital, zwei Zimmer weiter. Damals wagte es niemand, mir das mitzuteilen. Ich erfuhr es erst Wochen nach meiner Entlassung. Vermutlich gut so, denn ich hatte an meinem eigenen Schicksal genug zu nagen.

Obwohl André und Silvia also genau Bescheid wissen, glauben sie an meine Heilung. Ihr Bekenntnis ist kein lockerer Spruch, sondern hat etwas zu bedeuten. Das freut mich sehr, macht mir Mut.

Zehn Monate nach der Operation

Statt Ereignisse mit Daten oder Jahresangaben einzuordnen, gibt es für mich nur noch »früher« und »jetzt« oder »vorher« und »nachher«. Die Operation teilt mein Leben in zwei Hälften. Schön zu sehen, dass sich anderswo in den letzten Monaten wenig verändert hat. Im November besuche ich zum ersten Mal wieder die Redaktion. In diesen Räumen riecht es immer noch nach muffigen Papierstapeln, modrigen Teppichen und abgestandenem Automatenkaffee. Nach unter Zeitdruck getippten Buchstaben. Nach Zeitung.

Eigentlich habe ich hier keine Funktion mehr. Laut Vertrag arbeite ich zwar nach wie vor für das Wirtschaftsressort des *Tages-Anzeigers*. In Wirklichkeit bin ich aber krankgeschrieben, die Korrespondentenstelle in London ist frisch besetzt, und beim Wirtschaftsteam in Zürich ist keine Stelle für mich frei. Um ins Redaktionsgebäude zu kommen, muss ich mich beim Portier melden – das Badge musste ich vor der Abreise nach England abgeben. Ich bräuchte mich also nicht aus dem Bett zu quälen, könnte neben meiner Freundin ausschlafen – der Produktionsablauf der Zeitung wäre dadurch keineswegs beeinträchtigt.

In meinem Hinterkopf taucht jedoch die Frage auf, wie denn meine Zukunft aussehen soll, falls ich tatsächlich eine habe. Der gute Befund hat mich angespornt, wieder einen Schritt ins Arbeitsleben zu wagen. Mit Stefan, meinem Vorgesetzten, einige ich mich darauf, bis auf Weiteres einen Tag pro Woche ins Büro zu kommen. Wenn ich mag, schreibe ich. In den normalen Redaktionsablauf werde ich aber nicht eingebunden, muss nicht auf feste Abgabetermine hin arbeiten. Das alles wird vom Arzt verschrieben, damit die Versicherung, die meinen Lohn zahlt, nichts dagegen einzuwenden hat.

Stefan organisiert mir ein Badge und sogar ein eigenes Büro. Mein Arbeitsplatz ist bescheidener als früher, der Raum misst keine zehn Quadratmeter. Vormals diente es dem Wirtschaftsteam als Archiv für alte Geschäftsberichte. Himmelblick gibt es keinen, vom Fenster aus sieht man einen Hinterhof und einen schäbigen Veloparkplatz. Der Rahmen ist mit grobmaschigem Netz überzogen. Keine Ahnung, wozu das dient – Suizidprophylaxe ist es bestimmt nicht, denn der Raum liegt im ersten Stock. Früher hätte ich gesagt, dass ich in solch einem Loch nicht arbeiten kann. Für meine jetzigen Bedürfnisse ist es aber mehr als genug: Mir reichen Schreibtisch und Computer.

Die Bedingungen sind locker, es geschieht ja alles freiwillig. Trotzdem habe ich einen gewissen Respekt: Seit dem Fiasko im Juni, als ich damit scheiterte, über das Musikfestival *Sónar* in Barcelona zu schreiben, habe ich mich nie mehr an einen Text gewagt. Nach wie vor habe ich Mühe, mich auf etwas zu konzentrieren. Immer noch verwechsle ich Begriffe, scheitere manchmal daran, überhaupt einen zu finden.

Ich möchte eine Wortauswahl Revue passieren lassen, bin ich es doch gewohnt, einen passenden, im Idealfall nicht ganz alltäglichen Ausdruck zu verwenden. Schlurfen statt gehen, oder humpeln, hüpfen, watscheln. Aber das fällt mir nicht mehr so leicht wie früher. Erzähle ich davon, sagen alle: »Das kenn ich, geht mir genau so – das ist das Alter.« Ich weiß aber, wie es früher war. Wenn sich das quasi über Nacht ändert, können nicht die Jahre auf dem Buckel dafür verantwortlich sein.

Jetzt überlege ich auf der Suche nach Wörtern ein bisschen herum und gebe mich dann mit einer einfachen Umschreibung zufrieden. Es kommt vor, dass ich sogar an Alltagsbegriffen scheitere. Ich fühle mich wirklich dumm, als ich Alice erklären muss, »weißt du, das Ding, um die Wäsche aufzuhängen«, weil mir das Wort Wäscheklammer nicht mehr in den Sinn kommt. Und wie heißt das Holzteil für Mäntel an der Garderobe? Ach ja, Kleiderbügel.

Frustrierend ist auch, dass ich mich nach einem Treffen mit Freunden am Tag darauf nicht mehr daran erinnern kann, wer alles mit dabei war. Sogar mein Kurzzeitgedächtnis ist deutlich angeschlagen. Keine ideale Voraussetzung, um Interviews zu führen. »Was haben Sie gerade gesagt? Es ist mir leider entfallen.«

Eigentlich ist es kein Schritt, höchstens ein Schrittchen in Richtung alte Jobwelt. Für mein Selbstwertgefühl könnte es jedoch zum Sprung werden. Fragt mich jemand danach, was ich denn so mache, gerate ich leicht in Verlegenheit. Gern würde ich im Brustton der Überzeugung und ohne schalen Beigeschmack mit »Ich bin Journalist« antworten – ich mag nicht immer »theoretisch« anfügen und von meinem Schicksal erzählen.

Soziale Anerkennung ist ein Aspekt. Noch entscheidender ist dagegen, sich selbst sagen zu können, ich falle nicht zur Last, sondern trage etwas zum Funktionieren des gesellschaftlichen Lebens bei – egal, wie wenig es ist. Dieses Problem haben Kranke, aber auch Arbeitslose. Ich fühle mich sogar privilegiert, weil ich nach wie vor die Hoffnung haben kann, meine frühere Arbeit wieder aufzunehmen. Selbst wenn ich ausgerechnet am Sprachzentrum von einem körpereigenen Sabotageakt getroffen bin.

Ich habe keine Lust, meinen zweihundert Kolleginnen und Kollegen nach der Rückkehr in die Redaktion einzeln Auskunft über meinen Zustand zu geben. Deshalb füge ich der *Kleinen Hauspost*, der internen Mitarbeiterpostille, einen offenen Brief bei und schreibe unter anderem:

»Vor meiner Diagnose war ich unsicher, wie man Leuten in einer so schweren Situation begegnen soll. Nun bin ich selbst davon betroffen und weiß, welche Reaktion mir am liebsten ist. Ich wäre froh, nicht x-mal gefragt zu werden, wie es mir geht, wie ich mich fühle und wie so eine Chemotherapie abläuft. Dass solche Fragen Ausdruck des Mitgefühls sind, ist mir klar. Ich möchte auch nicht, dass der Tumor künstlich tabuisiert wird und ihr euch Mühe geben müsst, in meiner Gegenwart gewisse Themen nicht anzuschneiden. Aber ihr könnt euch vorstellen, dass ich schon sehr viel über meine Krankheit gesagt habe und lieber wieder über sonst ein wichtiges oder banales Thema spreche.«

Die knappe Formulierung scheint nicht alle Unsicherheiten zu beseitigen. In den Gängen der Redaktion kommen Leute auf mich zu, sagen: »Was für eine Freude, dich wieder hier zu sehen!« Oder: »Ich denke häufig an dich.« Dann kommt der schwierige Moment. Die einen versuchen beinahe krampfhaft, das heikle Thema – meinen Hirntumor – im Gespräch zu umschiffen. Das war nicht meine Absicht, und ich weiß auch nicht, wie ich darauf reagieren soll. Die anderen sprechen mich trotz meiner Botschaft direkt darauf an. Je nach Lust und Laune lasse ich mich dann auf ein Gespräch ein, oder ich breche es ab.

Fast alle wollen wissen, ob ich Schmerzen habe. Für Außenstehende ist der körperliche Schmerz wohl das einzig Fassbare eines solchen Unheils. Das hat man selbst auch schon erlebt, kann sich etwas darunter vorstellen. Zweifelsohne ist es das Spürbarste, Konkreteste an der Krankheit. Aber es ist eben nicht das Einzige, was sie ausmacht. Sehr schwer zu ertragen ist besonders die ständige Bedrohung durch den Tod. Trotz des erfreulichen Befunds taucht eine Frage nach wie vor auf: Bin ich in einem Jahr noch hier?

Im Büro lösche ich als Erstes alle Spam-Mails, die den elektronischen Briefkasten verstopfen. Um elf Uhr bin ich so kaputt, dass ich mich hinlegen muss. Dafür radle ich kurz nach Hause. Um fünf Uhr nachmittags fühle ich mich erneut müde – und mache Feierabend.

Unterwegs sehe ich zweimal jemanden an Krücken: zuerst

direkt vor der Redaktion, dann an der verrufenen Bushaltestelle in der Langstraße, wo mich vor Monaten Kopfschmerzen derart marterten, dass ich zu Boden sank. Damals schätzten die Leute um mich herum den Grund für meine Pein wohl völlig falsch ein. Jetzt ertappe ich mich selbst dabei, dass ich die Situation unterschiedlich beurteile, je nachdem, wo mir diese Personen entgegenhumpeln. Beim ersten Fall denke ich, vermutlich ein Sportunfall, beim zweiten, wohl eine Prügelei.

In der folgenden Woche gehe ich wieder an meinen Arbeitsplatz, auch in der Woche danach. Wie geplant stets für einen ganzen Tag. Stefan beschafft mir ein Klappbett, damit ich zwischendurch ruhen kann. Allerdings dauert es fast vier Wochen, bis ich einen Artikel fertig geschrieben habe. Ich wage mich nicht mehr so forsch an ein Thema wie früher. Es bereitet mir Mühe, einen Text zu planen. Was ist der Kern der Sache? Wen soll ich für weitere Informationen und Statements kontaktieren?

Wenn ich auf der Teamsitzung über das gewählte Thema referiere und nur den Hauch einer ablehnenden Einstellung wahrnehme, ist das für mich der totale Motivationskiller. Wozu soll ich mich anstrengen? Ich muss ja nicht.

Früher war das ganz anders. »Ach, das haben wir doch auch schon gelesen«, war eine Standardantwort in der Sitzung. »Das lockt keinen hinter dem Ofen hervor.« Damit wurde ich aber angestachelt, wollte beweisen, wie gut das Thema war. Den geplanten Artikel gegen solche Kritik zu verteidigen war dann auch die Chance, den spannenden Aspekt der Geschichte beim Argumentieren herauszuarbeiten.

Klar werde ich jetzt von den anderen geschont. Das weiß ich zu schätzen. Allerdings formuliere ich ziellos vor mich hin, ohne dass eine Hinterfragung mich antreibt. Auch die Ruhepausen verzögern das Vorwärtskommen. Zudem ist es schwierig, Material zusammenzutragen, wenn man nur einmal in der Woche im Büro ist. »Herr Soundso ist heute nicht hier, versuchen Sie es doch morgen«, heißt es häufig am Telefon.

Äußerlich sieht man mir dagegen kaum etwas an. Die während der Bestrahlung unregelmäßig an einzelnen Stellen ausgefallenen Haare sind wieder zurück – selbst wenn sie vorerst grau nachwachsen und auf der linken Seite etwas weniger dicht als auf der rechten. Eine fünfzehn Zentimeter lange Narbe, die im Halbkreis von meiner Schläfe bis hinters Ohr verläuft, markiert meinen Schädel. Lasse ich die Haare wachsen, ist sie aber kaum noch zu erkennen. Und selbst wenn die Narbe durchschimmert, tippt niemand auf eine Krebskrankheit. Ein Verkäufer auf dem Gemüsemarkt ist einer der wenigen, die mich darauf ansprechen: »Hattest du einen Unfall?«

Wenn Krebspatienten bleich und mitgenommen aussehen, liegt das meist nicht an der Krankheit oder der Operation, sondern an der Nachbehandlung. Kahler Kopf, keine Augenbrauen: Chemotherapie. Mir bleibt das erspart. Die Tabletten bescheren mir Übelkeit, aber keine sichtbaren Nebenwirkungen. Häufig macht man mir das Kompliment, ich hätte eine gute Gesichtsfarbe. Meinen Teint interpretieren Kolleginnen und Kollegen wiederum als Zeichen der endgültigen Genesung. Und verhalten sich entsprechend.

Sie können sich nicht vorstellen, wie ich bei einem Satz wie »Soll man dir Themen geben?« oder »Machst du heute was für uns?« jäh aufschrecke. Das Letzte, was ich brauchen kann, ist externer Druck. Der, den ich mir selbst aufsetze, reicht. Wenn mir ein Artikel oder womöglich eine Reportage oder sogar eine ganze Serie gelingen würde, wäre das für mich eine große moralische Stütze. Kommt es aber nicht dazu, will ich versagen dürfen, ohne mich rechtfertigen zu müssen. Mein Gleichgewicht ist fragil, niemand kann mir garantieren, dass künftige MRI-Tests gut verlaufen.

Die Frage nach dem richtigen Maß an Interesse oder Mitgefühl stellt sich nicht nur im Büro. Melden sich im Alltagsleben mehrere Leute auf einmal und erkundigen sich nach meinem Wohlbefinden, wird mir das rasch zu viel. Lasst mich doch einfach in Ruhe, denke ich mir dann. Wenn sich tagelang aber niemand meldet, habe ich das Gefühl, alle hätten mich vergessen.

Wie leicht es ist, mir den Boden unter den Füßen wegzuziehen, merke ich Anfang Dezember, als ich zum ersten Mal wieder den Fitnessclub besuche. Beinahe ein Jahr lang habe ich meine Muskeln weitestgehend in Ruhe gelassen. Dabei hatte mir mein Chiropraktiker regelmäßiges Training empfohlen, um den Rücken zu stärken. Die ersten drei Monate nach der Operation war Treppensteigen aber genug Sport für mich. Danach weitete ich die Aktivitäten etwas aus. Mehr als lockeres Joggen und gemächliches Velofahren war jedoch nicht drin.

Nun werden mir die verpassten Monate auf die Abo-Karte angerechnet. Ich schnaufe und stöhne an den Gewichtsmaschinen, stelle fest, dass die Unterbrechung mir viel Kraft geraubt hat.

Unerwartet treffe ich dort einen früheren Arbeitskollegen. Zu lange habe ich nicht mehr mit ihm gesprochen, zu viel ist in der Zwischenzeit passiert, als dass wir unsere Konversation auf »wie geht's, danke, mir auch« reduzieren könnten – obwohl mir das in diesem Moment lieber wäre.

Er hat das mit dem Hirntumor mitbekommen, weiß auch, dass ich wieder beim *Tages-Anzeiger* bin. Dass sich mein Einsatz auf einen Tag pro Woche beschränkt, ist ihm offenbar nicht bewusst. Ich sage, wie weit entfernt ich davon sei, so viel leisten zu können wie früher. Er sinniert: »Du warst ja so ehrgeizig damals.« Der Kollege trifft einen wunden Punkt. Es war zwar nie mein Plan, die Karriereleiter hochzusteigen und eine Chefposition zu übernehmen. Ich war aber stolz darauf, stets gut informiert zu sein und immer wieder Ideen für neue Geschichten zu haben.

Jeden Donnerstag traf ich mich abends mit einer Gruppe von Freunden, die meisten davon auch Journalisten. Im Minutentakt hüpften wir von einem aktuellen, meist politischen Thema zum nächsten. Jeder von uns war elektrisiert und immer erpicht, mit einem markanten, griffigen Statement einen Punkt zu setzen – womöglich mit Fakten, die man für einen Artikel selbst recherchiert hatte.

Die Runde gibt es immer noch, ich fühle mich mittlerweile davon etwas ausgeschlossen. Bin viel zu wenig auf dem Laufenden, lese bei Weitem nicht mehr so viele Zeitungen wie einst und habe mit dem Tagesgeschäft in der Redaktion nichts mehr zu tun.

Wenn ich schreibe, dann über Themen, die auch ein paar Tage oder sogar Wochen später erscheinen können – Reaktionen lösen sie keine aus. Eigene Gedankengänge vermag ich in dieser Runde nur noch selten beizutragen. Dass ich kaum mehr Bier trinke und mich vom Rauch im Lokal stören lasse, stellt mich noch mehr ins Abseits.

Das kann mein Kollege im Fitnessclub nicht wissen, er fährt fort auf heiklem Terrain.

»Wie verbringst du denn deine Zeit?«

»Puh, allein die medizinischen Untersuchungen und so weiter nehmen viel Zeit in Anspruch.«

»Ach komm, das beschäftigt dich sicher nicht den ganzen Tag.«

Soll ich ihm alles Schritt für Schritt erklären? Sich nach einer Tumoroperation behandeln zu lassen ist beinahe ein Full-time-Job. Die Bestrahlungstherapie, als ich Tag für Tag ins Spital musste. Die Hin- und Rückreise, das Warten, das Sich-davon-Erholen. Muss ich mich einem Nichtbetroffenen gegenüber rechtfertigen? Der veränderte Tagesablauf ist für einen Krebskranken ein wichtiges Thema. Ich muss einen neuen Fokus finden. Darüber zu sprechen, scheue ich mich nicht. Mag das aber nicht mit jemandem tun, der sich über meine neue Ausgangslage lustig macht.

Ich wende mich ab. Bemühe mich an einer weiteren Maschine, gehe duschen. Ärgere mich so über die Worte des Kollegen, dass ich den Tränen nahe bin. Auf dem Weg nach draußen sehe ich ihn erneut, gehe zu ihm hin: »Deine unsensiblen Äußerungen haben mich verletzt.« Er ist verdattert, findet keine passenden Worte, entschuldigt sich gar nicht erst. Ich bin froh, meinen Ärger nicht einfach wie früher hinuntergeschluckt zu haben.

Gleichzeitig scheue ich mich davor, Leute, die keine Ahnung davon haben, mit meiner Geschichte zu überfallen. Einmal bin ich mit dem Velo unterwegs, als ich einem meiner besten Freunde aus der Primarschule begegne. Lange habe ich ihn nicht mehr gesehen. Unglaublich, dass man sich so aus den Augen verlieren kann – und sich trotzdem auf den ersten Blick wiedererkennt. Ich bin aber in Eile, sause an ihm vorbei, mag nicht wenden. Beide schauen wir zurück, winken einander zu.

Später frage ich mich, warum ich nicht angehalten habe. Auf die fünf Minuten wäre es nach all den Jahren auch nicht angekommen. Ich gebe im Internet seinen Namen ein, schon schaut er mir auf dem Bildschirm mit scheuem Lächeln entgegen. Er produziert Auftragsfilme, wohnt auch nicht mehr in Luzern. Ich könnte ihn anrufen oder eine E-Mail schicken, ein Treffen vorschlagen.

Und mache es dann doch nicht. Keine Frage, es wäre spannend zu hören, wie sein Leben verlaufen ist. Aber ich habe keine Lust, ihm meine Situation zu schildern. Vor allem bringt mich der Gedanke an die wahrscheinliche Reaktion des Gegenübers zum Schaudern, wenn wieder einmal Augen weit geöffnet werden und abruptes Schweigen eintritt.

Weiterhin tauche ich alle drei bis vier Monate in den Tomografen ein. Jeweils einige Tage später werden mir in der Poliklinik die Bilder gezeigt, und ich erfahre, ob es Grund zur Verzweiflung oder zum Jubeln gibt. Dieser Termin wird neben dem Chemozyklus zum neuen Stimmungsmacher und zum Fixpunkt, er setzt den Rhythmus. Je näher er rückt, desto nervöser bin ich.

Dieses Mal – es ist Mitte Dezember – beschert mir die Konsultation erneut Glücksgefühle: Der Tumor hat sich nicht vergrößert. »Stabiler Verlauf ohne Hinweise für eine Größenprogredienz des bekannten Glioblastom-Rezidivs« heißt es im Fachchinesisch des Untersuchungsberichts. Als ich an diesem Donnerstag um zehn Uhr morgens das Büro von Chefärztin Bjeljac verlasse, könnte es mir kaum besser gehen. Bald ist die OP ein Jahr her – die Chemotherapie wirkt. Der Winter beginnt wunderbar, ich denke bereits an den nächsten Sommer.

Vorerst steht ein ganz anderes Ereignis im Vordergrund. Als Kind habe ich mich stets darüber geärgert, einen Tag vor dem Jahresende zur Welt gekommen zu sein. »Hier, für Weihnachten und Geburtstag – ein Geschenk«, sagten Götti und Tante. Selbst als Erwachsener fand ich mein Geburtsdatum blöd. Ich organisierte nie eine Party, ging davon aus, Leute würden sich lieber für die letzte Feier des Jahres vierundzwanzig Stunden später schonen. Heuer ist mir das alles egal. Ich habe Grund zum Feiern: Dass ich aufs fünfunddreißigste Lebensjahr anstoßen kann, ist etwas Spezielles. Ich lade Freunde ein, die Wohnung füllt sich, die Musik dröhnt laut, die Nachbarn bleiben tolerant.

16. JAPAN

Ein Jahr nach der Operation

Am Silvesterabend stehe ich mit Alice am Bellevue. Es regnet, der Platz ist trotzdem voller Menschen. Alle warten gespannt auf das Feuerwerk über dem Zürichsee. Wir sind etwas vom Ufer entfernt, Bäume versperren teilweise die Sicht. Früher hätte ich mich mittendurch ins Getümmel gewagt, um nichts zu verpassen. Jetzt gehe ich es lieber etwas ruhiger an, verzichte darauf, die volle Pracht der Feier zu sehen.

Natürlich denke ich an den Tag vor einem Jahr, als ich einen ungetrübten Blick auf das Feuerwerk hatte – allerdings vom Krankenhausbett aus, so müde, dass ich beinahe einschlief. Nun stehe ich fest auf meinen Beinen, mitten in der Stadt. Alice und ich nehmen uns etwas vor fürs neue Jahr: Wir wollen baldmöglichst weit reisen, an einen Ort, den wir beide noch nie gesehen haben. Und sind uns schnell einig: Unser Ziel ist Japan. Wir haben beide eine Vorliebe für Asien. Dieses Land kennen wir zwar nicht, haben aber bislang nur Gutes darüber gehört. Natürlich auch viel Schräges. Das würden wir gern mit eigenen Augen sehen.

Nach der Operation hätte es sich angeboten, mit einer solchen Reise einen großen Traum zu verwirklichen, mir einen letzten Wunsch zu erfüllen. Zu jener Zeit mochte ich mir aber keinen weiten Flug zumuten. Zudem wollte ich unbedingt in der Nähe der Klinik bleiben. Deshalb hielt ich es für angebracht, mit Alice eine Auszeit in der eigenen Wohnung in London zu nehmen. Nun sind meine Aussichten rosiger, und ich bin wagemutiger. Wohlgemerkt, wir könnten auch ganz andere Pläne schmieden. An langfristige Projekte ist aber unter den gegebenen Umständen trotz unserer Liebe nicht zu denken.

Mitte Januar erleide ich einen Dämpfer. Silvias Mutter stirbt. Ihr war die gleiche Behandlung verordnet worden wie mir. Aber gegen den Hirntumor war kein Ankommen. Auch wenn ich sie nicht gut kannte, beschäftigte mich ihre Krankheit enorm. Dennoch mag ich nicht zur Beerdigung gehen. Zu stark wäre der Bezug zu meiner eigenen Situation.

Im Februar trifft es Jean-Philippe Maître, Präsident des Schweizer Nationalrats. Mit sechsundfünfzig Jahren erliegt er einem Hirntumor. Auch der Träger des höchsten Amtes der Schweiz ist vor dieser heimtückischen Krankheit nicht gefeit. Die Therapien konnten ihn nicht retten. Solche Todesfälle lassen das Damoklesschwert über meinem Haupt näher erscheinen.

Wochen später verwöhne ich mich mit einem Aufenthalt in meinem geliebten Lissabon. Der Anflug auf den Portela-Flughafen gehört zu den schönsten Flugerlebnissen in Europa. Statt direkt zu landen, ziehen Piloten einen großen Bogen über die ganze Stadt, um die Landebahn aus der vorgeschriebenen Richtung anzusteuern. Die wichtigsten Sehenswürdigkeiten lassen sich bereits aus der Luft bewundern.

Golden Gate Bridge in San Francisco? Nein, es ist die Brücke des 25. April, daneben die an Rio erinnernde Christus-Statue. Es folgen der Rossio-Platz und die Avenida de Liberdade. Natürlich versuche ich auch stets, mein einstiges Wohnhaus im Bairro Alto zu erspähen.

Eine Woche verbringe ich in meiner früheren Wahlheimat. Im Café am Aussichtspunkt von Santa Catarina treffe ich am ersten Nachmittag ein paar Freunde, bewundere das milchige Licht und den Sonnenuntergang, der den Tejo rot färbt.

Am Abend essen wir – mittlerweile ein ganzes Rudel – in einem meiner Lieblingsrestaurants. Ich mache mich über einen gebratenen Stockfisch her. Danach beginnt die Bar-Tour.

Bald merke ich aber, dass ich den Erwartungen meiner portugiesischen Kumpels nicht mehr genügen kann. Ich habe keine Lust, ein Bier nach dem anderen zu trinken und mit unzähligen Leuten ein paar Sätze zu wechseln. Lieber würde ich in einem ruhigen Lokal mit zwei, drei Freunden ein echtes Gespräch führen.

Als die Gruppe nach Mitternacht noch ins *Lux* weiterziehen will, einen Club am Tejo-Ufer, melde ich mich ab, gehe allein in die Wohnung eines Pärchens, bei dem ich für die paar Tage einquartiert bin. Ich habe mich so gefreut auf dieses Wiedersehen, merke aber, dass es nicht leicht für meine Freunde ist, meinen Wandel nachzuvollziehen. Der Hirntumor hat mich nachdenklicher gemacht, tiefsinniger vielleicht – und schläfriger. Mein neues gemächliches Tempo droht einen Keil zwischen mich und meine ehemals besten Gefährten zu treiben.

Am nächsten Morgen sitze ich alleine in einem Café, bestelle eine Torrada – ein mit gesalzener Butter dick bestrichenes Toastbrot – und einen frischen Orangensaft, schaue dem langsam erwachenden Lissabon zu. Keine Kopfschmerzen, kein Kater. Es gibt Momente, in denen ich sehr froh bin, meine Grenzen zu kennen. Erneut kommt mir der Begriff »Demut« in den Sinn.

Im April treten Alice und ich dann unsere Reise nach Japan an. In Frankfurt steigen wir um, akklimatisieren uns wenigstens kulinarisch in einem Flughafen-Imbiss mit ein paar Sushi-Rollen. Kurz nach einundzwanzig Uhr heben wir ab: Flug JAL 408, Destination Tokio Narita.

Der elfstündige Flug ist kein Zuckerschlecken, aber kaum angekommen, lassen uns die Eindrücke der unbekannten Welt alle Reisestrapazen sofort vergessen. In der S-Bahn Richtung Innenstadt kaufen wir die japanische Alternative zu einem Sandwich: ein mit Algen umwickeltes Dreieck mit gepresstem

Reis. Wir haben keine Ahnung, was wir bestellen – die Füllung entpuppt sich als saures, salziges Pflaumenmus. Das kenne ich bereits von der Makrobiotik her. Kein Wunder, schließlich wurde die Bewegung von Japanern ins Leben gerufen.

Die nächsten drei Wochen wollen Alice und ich mehrere Regionen des Landes bereisen. Als Erstes verbringen wir ein paar Nächte in Tokio. Reserviert haben wir in einem zentral gelegenen, typisch japanischen Hotel. »Ryokan« heißen solche Gasthäuser. Der Boden, den man mit Straßenschuhen nicht betreten sollte (Finken liegen bereit), ist bedeckt mit Reisstrohmatten, »Tatamis« genannt. Die Matratze – ein Futon – liegt auf dem Boden. Nicht sehr traditionell, aber in Japan mittlerweile selbst in Privathaushalten unverzichtbar ist das Dusch-WC – eine luxuriöse Version des Modells aus dem Unispital, mit geheizter Klobrille und so vielen Extras, dass selbst die Spülung nur mit einer Bedienungsanleitung zu benutzen ist.

In der ersten Nacht wachen wir um vier Uhr auf. Eine Folge der neun Stunden Zeitverschiebung. Wir versuchen gar nicht erst, wieder einzuschlafen, sondern marschieren zu Fuß zum Fischmarkt. Freunde hatten ihn uns als Sehenswürdigkeit ans Herz gelegt und darauf hingewiesen, dass man gegen fünf Uhr dort sein sollte. Dann werden die großen Thunfische versteigert. Wir kommen zum richtigen Zeitpunkt, bestaunen die tiefgefrorenen Fänge, um die mit Handzeichen gefeilscht wird.

Danach wuseln wir durch enge Gassen, staunen über die mondänen Einkaufsmeilen und amüsieren uns über die omnipräsenten Verkaufsautomaten, gefüllt mit schrillen Süßgetränken oder Zigarettenpackungen mit Namen wie »Peace« und »Hope«. Die Stadt hält uns in Atem.

In einem Speiselokal wagen wir uns an den Schrecken aller Nichtjapaner: Natto, eine Beilage aus verfaulten Sojabohnen, die so klebrig sind, dass sie Fäden ziehen. Eine klitzekleine

Menge der übel riechenden Pampe wird uns an der Spitze eines Essstäbchens gereicht. Es schmeckt sogar noch schlimmer, als es riecht. Die Einheimischen klatschen, als wir die Mutprobe hinter uns gebracht haben. Für uns steht fest: nie wieder!

Die Nachbehandlung drückt allerdings auch diesen Ferien ihren Stempel auf. Seitdem ich alle vier Wochen Chemotabletten einnehme, haben sich meine Blutwerte, wie befürchtet, verschlechtert. Die medizinische Therapie hemmt das Wachstum von Tumorzellen, reduziert aber auch die Granulozyten. Das sind weiße Blutkörperchen, die sich um die Immunabwehr kümmern. Im vergangenen Monat ist ihre Zahl tiefer gefallen als zuvor, ohne dass sich dafür ein spezieller Grund abzeichnen würde.

Die Leiterin der Poliklinik riet mir von der Reise auf die andere Seite der Weltkugel zwar nicht ab, betonte jedoch: »Sie müssen Ihr Blut kurz nach Ihrer Ankunft kontrollieren lassen.« Ein Assistenzarzt mit japanischen Wurzeln verfasste für mich ein Schreiben, das mein Problem kurz auf Japanisch erklärt. Zudem suchte er vor der Abreise im Internet die Adressen von ein paar Krankenhäusern in Tokio heraus. Auch die Klinikberichte aus Zürich und London stecke ich ins Handgepäck.

Beim Frühstück mit Nudeln und Misosuppe schauen wir auf dem Stadtplan von Tokio nach, ob eines der genannten Krankenhäuser in der Nähe unseres Hotels liegt. Das St. Luke's International Hospital ist nur ein paar Straßenzüge entfernt. Zudem lässt der Name hoffen, dass man dort auch Englisch versteht. Das ist allerdings nicht der Fall, wie wir schon bei der Anmeldung feststellen. Trotz des japanischen Schreibens ernten wir nur verständnislose Blicke und werden von einer Person zur nächsten geschickt, bis wir es mit einer Frau zu tun haben, die ein paar Brocken Englisch spricht.

Wir formulieren unser Anliegen und müssen zur Kenntnis nehmen, dass ein Bluttest für einen Touristen keine Standardprozedur ist. Ohne Arzttermin lässt sich nichts machen. Um diesen zu erhalten, muss ich erst ein aufwendiges Aufnahmeverfahren hinter mich bringen, mehrere Schalter abklappern und unzählige Formulare ausfüllen. Dann wird der Blutdruck gemessen. Oder, um genauer zu sein, ich messe ihn mir selbst. Ein erstes Highlight: Im technologieversessenen Japan brauche ich für diesen Vorgang keine Pflegerin, es reicht eine Maschine. Arm durch ein Loch halten, auf einen grünen Knopf drücken, schon setzt ein Gummiring Druck auf, das Gerät ermittelt den Wert. Sekunden später spuckt es einen kleinen Zettel mit den Daten aus. Wir finden das so spaßig, dass wir uns beide mehrmals messen lassen. Niemand stört sich daran. Das Resultat ist jedes Mal anders.

Ich suche mir unter all den ausgedruckten Papierchen das mit dem tiefsten Blutdruckwert aus und gehe damit an den nächsten Schalter, um einen Arzttermin festzulegen. Bestimmt müssen wir am Nachmittag zurückkommen, befürchte ich. Aber nein, ich werde für in einer Stunde bestellt.

Nächster Schritt ist die Blutprobe. Der Aderlass findet in einer Art Fließbandfabrik statt: in einem Raum stehen ein Dutzend Kabüsen, ohne Vorhang. Mir wird eine zugewiesen, und eine Japanerin zapft mir routiniert ein bisschen Blut ab.

Das Behandlungszimmer des Arztes ist im dritten Stock. Doktor Ito – so sein Name – begrüßt uns freundlich. Er ist etwa so alt wie sein Landsmann, der Chirurg in Zürich – steht also kurz vor der Pensionierung. Herr Ito spricht ein verständliches Englisch. Die Resultate des Bluttests liegen vor, er zeigt uns einen Ausdruck, erklärt ausschweifend, die Zahl der Granulozyten sei tief, aber nicht beunruhigend tief.

Mit der Zürcher Poliklinik hatte ich abgemacht, dass ich sie per Fax über den Wert informieren würde.

»Herr Ito, wäre es möglich, dass Sie das Blatt mit den Blutwerten an meine Klinik in der Schweiz faxen?«

Er schaut an die Decke, überlegt. Murmelt verlegen: »Das verstößt gegen das Patientengeheimnis. Es ist verboten, Daten zu faxen.«

»Aber ich bitte Sie ja ausdrücklich darum. Deshalb können Sie das Patientengeheimnis ja gar nicht verletzen.«

Er schaut wieder an die Decke. Offenbar ist ihm die Situation sehr unangenehm. »Es ist nicht möglich«, ist sein endgültiges Verdikt.

Mir ist nicht ganz klar, was das Problem ist. Aber ich bedanke mich höflichst bei ihm, verbeuge mich ein wenig. Wenigstens darf ich das Papier mit den Resultaten behalten.

In einem Internetcafé schreibe ich die Zahlen einzeln ab. Die jeweiligen Bezeichnungen treffen in der Schweiz als unverständliche japanische Zeichen ein. Offenbar habe ich auf eine falsche Taste gedrückt. Für den Assistenzarzt ist trotzdem klar, welcher Wert die Granulozyten betrifft.

»In Ordnung, das sollte für einen weiteren Chemo-Zyklus ausreichen«, ist seine Antwort Minuten später per SMS. Offenbar funktioniert meine Körperabwehr immer noch zuverlässig. Eigentlich wunderbar, mit der Chemotherapie halte ich schließlich den Gehirntumor in Schach. Allerdings muss ich nun mitten in unserer Japan-Reise fünf Tage lang die Übelkeit erregenden Pillen schlucken.

Eine große Überraschung ist das nicht. Ich musste damit rechnen, führe im Gepäck auch das Medikamentenset mit mir. Insgeheim hatte ich jedoch gehofft, diesen Durchgang um zwei Wochen verschieben zu können, ihn erst nach unserer Rückkehr zu starten. Jetzt habe ich keine Ausrede mehr. Am Abend nehme ich die erste Chemo-Tablette ein.

Wir verlassen Tokio, nehmen einen Zug Richtung Süden. Der Agglomerationsbrei will nicht aufhören. Den ersten Halt machen wir in Kamakura, einem Städtchen am Meer. An der Hauptstraße blühen die Kirschbäume – ein Ereignis, das in Japan jeweils zu einem regelrechten Volksfest führt. Einen Tag später ziehen wir weiter nach Shimoda, einem noch kleineren Städtchen, wo wir es uns in einem etwas abgelegenen Ryokan gemütlich machen. Hier schlucke ich vor dem Schlafengehen die dritte der fünf Kapseln. Am Tag danach ist mir so übel, dass ich das von mir heiß geliebte japanische Essen nicht mehr ertrage.

Im Hotelzimmer serviert uns eine ältere Frau ein wahres Festmahl. Bis alle zwanzig Tellerchen am richtigen Platz aufgetischt sind, vergeht mehr als eine Viertelstunde. Zwei Suppen, ein Pilzgericht, ein Algenkompott, ein gegrillter Fisch, ein gepökelter Fisch ... Sie erklärt uns die Speisen auf Japanisch. Wir verstehen kein Wort, staunen und sagen immer wieder »hei« (»ja«). Kaum ist sie fort, wende ich mich ab. Selbst der fade weiße Reis lässt meinen Magen aufbegehren.

Am nächsten Tag kommen wir im Dorfkern an einem italienischen Restaurant vorbei. Alice kann es kaum glauben, dass ich mich in Japan mit weich gekochten Spaghetti und einer labberigen Tomatensoße abspeisen lasse. Mir ist das während der Chemotherapie lieber als roher Fisch und Seetang.

Zwei Tage nach dem Zyklus kehrt der Appetit auf die japanische Kost zurück. In Kyoto besichtigen wir Paläste und Zen-Gärten, abends schmausen wir in einem Sushi-Restaurant. Wir mieten Velos, stürzen uns in den Linksverkehr. Die sonst so gesitteten Japanerinnen und Japaner fahren meistens auf dem Gehsteig statt auf der Straße. Wir machen es ihnen nach – und sind froh, dass die Velos mit guten Bremsen und lauten Glocken ausgestattet sind. Nun habe ich auch wieder Lust, neue

Orte kennenzulernen. Mit Hochgeschwindigkeitszügen reisen wir bis zur südlichsten der vier großen japanischen Inseln, Kyushu, und sind dort als Erstes positiv überrascht vom Flair Nagasakis.

Die Stadt hat ein furchtbares Schicksal erlebt: Im Vorort Urakami explodierte eine von zwei amerikanischen Atombomben im Zweiten Weltkrieg. Das damals verwüstete Nagasaki erinnert heute, lebenslustig und durch mehrere Hügel geprägt, an San Francisco. Am Abend geraten wir in einer Sushi-Bar an eine Runde japanischer Geschäftsleute. Die betrunkenen Männer küren einen unter ihnen, der angeblich am besten Englisch spricht. Der versucht, die Unterhaltung mit uns am Laufen zu halten, lallt ein paar unverständliche Brocken.

Irgendwann sagen wir: »We love Natto.« Alle staunen, wollen nicht glauben, dass wir die fermentierte Bohnenpaste mögen. Dann lachen wir alle. Ein anderer erklärt: »Wenn uns etwas schmeckt, sagen wir ›maga‹.« Oder zumindest verstehen wir das so.

Zwei Tage später sind wir in einem Restaurant in Miyazaki – von uns konsequent »Mitzikatzi« genannt – auf der anderen Seite der Insel. Hier versuchen wir, unser neu erlerntes Dialektwort anzuwenden – und ernten fassungslose Blicke. Zum Glück haben wir den »Maga«-Sprecher mit der Digitalkamera aufgenommen, spielen die Sequenz ab. »Ach so, u-maga!«, sagt der Kellner. Er spricht das »u« kaum aus. »Ja, das heißt ›lecker‹.« Welchen Unterschied ein halb verschluckter Buchstabe ausmacht.

Als Nächstes erreichen wir den Kurort Beppu, der bekannt ist für seine »Onsen« genannten heißen Quellen. Wir besuchen eine Badeanstalt namens *Hoyoland*, versprechen uns einiges vom im Reiseführer erwähnten körpertiefen, warmen Schlammpool.

In der Umkleidekabine – wo man sich als Erstes wie überall

in Japan gründlich waschen muss – wird auch auf Englisch und per Zeichnung darauf hingewiesen, dass man nur nackt und ohne Tuch in das gemischtgeschlechtliche Freiluftbad gehen darf. Wir sind verblüfft, als wir drinnen sehen, dass wir als Einzige diese Regel befolgen. Alle anderen halten einen Fetzen Stoff vor ihren Körper, wenn sie aus dem Bad kommen. Wir verbringen fast die ganze Zeit im Schlamm. Wenn wir aufstehen, spüren wir die verstohlenen Blicke der anderen Gäste. Offensichtlich wundert es die Einheimischen sehr, wie Europäer ohne Kleider aussehen.

Am Abend flanieren wir durch das Städtchen. Es ist voller Touristen, aber alle kommen aus Japan. Und, so klischeehaft das klingen mag, für uns sehen die Einheimischen alle mehr oder weniger ähnlich aus. Wir stechen jedoch aus der Menge heraus. Als wir eine Gruppe von jüngeren Männern passieren, zeigen sie auf uns, kreischen: »Onsen, Onsen!« Offenbar waren die Burschen am Nachmittag ebenfalls im Schlammbad. Wir lachen mit ihnen.

Die mühsame Chemozeit haben wir am Ende der Ferien bereits wieder vergessen. Es war so lustig und abwechslungsreich in Japan, dass wir am liebsten noch länger bleiben würden.

17. UNTER DIE HAUT

Um Himmels willen, wächst der Krebs wieder weiter? Zurück in der Schweiz erhalte ich schlechte Nachrichten. Der Tomografapparat macht verdächtige Flecken im Kopf sichtbar. Sie legen den Verdacht nahe, dass ein neues Rezidiv aufgetaucht ist. Nach ein paar lockeren Monaten fällt die Krankheit erneut über mich her.

»Im Vergleich zur Voruntersuchung neue Läsion, einem Rezidiv des Glioblastoma multiforme entsprechend, im Bereich des Gyrus frontalis medius links«, heißt es kryptisch im Untersuchungsbericht. Laut Frau Bjeljac lässt sich die Sache nicht eindeutig bestimmen. »Es könnte sich auch um harmlose Blutgefäße handeln.« Entsprechend bin ich beunruhigt, aber noch nicht verzweifelt.

Ich habe Vertrauen zur Chefärztin, die die Behandlung sofort anpasst. Sie erhöht die Dosis meiner Chemotherapie. Außerdem verschreibt sie mir einen COX-2-Hemmer, ein Arthritis-Medikament, das ein bestimmtes Enzym unterdrückt. Ich brauche es natürlich nicht wegen einer Gelenkerkrankung, vielmehr soll eine Nebenwirkung des Präparats die Gefäße des Tumors am Wachsen hindern.

Ein anderes Mittel aus der gleichen Arzneifamilie, Vioxx, musste 2004 vom Markt genommen werden, weil es das Risiko eines Herzinfarkts erhöhte. Die mir verschriebenen neuen Pillen können zwar Schwindelgefühle und Schlaflosigkeit verursachen, sind aber nicht lebensgefährlich.

»Wenn diese Maßnahmen nichts nützen«, so die Ärztin, »werde ich bei der nächsten Untersuchung zusätzlich noch Thalidomid verschreiben.« Das klingt harmlos, unter dem Namen Contergan sorgte dieses Medikament allerdings Anfang der Sechzigerjahre vor allem in Deutschland für Schrecken.

Vier Jahre lang wurde es speziell für schwangere Frauen als Schlafmittel empfohlen. Viel zu spät reagierte Grünenthal - die verantwortliche Firma - auf erste Meldungen, dass die Tabletten schwere Missbildungen bei Neugeborenen verursachen. Tausende von Babys weltweit kamen ohne Arme oder Beine auf die Welt, anderen fehlten Körperorgane. Die Substanz blockiert bei Ungeborenen Proteine, die für das Gefäßwachstum entscheidend sind. Viele Säuglinge starben an den Folgen.

Im schlimmsten Fall wird mir dieses Horrormedikament bald verabreicht! Bei erwachsenen Menschen hat Contergan keine so verheerenden Folgen, da Körperteile und Organe nicht mehr wachsen. Hingegen könnte es das Wachstum der Tumorgefäße hindern. Ich müsste das Schlafmittel aber in einer viel höheren Dosis einnehmen, als es in der Vergangenheit verschrieben wurde. Entsprechend würde ich ganze Nachmittage verdösen, womöglich zum Schlaftier mutieren. Bestimmt erwähnt Frau Bjeljac Contergan, um mich und Alice mit der Aussicht auf eine Alternative zu beruhigen. Bei uns kommt es allerdings nicht so an. Wir haben stattdessen ein neues Schreckensszenario vor Augen.

Ich muss wieder mein Blut testen lassen. Bei meinem Hausarzt geht das leichter als in Tokio. Dadurch werden die Werte aber nicht besser – sie liegen haarscharf über dem tolerierbaren Minimum. Es ist Dienstag, am Freitag gehe ich erneut zur Kontrolle. Und am darauf folgenden Montag. Die Immunabwehr ist geschwächt, die Granulozyten sinken weiter.

Die Chefärztin malt am Telefon das allerschlimmste Szenario aus: eine Verbannung in die Quarantäne. Wenn meine Immunabwehr zusammenbricht, würde ich zur leichten Beute von Infektionen und müsste mich zum Schutz in einer hermetisch abgeriegelten Abteilung des Krankenhauses ohne Kontakte zur Außenwelt einschließen lassen. Dabei sollte ich diese Woche mit einem Chemotherapie-Zyklus beginnen ...

Zum Glück gibt es Doping nicht nur für Sportler, sondern auch für Patienten. Eine Injektion mit dem Medikament Neupogen jagt die Zahl der weißen Blutkörperchen in die Höhe. Ähnlich wie das Hormon Erythropoietin – kurz EPO – die Menge der roten Blutkörperchen ansteigen lässt. Letzteres wirkt sich positiv auf die Kraft respektive auf die Ausdauer eines Menschen aus. Deshalb steht EPO auf der Liste der verbotenen Substanzen für Sportler und ist aus vielen Skandalen im Radrennsport bekannt.

Ich spritze mir den Wirkstoff unter die Haut, um die Immunabwehr zu stärken. Allerdings ist das keine rundum überzeugende Lösung, denn der Effekt gleicht einem Strohfeuer. Zwei Tage später sind die Blutwerte beinahe gleich schlecht wie zuvor. Die Minimalvoraussetzungen sind jedoch knapp erfüllt, ich erhalte das Okay aus dem Spital und schlucke die Chemokapseln mit zwei Tagen Verspätung. Diese lassen die Anzahl der weißen Blutkörperchen noch tiefer fallen.

Aus Sorge verordnet mir mein Hausarzt weitere Dopinginjektionen. Das Blutmessgerät druckt meine Werte aus, die Praxishilfe vermerkt darauf, ob mir erneut eine Spritze verschrieben worden ist, und faxt das Papier weiter in die Klinik. Nach der dritten Injektion innerhalb einer Woche meldet sich Frau Bjeljac ganz besorgt aus dem Unispital: »Mit diesem Mittel sollte man es nicht übertreiben. Es belastet das Knochenmark, Ihre Blutfabrik.«

Ich fühle mich ausgeliefert. Um weiterhin Chemotherapie einnehmen zu können, bin ich auf die heikle Neupogen-Injektion angewiesen, die ebenfalls Nebenwirkungen haben kann. Jeder Bluttest beim Hausarzt macht mich fast genauso nervös wie die Besprechung nach einem Magnetresonanz-Test. Wie soll ich aus diesem Teufelskreis herauskommen? Unverhofft steigt die Zahl der weißen Blutkörperchen leicht an, auch ohne weitere Spritze. Die Gefahr, mit der Therapie aufhören zu müssen, ist gebannt. Hat das mit den Visualisierungsübungen zu tun, mit denen ich die Blutwerte aus eigener Kraft zu verbessern suche?

Mitte Juni entspannt sich die Lage weiter. Die Werte bleiben stabil, ich muss nicht mehr zweimal pro Woche beim Hausarzt vorbei. Also besuche ich Luís, meinen Freund aus Portugal, der als Korrespondent in Brüssel arbeitet. In der Zeit der Bestrahlungen war er für ein paar Tage in Zürich. Er kennt sich gut aus in der belgischen Hauptstadt, zeigt mir spannende Viertel und versteckte Cafés, in denen ich mir die Nachmittage gut vertreiben kann, während er seine Artikel schreibt.

Mehr als ein paar Tage möchte ich nicht bleiben, sonst müsste ich den nächsten Chemozyklus wieder in einer fremden Stadt hinter mich bringen. Die Erfahrungen in Japan, als ich die Reise wegen des Medikaments zeitweise nicht genießen konnte, waren mir genug. Außerdem freue ich mich darauf, in Zürich im See und im Fluss baden zu gehen.

Eineinhalb Jahre nach der Operation

Beim nächsten MRI-Termin bittet man mich, kaum komme ich aus der Röhre, kurz auf »den Arzt« zu warten. Es ist neu für mich, dass es im Tomografie-Keller nicht nur technisches Personal, sondern auch Ärzte gibt. Auf der Wartebank zittere ich.

Hat sich in meinem Kopf etwas verändert? Ist es schlimmer geworden? Der Arzt kommt.

»Wie geht es Ihnen?«

Der Krebs muss zurück sein! Sonst würde er das doch nicht fragen.

»Es geht mir gut. Ist etwas Auffälliges zu sehen?«

»Das weiß ich nicht. Ich möchte nur mit allen Patienten kurz sprechen.«

Mehrere Tage sitze ich auf Nadeln, bleibe im Ungewissen, ob der Arzt die Situation verharmlosen wollte oder ob das ein netter Zug von ihm war. In der Besprechung mit der Chefärztin erfahre ich dann, dass Letzteres zutraf. Der Tumor hatte sich beim letzten Mal zwar tatsächlich zurückgemeldet, der weiße Fleck war nicht nur ein Blutgefäß. »Weiterhin Verdacht auf Resttumor«, lautet der Befund im Untersuchungsbericht. Die Größe ist aber konstant geblieben.

Also habe ich Grund zum Aufatmen. Alice und ich laden ein paar Freunde ein. Contergan ist kein Thema mehr, und die höheren Dosen der Chemotherapie streicht mir Frau Bjeljac wieder, damit die Blutwerte stabil bleiben. Angesichts der hohen Preise von Temodal dürfte das auch meine Krankenkasse freuen.

Die Chefärztin unterstützt mich zudem dabei, nach wie vor das anthroposophische Mistelmedikament Iscador zu spritzen. Sie bestätigt, dass es zur Stärkung meiner Immunabwehr beitragen könne. Auch die Akupunkturbehandlung und die Shiatsu-Massagen führe ich weiter. Ich will damit die Nebenwirkungen der Chemotherapie lindern, in erster Linie die Übelkeit.

Mit den Chemozyklen habe ich mich abgefunden, auch wenn sie nicht immer leicht zu ertragen sind. Die Fastenpause, bevor ich die Tabletten einnehme, aber auch die Abstinenz an den fünf Pillentagen hat etwas von einem religiösen Kult – als würde ich Buße tun. »Mini-Ramadan« nenne ich diese Zeit mittlerweile, oder »meine Mens«.

Im August vergesse ich mein Hilfsmedikament – das Antibrechmittel –, als ich mit Alice eine Nacht im Tessin verbringe. Was soll's, denke ich, es ist der erste Tag der Tage, da werde ich bestimmt noch nichts spüren. Um fünf Uhr bin ich wach, muss würgen, renne ins Badezimmer. Dort verbringe ich eine Stunde, die Kloschüssel umarmend.

Auch die leichten Epilepsie-Anfälle machen mir weiterhin zu schaffen – trotz Tabletten, die sie verhindern sollten. Sie sind zwar seltener geworden, aber immer noch erlebe ich alle paar Wochen mehrminütige Sprachstreiks und Déjà-vus. Wörter tanzen in meinem Kopf wild herum und lassen mich verstummen.

Einmal schnappe ich mir dabei ein Blatt Papier und versuche, ein paar Wörter niederzuschreiben. Das geht auch nicht. Offenbar bin ich diesbezüglich ein Spezialfall, wie mir ein Onkologe erklärt: »Es ist eher selten, dass man sich in einer solchen Situation weder mündlich noch schriftlich äußern kann.« Wobei Spezialfälle wohl eher die Regel seien: »Ich habe ganz unterschiedliche Einschränkungen erlebt, beispielsweise einen Patienten, der bei Epilepsie-Anfällen Gesungenes nicht mehr verstehen konnte. Möglich sind auch vorübergehend verschwundene Fremdsprachenkenntnisse oder lokale Lähmungen. Der Ort des Tumors respektive der Operationsnarbe lässt sich anhand der epileptischen Reaktion genau lokalisieren. Das Gehirn ist in Bezug auf Funktionsstellen genau vermessen.«

Meine Epilepsie liebt Geselligkeit. Normalerweise bin ich mitten in einem Gespräch, wenn mich so ein Vorfall erwischt. Bloß einmal bin ich allein beim Joggen, als mich ein Sprachaussetzer einholt. Ich spüre es vor allem am einleitenden Déjà-vu-Gefühl. Pausiere ein paar Minuten, fühle mich leicht schwindlig. Dann ist alles wieder so, als sei nichts passiert. Ich laufe weiter.

Bin ich während eines Anfalls mit anderen Leuten zusammen, würde ich gern erklären, was mir passiert. Das kann ich jedoch nicht. Das macht mich noch hilfloser und die, die bei mir sind, ratlos.

Mein Hausarzt empfiehlt mir, ein Kärtchen vorzubereiten, das Begleitpersonen darüber informiert, was los ist und wie man darauf reagieren kann. Ich befolge den Rat. In meiner Hosentasche steckt nun stets diese Anleitung, ergänzt durch meine Adresse und die Telefonnummer von Alice und meinem Vater. Bewusstlos werde ich nicht. Also sollte es mir gelingen, sie zu zücken.

Beim ersten Einsatz sitze ich mit einem Freund in einer Pizzeria. Unvermittelt werde ich sprachlos. Neuronen entladen sich. Ich krame das Stück Karton hervor. Mein Begleiter liest, sagt: »Lass uns nach draußen gehen. Frische Luft wird dir guttun.« Ich nicke, leicht benommen, denke, tolle Idee. Wie kommt er darauf? Als ich die Sprache wiedergefunden habe, frage ich ihn. Er antwortet: »Steht auf der Visitenkarte.«

18. TEHERAN

Düstere Straßen mit ein paar wenigen bärtigen Männern, null Alkohol – so hatten wir uns das vorgestellt.

Mit Marcel und Christof fliege ich für eine Woche nach Teheran. Alle wollten wissen, warum wir unsere Ferien ausgerechnet in dieser Stadt verbringen. Vermutlich hat es damit zu tun, dass wir alle drei Journalisten und von Natur aus neugierig sind. Allerdings sind wir nicht mit dem Vorsatz unterwegs, über unseren Aufenthalt eine Story zu schreiben. Wir haben so viel über den Iran gehört, dass wir sehen wollen, ob sich das Bild, das uns vermittelt worden ist, vor Ort bestätigt.

Ich freue mich natürlich auch, zum ersten Mal seit der Operation mit zwei meiner besten Kumpels eine Reise anzutreten. Bei meinem Hausarzt kläre ich ab, ob medizinische Gründe gegen diese Expedition sprechen. Die Sorge ist unbegründet, er gibt mir grünes Licht.

In Teheran angekommen, packen wir viele Bücher aus – und ein Kartenspiel. So wollen wir verhindern, vor lauter Langeweile während unserer Reise zum Islam zu konvertieren. Vom Nachtleben erwarten wir gar nichts. Die Reisebibel *Lonely Planet* führt unter dem Abschnitt »Nightclubs« im Teheran-Kapitel bloß zwei Worte auf: »Dream on«.

Am ersten Nachmittag sehen wir unsere Vorurteile noch bestätigt: In den Bussen Teherans sitzen unbegleitete Frauen hinten. Wir stellen uns vor, wie diese Geschlechtertrennung auf einer Tanzfläche funktionieren würde. Den Auftakt zu einer aufregenden Nacht in der Millionenmetropole setzt schließlich ein rauchiges Teelokal voll älterer Männer. Wir werden ruppig an einen Platz gewiesen. Bestellen ist einfach, selbst ohne Sprachkenntnisse: Es gibt nur Schwarztee und Wasserpfeife.

Uns fällt eine Gruppe von Burschen auf. Alle sind bartlos. Sie tragen Jeans, karierte Kurzarmhemden und Pullis mit tiefem V-Ausschnitt. Die sehen aus wie Popmusiker aus London, die versehentlich das falsche Flugzeug erwischt haben, sind wir uns einig. So westlich hatten wir uns iranische Twens nicht vorgestellt. Wir unterhalten uns mit ihnen auf Englisch. Handynummern werden ausgetauscht, sie laden uns zu einer Fete ein. Meine beiden Freunde suchen eine weitere Teestube auf. Ich gehe ins Hotel, lege mich kurz schlafen. Egal, wie spannend die Reise ist: Die von den Medikamenten verursachte Müdigkeit werde ich nicht los.

Am Abend erwartet uns in einem modernen Hochhauskomplex im Norden Teherans eine private Party, die sich auf den ersten Blick nicht von einer in Zürich unterscheidet. Rund zwei Dutzend Leute sind bereits da, fast alles Studenten. Mehr als die Hälfte davon Frauen. Sie tragen keinen Schleier, sondern stellen aufwendige Frisuren und viel Make-up zur Schau. Sie tanzen gut und gern. Der Gastgeber wartet als Erstes mit einem illegalen Wodkadrink auf. Gefolgt von einem Joint.

Wir erfahren, dass fünf der Anwesenden in einer Band spielen. Die strengen Revolutionswächter, humorlose Sittenpolizisten, haben dem Quintett verboten, weitere Konzerte zu veranstalten. Die Mitglieder der Gruppe setzen bei Zuwiderhandlung ihre Studienplätze aufs Spiel. Beim bisher einzigen Auftritt in der Aula der Universität wurde zwar ein gemischtes Publikum toleriert. Als die Besucherinnen und Besucher aber im Rhythmus wippten und die Liederrefrains mitsangen, verstanden die Aufpasser keinen Spaß mehr und brachen das Konzert ab. Zwei Gitarristen der Gruppe schenken uns an diesem Abend einen improvisierten Auftritt. Alle Partygäste kennen die Texte in der iranischen Sprache Farsi, die Musiker sind Kult in diesem Kreis.

Später lässt uns der Gastgeber im Fernsehen durch alle Kanäle zappen, die er dank einer verbotenen Satellitenschüssel empfangen kann. Die Logos von CNN, MTV und RTL hüpfen über den Bildschirm. Und ein uns sehr vertrautes Signet: SFinfo, der dritte Kanal des Schweizer Fernsehens. Es läuft gerade die Spätausgabe der *Tagesschau*. Wir nehmen die Gelegenheit wahr, zu zeigen, welche Themen in der Schweiz relevant sind.

Dass als Erstes ein Beitrag über die Euro-Millionen-Lotterie gezeigt wird, löst in der Runde Stirnrunzeln aus. »Ihr habt es gut in eurem Land, wenn ein Glücksspiel das größte Problem ist«, sagt einer. »Jetzt verstehe ich, warum man bei uns sagt, ›das ist so wie in der Schweiz‹!« Die persische Redewendung wird benutzt, um etwas Perfektes zu beschreiben.

Es folgt ausgerechnet ein Beitrag über den iranischen Präsidenten Mahmud Ahmadinedschad. Der Regierungschef spricht vor Hunderten seiner Fans. Sie recken die Faust in die Höhe und brüllen zustimmend. Eine symbolträchtige Szene. Die jungen Gastgeber wollen wissen, ob dies typische Bilder seien, die Europäer vom Iran zu sehen bekommen. Wir bejahen. »Es ist mein größter Wunsch, dass ihr den Leuten zu Hause erzählt, wie es hier wirklich ist«, sagt der Hausherr und schenkt uns Wein nach, als wolle er deutlich machen, dass es im Lande der Mullahs anders läuft, als man sich vorstellt.

Mit gemischten Gefühlen reisen wir nach Hause. Für Lektüre hatten wir keine Zeit, die mitgeschleppten Schmöker bringen wir ungelesen wieder heim. Von der Freundlichkeit der Bevölkerung und dem Interesse, das Leute auf der Straße den seltenen Touristen entgegenbringen, sind wir begeistert. Auch von den ausufernden Basars sowie den wunderschönen Palästen und Moscheen des Landes. Wir sind uns aber bewusst, dass unsere westlich orientierten Gesprächspartner nicht sehr repräsentativ sind, einer schmalen Oberschicht des Landes angehören. Dass so viel Lebenslustiges nur im Geheimen passieren darf, ist schwer zu verdauen. Mich freut aber auch, dass meine Krankheit während unseres Trips in den Hintergrund getreten ist. Unseren neuen Freunden habe ich davon nichts erzählt. Ich wollte es keineswegs verschweigen. Aber wir hatten so viele andere Themen, dass ich es nicht für nötig hielt, den Hirntumor zu erwähnen. Trotzdem wurde ich immer wieder an mein Schicksal erinnert, da ich mich jeden Tag mindestens zweimal kurz hinlegen musste.

19. SCHREIBEN UND SCHNEIDEN

Zwei Jahre nach der Operation

Nach wie vor führe ich in der Redaktion eine Existenz fernab vom Alltag einer Tageszeitung. Dem Zeitdruck einer normalen Journalistenstelle würde ich nicht mehr standhalten. Dass ich in meinem kleinen Büro wochenlang an Artikeln bastle, macht mich aber auch nicht glücklich.

Bei einem Treffen des Wirtschaftsteams kommen wir im Spätherbst auf eine Idee, was ich für den *Tages-Anzeiger* stattdessen tun könnte. Wir ergänzen die erste Seite des Wirtschaftsteils durch eine kleine Rubrik namens *Die Frage*. Täglich wird eine Frage zur Wirtschaftswelt gestellt. Etwa: Was verbindet Häuser und Chips mit Schweinen? Oder: Ist Inflation bloß Luft? Ist Linksfahren für die Bahn billiger? Die Antwort soll kurz, witzig und lehrreich sein und Leserinnen und Leser auf unsere Seiten locken, die sich bisher für diesen Teil der Zeitung nicht interessiert haben.

Ich übernehme die Verantwortung für diese Rubrik, muss also dafür sorgen, dass für jeden Tag eine Folge bereitsteht. Die meisten schreibe ich selbst, bin aber froh, dass auch Kolleginnen und Kollegen in die Tasten greifen. Angenehm für mich ist, dass ich mich nicht mehr wochenlang mit längeren Artikeln abquälen muss. Stattdessen schreibe ich überschaubare Texte, die sich in kurzer Zeit erstellen lassen.

Das Kleinformat kommt gut an. Der Erfolg ermutigt mich, den nächsten Schritt zu wagen und über meine Konfrontation mit dem Tod zu schreiben. Dass ich mit diesem Thema überhaupt an die Öffentlichkeit trete, mag auch damit zu tun haben, dass ich in meinem Beruf und in meiner Leidenschaft, dem Schreiben, so stark betroffen bin. Ich kenne andere Krebskranke, die aus ihrer Situation ein Geheimnis machen. Sie sind aber nicht derart im Innersten verwundet. Ein Journalist mit Darmkrebs verspürt nicht unbedingt das Bedürfnis, seine Geschichte loszuwerden. Hingegen hätte ein Profisportler bestimmt auch einen großen Mitteilungsdrang, wenn ihm wegen eines Tumors ein Bein amputiert würde. Und vermutlich setzte er weiterhin alles daran, Sport zu treiben. Mir geht es ähnlich.

Frühere Versuche, meine Erfahrungen zu Buche zu bringen, schlugen zwar fehl. Nun gelingt mir aber für die Wissenschaftsseite ein Artikel darüber, wie ich nach der Krebsdiagnose herausfinden wollte, wie lange ich noch zu leben hatte. Bebildert ist der Text mit einer Nahaufnahme der Narbe an meinem Kopf, fotografiert von Alice.

Daraufhin melde ich mich bei der Samstagsbeilage des *Tages-Anzeigers – Das Magazin* – und schlage vor, in einem längeren Text über meine Zeit im Krankenhaus zu berichten. Die Reaktion ist verhalten: Man kenne mich noch nicht, könne mir nichts versprechen, ich solle aber mal einen Entwurf vorbeibringen. Als ich eine Rohfassung des Textes abliefere, ändert sich der Ton, sofort wird ein Veröffentlichungstermin festgelegt: In der letzten Ausgabe des Jahres soll der Artikel erscheinen, zwei Jahre nach meinem persönlichen Super-GAU.

Ein vollständiges Coming-out mag ich mir zu diesem Zeitpunkt noch nicht zumuten. Ich habe keine Lust, auf der Straße angesprochen zu werden. Auf dem Foto, das den Artikel begleitet, bin ich nicht zu erkennen. Vor das Gesicht halte ich die Folie einer ganz speziellen Magnetresonanz-Aufnahme: Sie war kurz vor der Operation gemacht worden und zeigt deutlich den Tumor in meinem Schädel.

Auf den ersten Artikel habe ich bereits einige Briefe erhalten, nun erreicht mich eine regelrechte Flut. Die wird noch größer, als meine Geschichte als Nachdruck in der *Frankfurter Allgemeinen Sonntagszeitung* erscheint. Einige Leute schreiben, sie hätten zwar nichts mit Krebs zu tun, der Einblick in mein Leben habe sie jedoch berührt. »Danke für Ihre Offenheit«, teilt mir eine Leserin mit. Ein Leser schreibt: »Ihr Artikel überzeugt mit Lebenswillen.« Andere, die selbst an einer Krankheit leiden, lassen mich wissen, dass ich ihnen Mut gäbe. Das freut und überrascht mich zugleich. Denn ich erzähle einfach, was mir passiert ist. Klar, bisher habe ich überlebt, und das ist wohl das Entscheidende. Schließlich kann ich mich noch an die Zeit nach der Operation erinnern, als es für mich jedes Mal ein Licht am Horizont war, wenn ich vom guten Krankheitsverlauf einer anderen Person hörte.

Aber ich bin kein Experte, der eine Gebrauchsanweisung zusammengestellt hat: »Krebs und drohender Tod – wie weiter?« Als ich meine Psychotherapeutin darauf anspreche, berichtet sie von Erkrankten, die sich nach einem schlimmen Befund einfach haben fallen lassen. Da ich meine Lebensfreude nach der Diagnose nicht verloren habe, sehen einige in mir offenbar ein Vorbild – was mir seltsam vorkommt.

So war das auch damals, als ich im Kindesalter zum Herausgeber einer Musikzeitschrift wurde. Ich kann zwar Leute für etwas begeistern, aber als Vorzeigefigur tauge ich nicht – vor allem nicht für andere Krebskranke. Gegenüber Gurus bin ich viel zu kritisch, um selbst eine vergleichbare Rolle übernehmen zu können. Ich war und bin zwar überzeugt, einen guten Weg eingeschlagen zu haben, um den Tumor zu überwinden. Es ist aber kein Weg, den ich anderen als eine Abfolge von Richtungsentscheiden und Kreuzungen beschreiben könnte. Ich kann nicht mehr empfehlen, als eine Lösung zu finden, die zu einem passt.

Gewisse Betroffene haben aber den Eindruck, ein Treffen mit mir sei hilfreich. »Wir könnten Erfahrungen austauschen«, heißt es in einem Brief. Ich kenne bereits mehrere Personen, die durch das Gleiche gegangen sind, und finde es faszinierend, wie man sich beispielsweise unabhängig von politischen oder kulturellen Vorlieben versteht, schnell bei grundlegenden Themen landet, wenn man etwas so Tiefschürfendes erlebt hat. Zu engen Freunden wird man aber nicht automatisch, und ich mag nicht noch mehr Hirntumorpatienten kennenlernen. Selbst wenn es mir schwerfällt, das den Leuten zu verstehen zu geben. Meine Ressourcen muss ich aber vorsichtig einteilen.

Ich erhalte auch Reaktionen von Leuten, die ihren Partner oder ihre Partnerin verloren haben. Manchmal sind diese Zeilen so aufwühlend, dass ich mich frage, warum es ausgerechnet mir im Vergleich dazu relativ gut geht. Zu meinem eigenen Schutz lese ich solche Briefe oft nicht zu Ende.

Es melden sich zudem einige, die mich überzeugen wollen, irgendeine obskure Heilkur auszuprobieren – Säfte, Energietherapien oder die mir bestens bekannte Makrobiotik.

Besonders hartnäckig ist ein Mann, der Homöopathie betreibt und mir einreden will, es sei falsch, sich auf eine Chemotherapie einzulassen. »Auch die Operation hätten Sie vermeiden sollen«, findet der Briefschreiber. »Das ist unnötig und wider die Natur, es gibt ganzheitliche Alternativen.« – »Ich finde es anmaßend, solche Vorschläge zu machen, ohne selbst betroffen zu sein«, antworte ich ihm. »In meiner Situation, mit einem vier Zentimeter großen Tumor, auf eine Operation zu verzichten wäre fahrlässig gewesen. Die Chemotherapie wiederum hatte ich ursprünglich abgelehnt. Beim Rezidiv sah ich aber den Ernst der Lage ein.« Der Typ meldet sich wieder und behauptet: »Man muss nur fest genug an die ganzheitliche Methode glauben, dann kann man auf die westliche Medizin verzichten.« Das wird mir zu dumm, ich melde mich nicht mehr.

Am Jahresende schmeiße ich eine Party zu meinem Geburtstag. Was, ist es schon wieder so weit? Die »Zeitverfluggeschwindigkeit«, um einen von der deutschen Rockband Tocotronic geprägten Begriff zu zitieren, ist unglaublich hoch. Tage, sogar Wochen sausen vorbei, als würde der Freitag gleich auf den Montag folgen. Früher – also vor der Operation – ärgerte mich das. Ich hatte manchmal das Gefühl, das Leben würde einfach an mir vorbeiziehen. Heute finde ich es toll, schließlich habe ich keine Zweifel daran, dass ich bewusster lebe. Das rasante Zeittempo ist für mich ein Beweis dafür. Gern denke ich auch daran, wie lange der Spitalaufenthalt schon her ist. Eben noch waren es eineinhalb, jetzt sind es bereits zwei Jahre. Dass ich meinen Horizont damals auf ein paar Wochen reduziert sah, habe ich nicht vergessen. Ein Jahr älter zu werden, sogar mehr Falten im Gesicht oder weniger Haare auf dem Kopf zu tragen, ist für mich keine Bedrohung mehr. Vielmehr habe ich das Gefühl, der Bedrohung einmal mehr ein Schnippchen geschlagen zu haben.

Ich frage einen Freund, der auch als DJ arbeitet, ob er am Abend ein paar Platten auflegen wolle. Er sagt zu, die Bässe dröhnen, die Bude wackelt, die Nachbarn sind auch in diesem Jahr tolerant und lärmresistent. Drei Freunde, die den Artikel im *Magazin* gelesen haben, bringen Feuerwerksraketen mit. Eine Anspielung auf den Moment im Krankenhaus, als ich ein kleines, privates Feuerwerk vor dem Gebäude genießen durfte. Ich unterbreche die Feier, wir gehen alle auf die Straße, suchen eine gute Position und lassen die Kracher los. Das eine Modell ist eine Mehrfachrakete mit etwa zwanzig Stufen. Sie schießt einen Lichtblitz nach dem anderen in den nächtlichen Himmel.

Wir halten uns die Bäuche vor so viel Gaudi. Ich bin überwältigt von dieser witzigen Referenz an die Geste von vor zwei Jahren.

Einige Wochen später gehe ich zu einer Sauvage. So heißt der Eröffnungsanlass in einem frisch besetzten Haus. Im ersten Stock des Gebäudes im Zürcher Stadtkreis vier haben Leute aus der Elektromusikszene ein DJ-Pult und eine Anlage mit lauter Musik installiert. Ich tanze inmitten einer großen Menge, sehe draußen einen Polizeiwagen. Dessen zwei Insassen beschränken sich aufs Beobachten. Für einen durchschlagenden Einsatz bräuchten sie deutliche Verstärkung. Aber auch das würde höchstens negative Schlagzeilen bringen.

Eine Freundin spricht mich mitten im Getümmel unverblümt auf meine Krankheit an, sagt, ich sei so gut drauf, man würde mir nie einen Hirntumor anmerken. Ein nettes Kompliment, ihr Satz gibt mir aber zu denken. Gewiss, wenn ich an die Tage im Spital denke – damals hätte ich mir nicht vorstellen können, mich auf einer Tanzfläche je wieder so zu amüsieren. Jetzt aber, viele Schritte weiter unterwegs in Richtung Normalität, kommt es mir so sonnenklar vor, auf einer Party Spaß zu haben, dass ich mich eher über die Klischeevorstellungen von Krebskranken und Hirngeschädigten wundere. Warum soll ich denn nicht hier sein? Muss ich stets zu Hause bleiben, unter Schmerzen leiden und aussehen, als sei ich gerade einer Gruft entstiegen?

Es ist leider nicht so, dass ich sagen könnte, alles sei überstanden, es ginge mir wieder so gut wie zuvor und ich müsste keine Angst mehr haben vor dem Krebs. Ein solches Ziel wäre auch etwas weit gesteckt. Die Bedrohung ist zwar nicht dauernd präsent, aber sie ist da. Ich muss jedoch lernen, mit der neuen Situation umzugehen. Wenn ich mich davon in Panik versetzen ließe, könnte ich gleich aufgeben. Deshalb ist es mir wichtig, zwischendurch einen Abend so ausgelassen zu verbringen, wie ich das vor der Operation regelmäßig getan hatte. Selbst wenn ich am nächsten Tag darunter leide.

Zweieinhalb Jahre nach der Operation

Seit ein paar Monaten plagt mich an der rechten Wange, gleich neben dem Ohr, eine Art Pustel. Ich habe mir nie viel dabei gedacht. Das hat auch damit zu tun, dass ich seit mehr als einem Jahrzehnt – durch alle Modewellen hindurch – Koteletten trage. Höchstens mal ein bisschen schmaler oder aber buschiger. Die Stelle war zwar immer ein wenig gereizt, die Verfärbung wegen des Backenbarts aber nie genau zu sehen. Wenn sich eine Kruste bildete, kratzte ich sie weg. Ich ging davon aus, es handle sich um ein hartnäckiges eingewachsenes Haar. Als ich im Juni die Verfärbung meinem Hausarzt zeige, schöpft auch er keinen Verdacht. Er verschreibt mir eine Hautcreme und will beobachten, ob sich der Fleck vergrößert.

Mein Bruder erwähnt ein paar Tage später, er lasse sich wegen eines Muttermals genauer kontrollieren. Mir kommt das Melanom meines Vaters in den Sinn. We are family? Zum Glück stellt sich die Angelegenheit bei meinem Bruder als harmlos heraus. In meinem Fall mag ich aber nicht mehr warten, will schnell Bescheid. Und melde mich bei einer Dermatologin an.

Der Termin bei ihr steht jedoch unter einem schlechten Stern. Es beginnt damit, dass ich Mühe habe, ihre Praxis zu finden. Die Hausnummer ist irreführend angebracht – nicht an der richtigen Straße, sondern an derjenigen um die Ecke. Ich suche, komme ein bisschen zu spät. Eine Frau schlüpft gerade noch vor mir durch die Tür – sie muss zur gleichen Ärztin, erscheint aber eine Viertelstunde vor ihrem Termin. Und kommt vor mir dran. »Das finde ich komisch«, sage ich zur Sprechstundenhilfe. »Es könnten ja alle einfach immer zu früh kommen, um sich vorzudrängeln. Zudem bin ich erstaunt, dass Sie mich bei der Anmeldung als neuer Patient nicht darauf hingewiesen haben, dass die Praxis nur schwer zu finden ist.« Sie schaut mich an, sagt aber nichts.

Ihre Chefin findet bei der Untersuchung etwas Beunruhigendes: »Bei der braunen Stelle neben dem Ohr besteht Verdacht auf Hautkrebs«, resümiert sie. »Welcher Art, ist offen, aber auf jeden Fall muss man das wegschneiden. Zudem haben Sie am Arm ein Muttermal mit einem kleinen schwarzen bis bläulichen Punkt in der Mitte. Es sieht zwar nicht sehr gefährlich aus, weil die Form sehr regelmäßig und nicht verzahnt ist. Aber sicherheitshalber sollten Sie auch das großflächig herausschneiden lassen. Die nächsten zwei Wochen bin ich in den Ferien. Kommen Sie in etwa zwanzig Tagen wieder. Dann werde ich den Eingriff vornehmen.«

Ich rufe Alice an, sie ist bei einem Einsatz am anderen Ende der Schweiz. Gerne würde ich sie umarmen.

Meine Freundin zeigt sich noch mehr beunruhigt: »Es ist bestimmt besser, keine Zeit zu vergeuden. Schau, dass du einen früheren Termin erhältst.«

»Ich hätte schon viel früher gehen können, auf ein paar Tage kommt es jetzt auch nicht an«, temperiere ich die Sache herunter.

»Trotzdem wirst du erst beruhigt sein, wenn die Gefahr gebannt ist.«

Alice hat recht. Tatsächlich habe ich keine Lust, wochenlang zu warten und wie damals wertvolle Zeit zu vertrödeln, als ich die Bedeutung der Sprachaussetzer verdrängte und mir einredete, sie seien harmlos. Zudem fühle ich mich bei der Hautärztin nicht gut aufgehoben.

Deshalb kontaktiere ich einen Berufskollegen von ihr. Auch er begutachtet erst mal die Stelle, schnippelt beim nächsten Termin ein Stückchen unter meinem Backenbart heraus und schickt es an ein Labor. Das Muttermal am Arm hält er dagegen für ungefährlich. »Da brauche ich keine Probe.« Eine Woche später informiert er mich über die verdächtige Stelle an der Wange. »Sie haben Hautkrebs«, sagt er ganz sachlich.

Auch das noch! Ich musste zwar damit rechnen, aber einmal mehr wirkt eine zu erwartende Diagnose erst richtig heftig, wenn ein Arzt sie ausspricht. Hautkrebs! Jetzt fühle ich mich umzingelt. Zuerst im, dann am Kopf. Immerhin handelt es sich um eine relativ harmlose Form von Hautkrebs, ein Basaliom. »Das kann sich zwar weiter ausbreiten, setzt aber keine Ableger«, beruhigt mich der Spezialist. »Im schlimmsten Fall hätten Sie es mit einem ästhetischen Problem zu tun.« Kein Vergleich also zu einem gefährlichen Melanom, das dazu neigt, über Lymph- und Blutbahnen Metastasen zu streuen.

Der Hautarzt weist mich bei einem Kollegen ein – für den Rausschneidejob. »Ich empfehle Ihnen einen Schönheitschirurgen.« Dass ich zu einem Botoxklempner gehen würde, hätte ich nie erwartet. Am übernächsten Morgen stehe ich in seiner Praxis. Sie ist schick, sehr gestylt – die Sprechstundenhilfe auch. Sieht aus, als sei sie selbst Kundin bei ihm. Das bestätigt zunächst meine Vorbehalte gegen die Gilde der Schönheitschirurgen. Der Arzt selbst ist aber einfühlsam und kompetent. Natürlich schaut auch er sich die Stelle zuerst einmal an und ist damit der dritte Mediziner, der meinen Fleck unter einem Vergrößerungsglas kontrolliert. Dabei wollte ich einzig möglichst schnell behandelt werden. Ich bin froh, dass meine Grundversicherung auch diese Ärztestafette, ohne zu murren, bezahlt.

Beim nächsten Termin verpasst mir der Spezialist eine Lokalanästhesie, schneidet den Fleck großflächig heraus und bestätigt die Meinung seines Kollegen:

»Die Stelle am Oberarm ist harmlos, es wachsen Haare darauf. Zudem ist der Rand nicht ausfransend, sondern sauber abgeschlossen.«

»Aber im Gesicht muss ich mich jetzt wohl besonders vor der Sonne schützen.«

»Sicher. Allerdings reduziert sich das Risiko eines weiteren Befalls dadurch nicht groß. Ein solches Basaliom ist die Folge Ihres Verhaltens in den vergangenen zehn, fünfzehn Jahren. Selbst wenn Sie jetzt immer im Schatten bleiben, könnte wieder eine solche Stelle auftauchen.«

Gewiss baut so eine Aussage nicht auf. Richtig umhauen kann mich der Vorfall allerdings auch nicht. Wäre ich zum ersten Mal im Leben mit einer Krebsdiagnose konfrontiert gewesen, hätte ich mir vermutlich mehr Sorgen gemacht. Im Vergleich zum Hirntumor ist dieser gutartige Hautkrebs aber alleweil keine große Affäre. Was zurückbleibt, ist eine dezente Narbe auf meiner Wange, die von den nachwachsenden Koteletten überdeckt wird.

Hinzu kommt ein neues Dilemma: Ich weiß nicht mehr so recht, wie ich ins Handy sprechen soll. Meistens benutze ich den Kopfhörer, um mich vor Strahlen zu schützen. Falls ich das Kabel nicht dabeihatte, hielt ich das Mobiltelefon bisher an die rechte Wange, um wenigstens ein paar Zentimeter Distanz zu der Stelle zu halten, die ausgehöhlt worden war. Nun aber sind beide Seiten vorbelastet.

In Sachen Hirntumor erhalte ich sehr gute Nachrichten: Er ist zum ersten Mal ganz weg. Nicht bloß weniger dicht, sondern verschwunden. Auf den MRI-Bildern ist jedenfalls kein Krebsgewebe mehr ausfindig zu machen. Und das macht alles andere mehr als wett. »Kein Anhaltspunkt für noduläres Rest- oder Rezidivtumor-suspektes Kontrastmittel-Enhancement im ehemaligen OP-Gebiet«, lautet der Befund im Untersuchungsbericht.

Die Chemotherapie-Tabletten muss ich allerdings auch weiterhin schlucken. Frau Bjeljac, die Chefin der Poliklinik, schildert den Fall einer Patientin, die nach fünf rezidivfreien Jahren das Medikament absetzte. Ein halbes Jahr später habe sich der Tumor zurückgemeldet. Dieses Risiko will ich nicht eingehen.

Immerhin darf ich das Intervall zwischen den Pillenzyklen vorübergehend verlängern, von ursprünglich drei auf sieben Wochen. Was sich auf die Lebensqualität enorm auswirkt. Früher hatte ich mich von meiner »Mens« kaum erholt, als ich bereits wieder von vorn beginnen musste. Der größere Abstand gibt mir nun knapp zwei giftfreie Monate. Auf die Blutwerte hat das allerdings kaum einen Einfluss, sie bleiben nach wie vor tief. Wenigstens bleiben sie stabil und sinken nicht weiter. Oft habe ich aber Nasenbluten, selbst wenn ich nur in ein Taschentuch schnäuze. Möglicherweise ein Nebeneffekt der Chemo.

Auch die Müdigkeitsattacken, die mich tagsüber zu kurzen Nickerchen zwingen, bleiben mir erhalten. Wenn sie sich anschleichen, habe ich das Gefühl, durchhalten zu können. Aber wenn ich mich nicht rechtzeitig hinlege, schlafe ich mitten in einem Text ein, den ich gerade lese. Sogar vormittags. Zwischen den Chemozyklen wird das Schlafbedürfnis zwar schwächer, es verschwindet aber nie ganz. Was beweist, dass auch die Epilepsie-Mittel dafür verantwortlich sind.

In diesen Tagen fragt der Chefredakteur von *Das Magazin* an, ob ich eine wöchentliche Kolumne über das alltägliche Leben mit dem Hirntumor schreiben würde. Ich bin von der Idee nicht auf Anhieb begeistert. Mit meiner *Frage*-Rubrik habe ich schon einiges zu tun. Zudem möchte ich nicht ewig mit meiner Krankheit identifiziert werden.

Stefan, mein Vorgesetzter, hatte kurz nach der Operation eine ähnliche Idee. Er legte mir nahe, für die Online-Ausgabe des *Tages-Anzeigers* einen Blog über meine Erfahrungen zu schreiben. Das kam für mich zu jenem Zeitpunkt aber absolut nicht in Frage. Ich hatte keine Lust, mich öffentlich mit meiner Situation auseinanderzusetzen.

Zudem las ich zu jener Zeit das Internettagebuch eines Journalisten der BBC, der in der gleichen Lage war wie ich: Auch ihm war ein Hirntumor entfernt worden. Er war in meinem Alter, hatte allerdings zwei Kinder. Beinahe täglich schrieb er über das Fortschreiten der Krankheit und über die Nebenwirkungen der Behandlung. Berührend, aber auch witzig. Die letzte Folge erschien einen Monat nach meiner Operation, wenige Tage vor seinem Tod. Er hatte sie schon früher verfasst, als er noch in der Lage war zu formulieren.

Diesem Beispiel mit einem eigenen Blog zu folgen kam mir vor wie das Heraufbeschwören eines ähnlichen Schicksals. Überhaupt zweifelte ich damals, je wieder etwas in Worte fassen zu können – und wurde in dieser Skepsis durch die wild gewordene Sprachexpertin bestätigt. Das ist nun bereits zweieinhalb Jahre her. Ich gelte mittlerweile als Langzeit-Überlebender. Zudem habe ich gemerkt, dass ich meine Leidenschaft für das Schreiben weiterführen kann, und dies sogar in einer sinnvolleren Form als je zuvor. Schließlich gelingt es mir, Leute zu berühren und zum Nachdenken anzustiften. Deshalb wage ich trotzdem einen Versuch.

Ich bin überrascht, wie leicht mir das Schreiben fällt. Übers Wochenende verfasse ich gleich vier Kolumnen. Also sage ich dem *Magazin* zu, schreibe mehrere Monate lang wöchentlich über meine Freuden und Ängste, teilweise auch über solche, die mit meiner Krankheit nichts zu tun haben. Meine Bedenken, zu sehr auf mein Leiden fixiert zu werden, erwähne ich bereits in der ersten Folge. Die Befürchtung erfüllt sich insofern, als ich häufig auf die Spalte im *Magazin* angesprochen werde. Die Reaktionen sind jedoch so erfreulich, dass ich es zu schätzen weiß, aus meinem Unglück wenigstens etwas Positives machen zu können.

Ist es sogar gut, eine schwere Krankheit zu erleben? Die Frage klingt ungeheuerlich. Was um Himmels willen könnte an einem furchtbaren Leiden positiv sein? Gesundheit ist schließlich das wichtigste Gut, viel wertvoller als alles Geld der Welt. Natürlich wünsche ich niemandem einen Krebs an den Hals. Diese Erfahrung hat mir aber tatsächlich auch etwas gebracht, mich reifer gemacht. Ich bin mir jetzt wirklich bewusst, welches Wunder das Leben ist. Und die Liebe. Außerdem setze ich meinen Willen stärker durch als früher, sage nicht einfach Ja, sondern mache deutlich, wenn mir etwas nicht passt oder wenn ich eine Pause einlegen muss. Andere Krebskranke haben von ähnlichen Veränderungen berichtet. Es wäre schön, wenn diese im Grunde genommen banalen Erkenntnisse und Lernprozesse von allein kämen. Schade, dass es dafür die Konfrontation mit der eigenen Sterblichkeit braucht.

Als ich aus dem Spital kam, ärgerte mich das Schulterklopfen einiger Freunde, die beteuerten: »Das kommt gut, man sieht es dir an.« Die haben keine Ahnung, wie gefährlich mein Hirntumor ist, dachte ich mir. Sie hatten aber recht, tatsächlich ist es bisher sehr gut verlaufen. Ich bin ein »positive responder«, ein Patient, der auf das verabreichte Medikament gut reagiert. Das scheint darauf hinzudeuten, dass ich einen Gendefekt habe, der in zwei Dritteln aller Glioblastom-Fälle vorhanden ist. Genau hier setzt die Chemotherapie an. Dereinst wird man hoffentlich genau wissen, welche genetischen Dispositionen das Risiko eines Hirntumors oder irgendeiner anderen Erkrankung erhöhen.

Mehrere Male höre ich, es gebe unter den Menschen einen sogenannten Krebstyp. Leute, die ihren Frust hinunterschluckten oder ängstlich durchs Leben gingen, hätten ein höheres Risiko, an Krebs zu erkranken. Untersuchungen zeigen aber, dass dies nicht der Fall ist. Solcher Irrglaube verursacht höchstens Schuldgefühle oder Schuldzuweisungen – negative Gefühle also, die das Immunsystem schwächen.

Ich bin aber auch überzeugt, dass es nicht nur eine Laune der Natur war, die mir diese Geschwulst eingebrockt hat. Laut der mich betreuenden Chefärztin könnte die elektromagnetische Strahlung ein Faktor sein. In meinem Fall waren aber bestimmt auch weitere Punkte relevant – meine Lebensweise etwa, der Stress im Job oder ein unverarbeitetes Trauma.

Dass ein einziger Grund dafür verantwortlich war, kann ich mir hingegen nicht vorstellen. Wenn ausschließlich Traumata die Ursache für Tumore wären, hätten beispielsweise der Zweite Weltkrieg, aber auch die Ereignisse in Kambodscha oder in Bosnien-Herzegowina zu einem signifikanten Anstieg der Krebsfälle führen müssen. Gleiches gilt für die Mobiltelefonie: Wenn die Geräte oder die ihretwegen installierten Antennen der Hauptgrund für Hirntumore wären, müsste der Anstieg dramatischer sein, als er heute ist.

Andererseits führe ich das Verschwinden des Tumors auch nicht ausschließlich auf die Chemotherapie zurück. In vielen Fällen verzögert das Mittel ein Rezidiv, leider wirkt es im Durchschnitt nicht so erfolgreich wie bei mir. Die ganzheitlichen Methoden, aber auch mein liebevolles Umfeld tragen bestimmt ebenfalls dazu bei, die Hirntumorzellen ruhen zu lassen. Was wie viel bewirkt, weiß ich aber nicht.

20. TEMPEL DER TOTEN

Mosambik. Das war ursprünglich unsere Destination. Erzählungen von Freunden hatten unser Interesse an diesem ostafrikanischen Land geweckt. Wir freuten uns, auf einer Reise in die ehemalige portugiesischen Kolonie unsere entsprechenden Fremdsprachenkenntnisse wieder einmal anwenden zu können. Die Leiterin der Klinik riet aber davon ab. Die Risiken seien zu hoch. Ein Befall durch Malaria oder Denguefieber, beides dort sehr verbreitet, würde mein Immunsystem derart angreifen, dass ich mit der Chemotherapie pausieren müsste.

Stattdessen brechen Alice und ich im August zu einem mehrwöchigen Trip Richtung Westen auf. Tolles Alternativprogramm. Wir besuchen ein befreundetes Pärchen in Los Angeles und cruisen anschließend mit einem Wohnmobil quer durch die kalifornische Wüste in Richtung *Burning Man.* Auch dieses Kunstfestival ist ein Abenteuer. Jedes Jahr im August findet es in der trockensten Ecke des amerikanischen Westens statt, auf dem Terrain eines Salzsees in Nevada, dessen Wasser längst schon verdunstet ist. Dreihundertfünfzig Kilometer vom Pazifik entfernt. Wer mitfeiern will, muss sich selbst versorgen, Wasser und Nahrungsmittel sowie Sonnencreme mitschleppen. Aber auch dicke Mäntel. Tagsüber wird es fünfunddreißig Grad heiß. Kaum ist die Sonne weg, sinkt die Temperatur schnell auf den Gefrierpunkt.

Burning Man ist ein Ort, um Fantasien zu verwirklichen. Die Wurzeln der Veranstaltung liegen in den Achtzigerjahren. Ein Kerl – gerade von seiner Freundin verlassen – wollte seinen

Kummer loswerden, versammelte sich mit zwanzig Freunden an einem Strand in San Francisco. Dort verbrannte die Gruppe eine meterhohe Holzfigur. Und im nächsten Jahr genauso. Die Veranstaltung wuchs. In der Wüste, mitten im Naturschutzgebiet, fand man ein paar Jahre später ein besseres Plätzchen, um den Balkenburschen abzufackeln.

Fünfzigtausend Gleichgesinnte sind mittlerweile dabei. Die Wunschvorstellung der Veranstalter ist, dass alle Teilnehmer etwas zum Gelingen beitragen. Für die einen heißt das, wild kostümiert oder splitternackt durch die Zeltstadt zu radeln. Andere pressen Orangen zu Saft oder mixen Wodkadrinks und verteilen ihre Energiespender gratis an die zufällig Vorbeikommenden. Wieder andere basteln sich ein »mutant vehicle«, das auf dem Fahrgestell einen Karton-Dinosaurier, eine Tanzfläche oder ein Sofa mit sich führt.

Die größten Aficionados bauen draußen vor der Zeltstadt, in der brachliegenden Ebene, eine Installation auf – einen raffiniert beleuchteten Holzbau beispielsweise oder eine Feuer spuckende, mehrere Meter hohe Figur aus Ketten und Metallplatten. Und lassen sich nicht dadurch entmutigen, dass diese Kreationen am Festivalende wie der *Burning Man* selbst niedergebrannt werden. Zugegeben, ein großer Teil der Angereisten trägt zum Wüstenklamauk nicht mehr bei als ein weit aufgesperrtes Augenpaar und ein unaufhörlich geäußertes »Wow!« bei der Begegnung mit der freakigsten aller Welten. Immerhin sind alle ausgelassen, glücklich und offen für Begegnungen mit anderen Menschen.

Schon Jahre bevor wir uns kannten, hatten Alice und ich unabhängig voneinander Lust darauf, dieses Festival zu besuchen. Nun erfüllen wir uns diesen Wunsch. Fühlen uns dort vom ersten Tag an wohl, als wäre es kein Ort der Temperaturextreme.

Nicht einmal meine Müdigkeitsattacken bereiten mir tagsüber Schwierigkeiten. An vielen Orten stehen große Zelte, die nachts als Disco dienen, unter der gnadenlosen Sonne tagsüber hingegen als Schattenspender zum Chillen genutzt werden. Sich ein Viertelstündchen hinzulegen ist fast an jeder Ecke des Geländes möglich.

Das ist nicht auf allen Reisen so. Wo findet man schon eine Schlafgelegenheit mitten in einer Stadt, wenn es kalt ist und regnet? Im Sommer, bei schönem Wetter, ist es am einfachsten. Da gibt es überall eine Wiese oder eine Bank, auf der ich mich kurz ausstrecken kann.

Oder wenigstens fast überall: In Istanbul etwa war ich auf dem Rasen eines Parks gerade eingenickt, als mich das laute Hupen zweier Polizisten auf Motorrädern weckte. Ich müsse weg, fuchtelten sie. »Sick« und »five minutes« flehte ich und gestikulierte. »No English« und »go hotel« lautete die Antwort. Letzteres war zu weit weg. Ich deutete auf einen Mann, der ein paar Meter entfernt von mir döste. Der war aber im Kreis einer Familie, und das wird von türkischen Gesetzeshütern offenbar toleriert. Wer allein ruht, ist ein potenzieller Penner – selbst wenn er wie ein Tourist aussieht. Die Polizisten waren unerbittlich, ich musste aufstehen. In einem Café fragte ich die Bedienung, ob ich auf einer Sitzbank liegen dürfe. Einer der Kellner gab sein Einverständnis. Sein Kollege wusste nichts davon und rüttelte mich wach.

Ein einziges Mal geht es auch beim *Burning Man* schief. Ich stehe am Rand der *Critical-Tit-Parade*: Tausende von Teilnehmerinnen defilieren oben ohne fröhlich durch die Wüstenebene. Mit der Absicht, sich so gegen gesellschaftliche Normen in den USA aufzulehnen. Ich kippe beinahe um. Nicht nur wegen der unzähligen Brüste, die vor mir auf und ab hüpfen. Vor allem brauche ich dringend ein Nickerchen. Hier draußen in der Sandeinöde ist derzeit aber an Ruhe nicht zu denken.

Also schnappe ich mir das gemietete Velo und radle zu unserem Wohnmobil. Auf dem Weg dorthin werde ich von einem Sandsturm überrascht. Sehe meine eigene Hand nicht mehr vor Augen, weiß beinahe nicht mehr, wo oben und wo unten ist. Eine Taucherbrille und um den Kopf gewickelte Tücher sollten mich vor dem Sand schützen. Wenn Sandkörner auf die Haut aufprallen, fühlt sich das an wie Nadelstiche. Der Sand dringt aber durch jede Ritze, sucht sich einen Weg in die Ohrenmuscheln und Nasenlöcher. Selbst im Mund spüre ich Körner.

»In so einem Fall stehen bleiben und ausharren«, hatten mich Kenner gewarnt. Sonst verliere man die Orientierung, drehe sich im Kreis, bis die Kräfte dahinschwinden. Dabei möchte ich doch nur ein wenig schlafen. Also bewege ich mich entgegen der Ratschläge vorwärts. Es dauert eine Ewigkeit, bis der Sturm ein bisschen nachlässt. Als die Sicht besser wird, befinde ich mich zu meinem Erstaunen bereits nahe der Campingzone. Dort liegen fast alle Zelte flach, viele wurden fortgeweht. Ein Tuch vor unserem Wagen, auf der Suche nach Schatten fest um den Rückblickspiegel gezurrt, flattert nur noch lose.

Im Wohnmobil lege ich mich hin. Trotz geschlossenem Fenster ist die Matratze voller Sand. Ich wälze mich um, es knirscht. Dann nicke ich sofort ein. Wenig später weckt mich heftiger Applaus. Der Blick aus dem Heckfenster zeigt mir den Grund dafür: Ein Regenbogen schlägt sein Halbrad über der Wüste. Steigt auf, dreht sich über den ganzen Horizont, berührt den Boden. Noch nie habe ich ein so vollständiges Exemplar gesehen. Von einem Moment auf den anderen bin ich einfach glücklich.

Kaum ist das Naturereignis vorbei, trifft Alice ein. Langsam wird es dunkel. Nun müssen wir Prioritäten setzen. Das heißt, wir gehen auf einen Drink zu unseren Nachbarn. Eigentlich gibt es am *Burning Man* nichts zu kaufen. Damit ein wenig Komfort erhalten bleibt, kann man jedoch Eisblöcke erwerben. Und so kommen wir tatsächlich zu kühlem Bier.

Alice hat Nagellack in mehreren Farben mitgebracht. Unseren Umtrunk an der vorübergehenden Straßenecke ergänzen wir mit einem improvisierten Stand für Maniküre und Pediküre. »Free nail job!«, rufen wir den Passanten nach. Leute setzen sich zu unserem Grüppchen, erzählen uns ihre Geschichten und lassen sich derweil von Alice die Finger- und Zehennägel anpinseln. Gratiskunden wechseln sich im Halbstundentakt ab, Frauen und Männer. »Anything goes« lautet das Motto.

Zudem beschenken meine Freundin und ich Besucherinnen und Besucher mit Holzschildchen, auf die wir hauptsächlich deutsche Wörter schreiben, zum Beispiel Spaß, Entschleunigung oder Leidenschaft. Wir übersetzen respektive erklären die Begriffe und raten den Empfängern, das Brettchen am Schluss, wenn der *Burning Man* in Flammen steht, ins Feuer zu werfen – dann werde das Wort für sie in Erfüllung gehen.

Oft denke ich, schön, dass ich diese Momente und diesen Ort erleben darf. Meine Krankheit wird in diesen Stunden, diesen Tagen nie zum Thema. Ich fühle mich so fern vom Alltag.

Am nächsten Abend kurven Alice und ich wieder einmal durch die Ebene, weitab von der Campingsiedlung, von einer verrückten Installation zur nächsten. Am schönsten ist diese Gegend im Dunkeln, wenn überall Kunstwerke, Zelte und Velofahrer um die Wette blinken. Die Szenerie ist so surreal, dass man kaum den eigenen Augen traut.

Wir machen halt beim *Tempel der Toten*, einem Bauwerk aus Laubsägeholz, knapp dreißig Meter hoch. Jeder Quadratzentimeter wird vollgekritzelt, alle schreiben Widmungen für

Verstorbene hin. »Jerry, we miss you«, »Rachel, I think of you every minute«. Wir kommen mit einem jungen Mann im Latexkostüm ins Gespräch. Er erzählt eine Anekdote über einen verstorbenen Freund, erwähnt in diesem Zusammenhang, dass er Neurochirurg sei.

»Deine Arbeit kann ich mir gut vorstellen«, sage ich. Mein Hals fühlt sich trocken an.

»Wie meinst du das?«, fragt der verkleidete Chirurg.

»Mir wurde ein Glioblastom entfernt.«

»Was??!! Einen Hirntumorpatienten hätte ich am *Burning Man* nicht erwartet!«

»Etwa genauso wenig wie ich einen Hirnmechaniker.« Wir lachen alle.

»Mann, schön, dich hier zu sehen«, sagt er.

In der Wüste Nevadas holt mich meine Krankheit erneut ein. Der weiße Schatten in meinem Kopf ist verschwunden, ich werde ihn gleichwohl nie mehr los. Aber das ist in Ordnung. Die Erinnerung zeigt mir immer wieder: Es ist nicht selbstverständlich, dass ich am Leben bin.

EPILOG

Es ist Frühling, es ist warm. Wie vor einem Jahr sitze ich im Parkcafé, nippe an einer Apfelschorle. Vor mir liegt ein Manuskript, meine Geschichte.

Ich habe wieder einen Befund aus dem Spital erhalten. Es sieht gut aus. Die Chemomedizin muss ich aber weiterhin schlucken, es wäre fahrlässig, sie abzusetzen.

Ein Sonnenstrahl dringt durch eine Allee von Pappeln. Der Sommer steht vor der Tür. Noch einer. Was für ein schönes Leben!

Ich packe zusammen. Fertig für heute. Es gibt ein Morgen.

LITERATURHINWEISE

Bücher, die mir in den schwierigsten Monaten geholfen haben:

- O. Carl Simonton / Stephanie Matthews Simonton / James Creighton: *Wieder gesund werden. Eine Anleitung zur Aktivierung der Selbstheilungskräfte für Krebspatienten und ihre Angehörigen*, Reinbek b. Hamburg: Rowohlt 2001 (Anleitung für Visualisierung).
- Bernie Siegel: *Prognose Hoffnung. Liebe, Medizin und Wunder*, Berlin: Ullstein 2003 (Ergänzung zu Simonton).
- Gabriela Vetter: *Krebs und Zuversicht. Selbsthilfe für Betroffene und Angehörige*, München: Mosaik bei Goldmann 2007 (Anleitung zur Selbsthilfe, nützlich auch für Angehörige).
- Peter Noll: *Diktate über Sterben und Tod. Mit der Totenrede von Max Frisch*, München/Zürich: Pendo 2005 (Ein Strafrechtsprofessor setzt sich mit seiner fortgeschrittenen Krebskrankheit auseinander. Weise Gedanken über – wie es der Titel nahelegt – Sterben und Tod).
- Lance Armstrong mit Sally Jenkins: *Tour des Lebens. Ich besiegte den Krebs und gewann die Tour de France*, Bergisch Gladbach: Bastei Lübbe Taschenbuch 2002 (Fokus auf westlicher Medizin, kann mich mit seiner Einstellung nicht identifizieren. Die Geschichte macht aber Mut).

Musik war für mich immer schon wichtig. In der Zeit rund um die Operation wurde sie aber zur unverzichtbaren Energiequelle. Ein Musikplayer mit großem Speicher ließ mich je nach Laune durch ein sehr breites Stilspektrum hören. Als ich aus dem Spital kam, brannte ich für meine Freunde eine CD, die ich *Latenzzeit* taufte. Sie war voll mit Liedern, die diese Tage geprägt hatten. Ein paar davon sind hier erwähnt:

CAETANO VELOSO, *Nine out of Ten* (Album: *Transa*)
In Lissabon habe ich den Zugang zu brasilianischer Musik gefunden. Dieses Lied ist zwar nicht typisch für Veloso – eine der wichtigsten Figuren der modernen brasilianischen Musik –, belegt aber, wie vielseitig sein Schaffen ist. *Nine out of Ten* zeugt von seiner Zeit in London, wo er Ende der Sechzigerjahre im politischen Exil war. Die Textzeile »(I) Know that one day I must die – I'm alive« wurde mir im Krankenhaus zum Leitspruch.

ELIS REGINA, *Aguas de Março* (auf unzähligen Best-of-Platten)
Diese Bossa-nova-Nummer stammt aus der Feder von Antonio Carlos Jobim, ebenfalls einer der wichtigsten brasilianischen Musiker (er schrieb auch *Girl from Ipanema*). Der Text enthält eine Aufzählung von Szenen respektive Stichworten, sie klingen wie wilde Assoziationen, möglicherweise Erinnerungsstücke an eine beendete Beziehung. *Aguas de Março*, die Regenfälle im März, beschließen in Brasilien den Sommer. Elis Regina singt die beste und herzergreifendste Version dieses Liedes. Ihre frische Stimme und die nasale Aussprache sind auch ohne Portugie-

sischkenntnisse unwiderstehlich. Hinzu kommt die zurückhaltende, aber extrem wirkungsvolle Instrumentierung. Mehrfach wurde *Aguas de Março* zum »besten Lied je aus Brasilien« gekürt. Elis Regina (1945–1982) ist unter ungeklärten Umständen sehr früh gestorben. Ihre Tochter Maria Rita versucht heute, als Sängerin an das Erbe ihrer Mutter heranzureichen – und ist damit ebenfalls sehr erfolgreich.

DIE STERNE, *Das bisschen besser* (Album: *Wo ist hier*)
Schöne Erinnerung an einen Sommer vor ein paar Jahren. Die Textzeile »Es gibt keinen Grund zu warten, bis es besser wird, das bisschen besser wär' das Warten nicht wert« passte sehr gut zu meiner Stimmung im Patientenbett. Poppige deutsche Gitarrenklänge aus Hamburg mit teilweise tiefsinnigen Texten. Mitbegründer einer Musikbewegung, die als »Hamburger Schule« bekannt wurde.

JUSTUS KÖHNCKE, *Schwabylon* und *Elan* (Album: *Doppelleben*)
Einst Mitglied des House-Trios Whirlpool Productions musiziert Köhncke seit einigen Jahren solo. Sein Album *Doppelleben* erschien kurz nach meiner Entlassung aus dem Krankenhaus. In meinem damaligen Zuhause sorgte es stets für gute Laune, vor allem dank der zwei erwähnten Lieder. Das Album bewegt sich zwischen Elektro, Pop und deutschem Schlager.

TRIOLA, *Wanderlust* und *Unland* (Album: *Triola im Fünftonraum*)
Die Auswahl von zwei Liedern für meine CD fiel bei diesem Album besonders schwer. Hinter Triola versteckt sich Jörg Burger, nach Köhncke ein weiterer Soundtüftler aus Köln. Elektronische Musik mit so schönen Melodien, dass Texte höchstens stören würden.

CHARLES DOUGLAS, *Beneath the Flowers* (Album: *Statecraft*)
Ebenfalls nicht einfach, sich bei diesem Album auf ein einziges Lied zu beschränken. Stilistischer Bruch mit den bisher aufgezählten Tracks: tolles Debüt, spaßige Rockmusik, satte und vorwärtstreibende Gitarrenklänge, gute Melodien. Andere Songs des Albums sind geprägt vom Gastspiel von Joey Santiago, einst Gitarrist der Pixies. Letztere würde ich wohl – müsste ich mich auf eine Band beschränken – immer noch als meine Lieblingsband bezeichnen. Aber hier ist ja von Charles Douglas die Rede. Hinter diesem Namen verbirgt sich der amerikanische Schriftsteller Alex McAuley, der nebenbei auch prägnante Lieder schreibt.

Während der zwei Monate in London entdeckten Alice und ich weitere Alben, die den Vorteil haben, dass sie uns nicht automatisch an die Spitalzeit erinnern. Zwei davon seien hier erwähnt:

SCISSOR SISTERS, *Scissor Sisters*
Schrille Band aus New York, die in ihrem Heimatland kaum bekannt ist, in England aber mit diesem Album – ihrem Debüt – sehr große Erfolge feierte. Klingt manchmal nach Stars aus den Siebzigerjahren wie etwa Elton John. Der größte Hit, *Comfortably Numb*, war sogar die Coverversion eines Songs von Pink Floyd. Perfekt zum Schunkeln, aber auch zum Wohnungputzen.

MURCOF, *Utopia*
»Tönt wie moderne E-Musik«, schreibt ein Fan in einem Internetkommentar zu diesem Album. Der in Kanada geborene und in Mexiko aufgewachsene Fernando Corona fabriziert düstere Töne, elektronische Musik, durchsetzt mit vielen Samples, atmosphärisch dicht, aber nicht zum Tanzen, obwohl wir Murcof in einer modernen Ballettvorführung zum ersten Mal hörten.

GLOSSAR

Fachbegriffe

Anthroposophie: Mystische Lehre, die einen Zugang zur übersinnlichen Welt bezweckt. Sie hält für fast alle Lebensbereiche Erkenntnisse bereit, beschäftigt sich auch mit der ganzheitlichen Medizin. Entwickelt wurde sie vom österreichischen Philosophen Rudolf Steiner (1861–1925).

Chemotherapie: Medikamentöse Behandlung von Krebskrankheiten. Chemotherapie-Mittel werden auch »Zytostatika« genannt. Sie unterbinden die Teilung und damit Vermehrung von Tumorzellen. Allerdings werden oft auch gesunde Zellen, die sich ebenfalls teilen, am Wachstum gehindert. Bei Erwachsenen betrifft dies das Knochenmark, Haarfollikel und die Zellen der Schleimhäute.

Computerscan: Röntgenaufnahmen aus mehreren Perspektiven, die mithilfe eines Rechners schichtweise zu einer dreidimensionalen Aufnahme zusammengefügt werden (auch »Computertomografie« oder »CT« genannt).

Ecstasy-Pille: Partydroge, die den Wirkstoff MDMA enthält. Erzeugt Euphorie, deren Wirkung mehrere Stunden andauert.

Glioblastom / Glioblastoma multiforme: Bösartiger Hirntumor, von der WHO als Grad IV bezeichnet. Die Zellen entstammen dem Stützgewebe des Gehirns.

Kinesiologie: Diagnose- und Therapieverfahren aus der komplementären Medizin. Die zu behandelnde Person wird nicht direkt befragt, sondern der Widerstand auf einen Muskeltest hin wird interpretiert.

Kontamination: Verunreinigung, Eindringen von unerwünschten Stoffen.

Kortison: Entzündungshemmendes Medikament. Schwächt bei längerer Einnahme das Immunsystem. Kortison wird als Hormon auch vom eigenen Körper produziert und ist in seiner Funktion lebenswichtig für den allgemeinen Antrieb und um Stresssituationen abzufangen.

Läsion: Störung oder Verletzung.

Magnetresonanztomografie (MRI): Verfahren, um mithilfe von elektromagnetischen Wellen Schnittbilder eines Körpers zu erzeugen.

Makrobiotik: Ernährungs- und Lebensweise, ursprünglich aus Japan. Nahrungsmittel werden in Yin oder Yang eingeteilt; vermieden wird alles, was nach diesem Schema extrem ist.

Metastase: Tochtergeschwulst eines Tumors, auch »Ableger« genannt.

Onkologie: Medizinisches Fachgebiet, das Krebs mit Chemotherapie behandelt und unterstützende Therapie anbietet.

Qigong: Bewegungs- und Konzentrationslehre aus China. »Qi« steht für die Energie, »Gong« ist die stete Arbeit daran - Energiearbeit am Leib.

Radioonkologie, Radiotherapie: Medizinisches Fachgebiet, das Krebs mit ionisierenden Strahlen behandelt.

Rezidiv: Rückkehr einer Krankheit.

Temodal/Temozolomide: Chemotherapeutisches Medikament, das die Bluthirnschranke überwindet und deshalb zur Behandlung von hirneigenen Tumoren geeignet ist. Temodal ist ein Markenname. »Temozolomide« ist die international gebräuchliche Bezeichnung.

Schweizer Wörter

Badge:	Betriebsausweis, Zugangskarte
Cousine:	Base
Finken:	Hausschuhe
Gipfeli:	Croissant (Gebäck)
Gotte:	Patin
Götti:	Pate
Lizenziat:	Abschluss eines Hochschulstudiums
Necessaire:	Kulturbeutel
Primarschule:	Grundschule
Spital:	Krankenhaus, Klinik
Tram:	Straßenbahn
Unispital:	Universitätsklinik
Velo:	Fahrrad
Wank:	kleine Bewegung, Mucks

DANKSAGUNG

Danken möchte ich

zuallererst Alice Koenig. Ohne ihre Liebe, ohne ihre Zärtlichkeit hätte ich es nicht geschafft;

meinem Vater René und meinem Bruder Dominik Baumann und weiteren Verwandten und Anverwandten für den stärkenden Rückhalt; besonders auch meiner Cousine Irène Stadler, meiner Tante Helène Baumann und meiner Gotte Elly Borer, meinen Schwiegereltern Dorothee und Daniel Koenig sowie Anne-Marie Koenig, Yvette Rufer und Janine Marx;

meinen Freunden und Freundinnen, meinem Bekanntenkreis, den Leuten, die mir das Leben lebenswert gemacht haben: André und Silvia Banz (und Rafael, el futuro), Christoph und Carmen Zimmer (das Glück kommt selten alleine), Christof Moser (spezielles Dankeschön für die wertvollen Hinweise beim Buchschreiben – und natürlich auch für die Nippy-Trips), Marcel Odermatt (Song des Jahrtausends), Irène Zimmermann, Bernhard Gusz, Sonja Hüsler, Teresa Salerno, Koko Eberli, Muriel Bondolfi, Marianne und Eric Manes-Hoegl, Tina Gut, Monica Fahmy und Erich Knüsel, Brigitte Lampert, Judith und Thomas Federspiel, Doris Marti, Adi Aicher, Ruth Brüderlin, Gery Demmelmair, Reto Kohler, Naty Huonder, Myriam Grubenmann, Myriam Kälin, Steff Fischer, Claudia Neugebauer, Veronika Grob, Marianne Kägi, Dirk Jagode, Matt Hofer, Marc Tröhler, Michelle Niedermann, Diana Scheunemann, Angus Coats, Jan Schwalbe, Chris Dressel, Patricia Portela (tremoços), Luís Rego (Hoegaarden), Ophelia van Campenhout, João Chambel (percebes), Célia David, Luís Miguel Castro, Sandro Mendonça; mit spezieller Erwähnung für die Originalrakete und die Mützen: Zaza Egli; für die Hommage-Raketen: Reto Mischler, Fritz Sager und Pat Schneeberger; außerdem allen anderen Freunden, die hier vergessen wurden;

all meinen Arbeitskolleginnen und -kollegen der Redaktion des *Tages-Anzeigers*, die mir in der schwierigen Zeit Zuspruch und Unterstützung gegeben, mir Briefe geschrieben haben. Praktisch alle würden es verdienen, hier erwähnt zu werden. Um nicht das ganze Impressum aufzulisten, konzentriere ich mich trotzdem auf einige Namen: Stefan Eiselin, der mir mit mehr als nur mit einem Klappbett geholfen hat; das ganze Wirtschaftsteam: Angela Barandun, Annetta Bundi, Rita Flubacher, Judith Wittwer, Marc Badertscher, Andreas Flütsch, Stefan Hostettler, Robert Mayer, Daniel Meier, Walter Niederberger, Romeo Regenass, Bruno Schletti, Erich Solenthaler, Marcel Speiser, Andreas Valda, Martin Vetterli; ebenso Brigitta Ammann, Katrin Hafner, Romana Lavagnoli, Martina Frei, Claudia Kühner, Hugo Stamm, Daniel Suter und Peter Hartmeier;

den geduldigen Vor-Leserinnen und -Lesern, die mich während des Schreibens mit Anregungen inspiriert haben: Patrick Rohr, Caroline Gürber, Daniel Kampa; sowie Doris Graf, die mir ebenfalls mit wertvollen Tipps zur Seite stand;

Elmar Klupsch, meinem Lektor, der sofort an dieses Buch geglaubt hat;

den Ärztinnen und Ärzten, Pflegerinnen und Pflegern, Expertinnen und Experten, die mir bei der Operation und der späteren Behandlung geholfen haben. Besonders erwähnen möchte ich Dr. Mima Bjeljac, Dr. Silvia Hofer, Dr. Carl Muroi, Dr. Richard Marugg und Professor Dr. Yasuhiro Yonekawa vom Universitätsspital Zürich, sowie die Praxis von Dr. Jürg von Steiger. Und Frau Weidmann und ihr Team von der Josef-Apotheke. Einschließen möchte ich natürlich auch Therapeutinnen und Therapeuten mit anderen Ansätzen: Ines Hatt, Catherine Stucky, Curdin Caviezel, Dr. Gabriela Vetter und Vismay Spillmann.

Spezielle Grüße zudem an Rolf Zingg, Alfi Sinniger sowie Michèle und Christian Meier.

Merci, Obrigado.

Ein überraschendes Buch über das Sterben – und das Geheimnis eines erfüllten Lebens

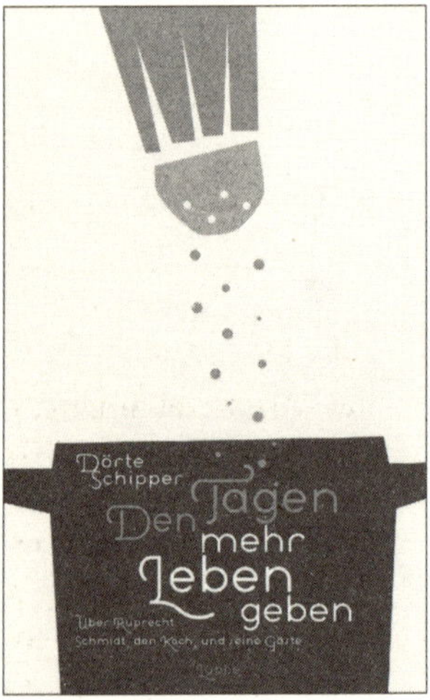

Dörte Schipper
DEN TAGEN MEHR
LEBEN GEBEN
Über Ruprecht Schmidt,
den Koch, und seine Gäste
256 Seiten
ISBN 978-3-7857-2385-2

Was zählt im Leben wirklich? Kann ein Tag voller Genuss ein Jahr der Leere aufwiegen? Wie wollen wir sterben? Wie leben? Ruprecht Schmidt kennt diese elementaren Fragen des Lebens; als Hospizkoch ist er jeden Tag mit ihnen konfrontiert. Seine Gäste sind schwerkrank und ins Hamburger *Leuchtfeuer* gekommen, um hier zu sterben. Ihnen bleibt nicht mehr viel Zeit. Umso wichtiger ist Schmidts Arbeit. Er weiß, was Genuss auch in den letzten Tagen des Lebens bedeutet: »Essen heißt, ich lebe noch!«

Mit einem Vorwort von Udo Lindenberg

Lübbe Hardcover

Lässt sich die große Liebe bewahren, wenn sich nur noch einer an sie erinnert?

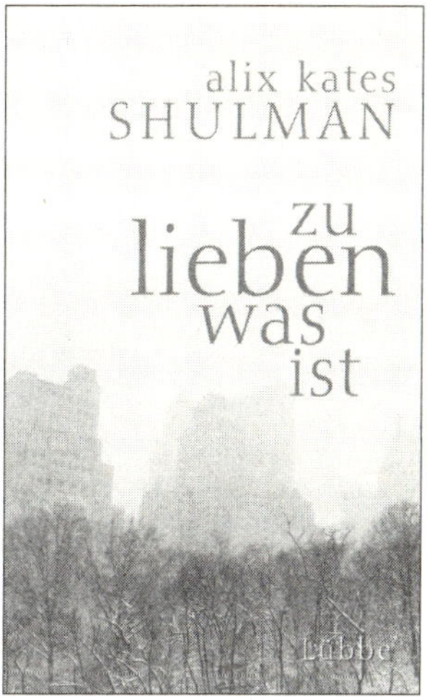

Alix Kates Shulman
ZU LIEBEN WAS IST
Aus dem amerikanischen
Englisch von
Veronika Dünninger
272 Seiten
ISBN 978-3-7857-2401-9

Als Alix den smarten Scott in der Highschool zum ersten Mal sieht, ist es um sie geschehen. Doch erst in einem Sommerkurs gelingt es Alix, ihn auf sich aufmerksam zu machen. Was sie nicht zu träumen wagte, wird wahr: Scott bittet sie zu einem Rendezvous. 34 Jahre später steckt Alix gerade in ihrer zweiten Scheidung, als das Telefon klingelt. Es ist Scott, von dem sie viele Jahre nichts gehört hat. Ob sie sich mit ihm treffen wolle, fragt er. Alix willigt ein, und obwohl beide vor neuen Beziehungen zurückschrecken, geben sie ihrer Liebe eine zweite Chance. Ein Happy End, eigentlich. Doch dann stürzt Scott eines Nachts, verletzt sich schwer – und nichts ist mehr, wie es war.

Lübbe Hardcover

Gemeinsam alt sein. Ein berührender Bericht über Liebe und Vergessen

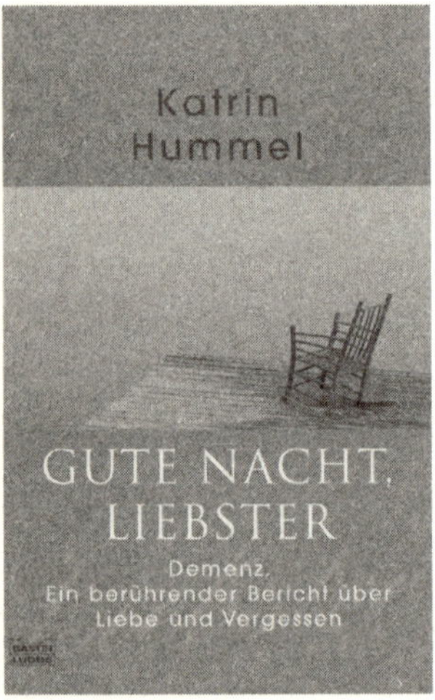

Katrin Hummel
GUTE NACHT, LIEBSTER
Demenz.
Ein berührender Bericht
über Liebe und Vergessen
Erfahrungen
288 Seiten
ISBN 978-3-404-61646-6

Hilda und Hans sind seit dreißig Jahren verheiratet. Da beginnt Hans sich zu verändern. Zuerst wundert sich Hilda über ihn, findet manches unverschämt. Als ein Neurologe Hans dann fragt: »Wie heißen ihre Töchter?«, weiß er die Antwort nicht. Die erschreckende Diagnose: Demenz. Schon bald kann er Hilda kein Partner mehr sein und wird zum Schwerstpflegefall. Obwohl die Belastung fast unmenschlich erscheint, entscheidet Hilda, dass sie sich um ihren Mann kümmern wird. In diesem sehr persönlichen Buch spricht sie über ihren Alltag, ihre Ängste und ihre intimsten Gedanken. Es ist ein bewegendes Plädoyer für die Liebe.

Eine wunderbare Geschichte voller Mut und Hoffnung

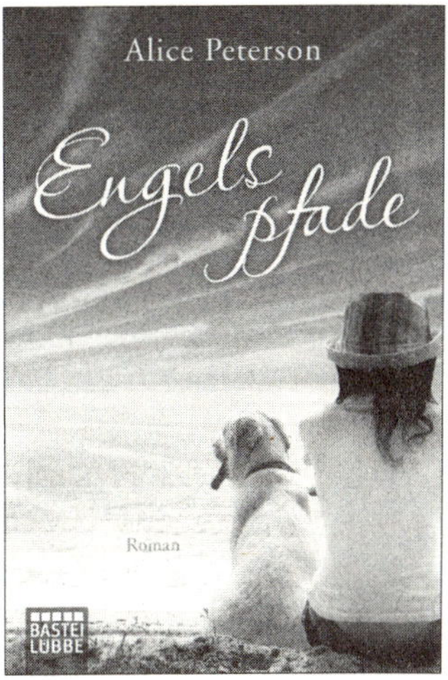

Alice Peterson
ENGELSPFADE
Roman
Aus dem Englischen
von Dietmar Schmidt
320 Seiten
ISBN 978-3-404-16509-4

Die Semesterferien stehen vor der Tür, und Cass fährt nach Hause zu ihren Eltern. Doch statt Erholung gibt es dort Streit. Wutentbrannt setzt sich die junge Frau ins Auto und flüchtet zu einer Freundin. Als ihr Handy klingelt, geht sie ran – und übersieht einen Bus …
Erst im Krankenhaus kommt Cass wieder zu sich. Sie ist querschnittsgelähmt. Ihre Zukunft ist zerstört, und sie verliert den Mut zu leben. Einzig ihre Mutter gibt sie nicht auf. Nur mit einem Trick gelingt es ihr, Cass mit dem Helferhund „Ticket“ bekannt zu machen – einem Golden Retriever, der sofort ihr Herz erobert. Von diesem Moment an nimmt Cass’ Leben eine weitere Wendung …

Bastei Lübbe Taschenbuch

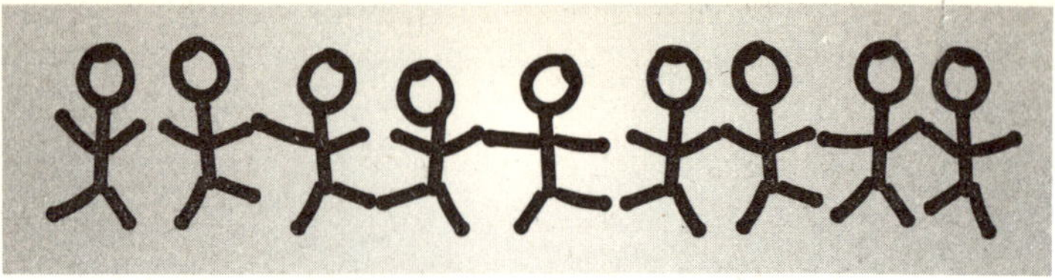

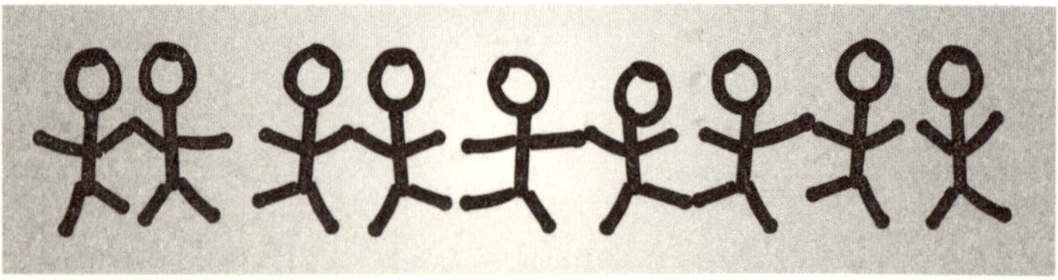